utb 5589

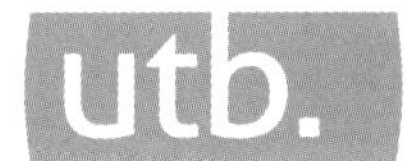

Eine Arbeitsgemeinschaft der Verlage

Brill | Schöningh – Fink · Paderborn
Brill | Vandenhoeck & Ruprecht · Göttingen – Böhlau · Wien · Köln
Verlag Barbara Budrich · Opladen · Toronto
facultas · Wien
Haupt Verlag · Bern
Verlag Julius Klinkhardt · Bad Heilbrunn
Mohr Siebeck · Tübingen
Narr Francke Attempto Verlag – expert verlag · Tübingen
Psychiatrie Verlag · Köln
Ernst Reinhardt Verlag · München
transcript Verlag · Bielefeld
Verlag Eugen Ulmer · Stuttgart
UVK Verlag · München
Waxmann · Münster · New York
wbv Publikation · Bielefeld
Wochenschau Verlag · Frankfurt am Main

Pflege studieren
Herausgegeben von Prof. Dr. Dr. h. c. Andreas Büscher

Andreas Büscher • Moritz Krebs

Qualität in der Pflege

Mit Online-Aufgaben

Ernst Reinhardt Verlag München

Prof Dr. Andreas Büscher ist Wissenschaftlicher Leiter des Deutschen Netzwerks für Qualitätsentwicklung in der Pflege (DNQP). Er und Dipl.-Pflegewirt (FH) Moritz Krebs lehren Pflegewissenschaft an der Fakultät für Wirtschafts- und Sozialwissenschaften der Hochschule Osnabrück.

Bibliografische Information der Deutschen Nationalbibliothek

Die Deutsche Nationalbibliothek verzeichnet diese Publikation in der Deutschen Nationalbibliografie; detaillierte bibliografische Daten sind im Internet über <http://dnb.d-nb.de> abrufbar.

UTB-Band-Nr.: 5589
ISBN 978-3-8252-5589-3 (Print)
ISBN 978-3-8385-5589-8 (PDF-E-Book)
ISBN 978-3-8463-5589-3 (EPUB)

Printed in EU

Einbandgestaltung: Atelier Reichert, Stuttgart
Cover unter Verwendung einer Grafik von iStock.com/Avector
Satz: FELSBERG Satz & Layout, Göttingen
Abbildungen und Tabelle von DNQP

Ernst Reinhardt Verlag, Kemnatenstr. 46, D-80639 München
Net: www.reinhardt-verlag.de E-Mail: info@reinhardt-verlag.de

Inhalt

Hinweise zur Benutzung dieses Lehrbuches

Folgende Icons werden im Buch verwendet:

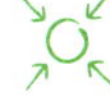 Zusammenfassung

 Definition

 Merksatz

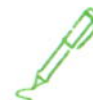 Übungsaufgabe

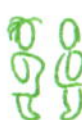 Beispiel

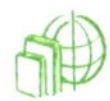 Literatur- und Websiteempfehlungen

In den einzelnen Kapiteln gibt es Übungsaufgaben und Reflexionsfragen. Passwortgeschützte Beispiellösungen finden Sie auf der Homepage des Ernst Reinhardt Verlages und der UTB GmbH bei der Darstellung dieses Titels: www.reinhardt-verlag.de, www.utb.de. Das Passwort zum Öffnen der Dateien finden Sie im Buch auf Seite 214.

Einleitung

Die Qualität der Pflege ist ein wichtiges Anliegen in der pflegerischen Versorgung. Menschen, die der pflegerischen Unterstützung bedürfen, möchten gut versorgt werden. Pflegende möchten ihre Arbeit gut machen und eine qualitativ hochwertige und gute Pflege leisten. Durch rechtliche und politische Rahmenbedingungen wird versucht, die Qualität der pflegerischen Versorgung zu gewährleisten. Die Voraussetzungen für die Qualität in der Pflege scheinen also gut zu sein.

Die Antwort auf die Frage an Pflegende in der Praxis und Studierende an der Hochschule, welche Erfahrungen sie mit Qualität und Qualitätssicherung in der Pflege gemacht haben, ist jedoch manchmal ernüchternd. Da ist viel von Dokumentation und Papierkram die Rede, wenn Qualitätsprüfungen oder Zertifizierungen vorbereitet werden. Dadurch entsteht der Eindruck, dass Qualität vor allem darin besteht, die richtigen Dinge in der passenden Form aufzuschreiben, damit irgendjemand sie sich ansehen und mit einem „Bestanden"-Stempel versehen kann. In dieser Form ist die Qualität der Pflege sicherlich kein besonders attraktives Thema.

Was aber zeugt für eine gute Qualität der Pflege? Wann ist eine gute Qualität erreicht? Reicht es aus, wenn alle Beteiligten zufrieden sind? Oder gibt es weitergehende Ansprüche an die Qualität der Pflege? Gibt es nicht auch ohne hohe Qualitätsansprüche in der Pflege genug zu tun? Diese und andere Fragen sollen in diesem Buch angesprochen werden. Die Zielsetzung besteht darin, den Leserinnen und Lesern einen Zugang zu Fragen der Qualität der Pflege zu vermitteln. Dazu gehört einerseits die Kenntnis von Begriffen, Instrumenten sowie rechtlichen und politischen Vorgaben. Dazu gehört andererseits aber auch die Fähigkeit zur fortwährenden Auseinandersetzung mit der eigenen Arbeit, den eigenen Ansprüchen an die Pflege und den zu erreichenden (Qualitäts-) Zielen – individuell und in Pflegeteams. Für beide werden in den nachfolgenden Kapiteln Grundlagen gelegt. Sie können Ausgangspunkt einer weitergehenden und vertiefenden Beschäftigung mit den Themen sein. Sie sollen vor allem dazu dienen, die Auseinandersetzung mit der Qualität der Pflege verfolgen und mitgestalten zu können. Dies ist die Voraussetzung dafür, wirksame Beiträge zur Gewährleistung und Verbesserung der Qualität der pflegerischen Versorgung liefern zu können. Dieses Ziel sollte niemals aus den Augen verloren werden.

Das erste Kapitel vermittelt die Grundlagen zur Qualität in der Pflege. Es enthält Definitionen zum Qualitätsbegriff, zeigt verschiedene Dimensionen und Systematisierungen auf und vermittelt die wesentlichen gesetzlichen Bestimmungen zur Qualität in der Pflege. Das zweite Kapitel beschreibt unterschiedliche Perspektiven auf die Qualität der Pflege. Es ist vor allem der Perspektive der Adressatinnen und Adressaten der Pflege in unterschiedlichen Praxisbereichen gewidmet und zeigt deren Qualitätsvorstellungen als Patient*in im Krankenhaus, Bewohner*in einer Pflegeeinrichtung oder anderer Pflegesettings auf. Darüber hinaus werden die durch die Politik und die Kosten- und Leistungsträger geprägten Qualitätsvorstellungen aufgezeigt, bevor am Ende ein Blick auf die durch die Berufsgruppe der Pflegenden bestimmte Perspektive auf die Qualität in der Pflege geworfen wird.

Das dritte und längste Kapitel stellt die verschiedenen Ansätze zur Entwicklung, Messung und Bewertung von Qualität vor. Dazu gehören professionsgesteuerte Instrumente wie Expertenstandards und Leitlinien sowie dezentrale Ansätze zur Qualitätsentwicklung. Das Bestreben, Qualität zu messen und zu bewerten, ist im Gesundheits- und Pflegebereich weit verbreitet. Die dafür entwickelten Verfahren werden ebenfalls in diesem Kapitel vorgestellt. Die Diskussion um die Qualität der Pflege verläuft jedoch nicht statisch, sondern entwickelt sich kontinuierlich weiter und bringt auch kontinuierlich neue Erkenntnisse hervor. An einigen Stellen erfolgen daher Hinweise auf Quellen, über die neuere Entwicklungen eingesehen und nachverfolgt werden können.

Im vierten Kapitel geht es um die Bedeutung der Organisationen wie Krankenhäuser, stationäre Pflegeeinrichtungen und ambulante Pflegedienste für die Qualität in der Pflege. Es wird aufgezeigt, welchen Beitrag sie leisten können, um Qualität in der Pflege zu entwickeln und die Implementierung von Qualitätsmaßstäben zu realisieren.

Das fünfte Kapitel beleuchtet die Qualität der Pflege. Neben gesetzlichen Vorgaben für die Krankenhäuser und Pflegeeinrichtungen gehören dazu auch interne Überlegungen, wie die Qualität der eigenen Leistung beschrieben und gegenüber unterschiedlichen Zielgruppen dargestellt werden kann. Den Abschluss des Bandes bilden Ausführungen zu einigen grundsätzlichen Fragen zur Qualität in der Pflege. Dazu gehören Überlegungen, wer die Maßstäbe für die Qualität in der Pflege entwickeln sollte und wie hohe Qualitätsansprüche mit schwierigen Rahmenbedingungen wie dem Personalmangel zusammenpassen.

1 Grundlagen zur Qualität in der Pflege

Dieses erste Kapitel dient der Annäherung an das Thema Qualität in der Pflege aus unterschiedlichen Perspektiven. Damit wird die Grundlage für die weiteren Kapitel gelegt, die ein Grundverständnis zu Begrifflichkeiten erfordern. In einem **ersten Schritt** steht die Frage im Mittelpunkt, was eigentlich Qualität ist. Wovon sprechen wir, wenn wir über Qualität reden und was bedeutet das für die weitere Auseinandersetzung mit der Qualität in der Pflege? Auf dieser Basis wird in einem **zweiten Schritt** der Qualitätsbegriff für die pflegerische Versorgung genauer in den Blick genommen. Welche Definitionen von Qualität gibt es in der Pflege und im Gesundheitswesen und welche Themen spielen bei der Qualität der Pflege eine Rolle? Im **dritten Schritt** geht es darum, den Qualitätsbegriff genauer zu betrachten, verschiedene Dimensionen zu verstehen sowie systematische Zugänge zur weiteren Beschäftigung mit der Qualität zu entwickeln. Dabei wird deutlich werden, dass es verschiedene Perspektiven gibt, die je nach Zielsetzung von Bedeutung sein können. Der **vierte Schritt** besteht in einer ersten Vorstellung und Annäherung an Methoden der Qualitätsentwicklung und die Klärung weiterer Begrifflichkeiten wie z. B. dem Unterschied zwischen interner Qualitätsentwicklung und externer Qualitätssicherung. Den **letzten Schritt** dieses Grundlagenkapitels bildet die Einführung in gesetzliche Grundlagen zur Qualität in der Pflege.

1.1 Was ist Qualität?

Wir alle legen in vielen Bereichen des Lebens Wert auf eine gute Qualität. Beim Essen und Trinken ist Qualität ebenso ein Thema wie bei der Auswahl technischer Geräte oder neuer Kleidungsstücke. Auch bei Dienstleistungen, die wir in Anspruch nehmen, wie z.B. bei einer Beratung zur Geldanlage oder zu Gesundheitsfragen, erhoffen und erwarten wir eine gute Qualität. Entsprechend ist es nicht verwunderlich, dass auch in der Pflege die Frage nach der Qualität eine wichtige Rolle spielt. Die Qualität der

Pflege ist vor allem deshalb von Bedeutung, weil Menschen in der Regel nur dann der pflegerischen Unterstützung bedürfen, wenn sie nicht mehr selbstständig in der Lage sind, wichtige Aktivitäten durchzuführen, sich notwendige Informationen zu beschaffen, Entscheidungen in relevanten Lebensbereichen zu treffen oder allgemein so zu agieren, wie sie es eigentlich gewohnt sind. Wer der pflegerischen Unterstützung bedarf, ist daher sehr vulnerabel und möchte sich darauf verlassen können, eine qualitativ gute Pflege zu erhalten.

Die Analyse, Evaluation, Sicherung und Entwicklung der Qualität der Pflege ist ein erklärtes Ausbildungsziel für die Pflegeberufe, unabhängig davon, ob die Ausbildung im Rahmen eines Studiums oder an einer Fachschule erfolgt. Um etwas analysieren, evaluieren, sichern und entwickeln zu können, bedarf es einer Vorstellung, worum es dabei im Kern eigentlich geht.

Vereinfacht gesagt, handelt es sich bei der Qualität von etwas um eine Beschaffenheit oder Eigenschaft, im weiteren Sinne um die Güte von etwas. Grundsätzlich ist Qualität erst einmal ein neutraler Begriff und es bedarf einer Bewertung, um zu entscheiden, ob es sich um eine gute oder schlechte Qualität handelt.

Nehmen Sie sich ein paar Minuten Zeit und notieren sich fünf Stichpunkte, anhand derer Sie die Qualität eines Restaurants bewerten würden. Tauschen Sie sich danach nach Möglichkeit zu zweit oder zu dritt darüber aus, wann Sie die Qualität anhand Ihrer Stichpunkte als gut oder als schlecht beurteilen würden.

Vermutlich ist es Ihnen nicht schwergefallen, einige Aspekte zu benennen. Vielleicht gehörten zu Ihren Stichpunkten die Auswahl an Essen und Getränken, der Geschmack, die Freundlichkeit des Personals, Sauberkeit und die Gestaltung des Restaurants, ein gutes Preis-Leistungs-Verhältnis oder andere Kriterien.

Schwerer als die Benennung der Stichpunkte ist die Frage, wann die Auswahl an Essen und Getränken als gute Qualität bewertet werden soll. Ist dies eine Frage der Menge des Angebots oder ihrer Besonderheit? Ähnlich sieht es bei den anderen genannten Stichpunkten aus. Bei der Frage nach der Bewertung eines Aspekts als gute oder schlechte Qualität wird in der Regel deutlich, dass viele Bewertungen sehr subjektiver Natur sind und vor dem Hintergrund persönlicher Erfahrungen und Vorlieben vorgenommen werden.

Allerdings kann ein und dieselbe Person, je nach Motivation und Ausgangslage, die Qualität von etwas unterschiedlich bewerten. Neben persönlichen Erfahrungen spielen oft auch das Ziel oder der Zweck eines Restaurantbesuchs eine Rolle. Wenn ich großen Hunger habe und möglichst schnell etwas essen möchte, dann sind die Kriterien der Dauer zwischen Bestellung und Erhalt des Essens sowie die Menge vermutlich von höherer Bedeutung als wenn ich einen romantischen Abend verbringen möchte oder mich im Rahmen einer gemeinsamen Veranstaltung mit einer größeren Gruppe in einem Restaurant treffe.

Diese Überlegungen kann man noch ausbauen und anhand anderer Beispiele fortführen wie z.B. dem Kauf von Kleidung oder beim Besuch von Sport- und Fitnessangeboten. Im Ergebnis laufen alle Beispiele darauf hinaus, dass die Qualität vielfach nach subjektiven Kriterien beurteilt und von der eigenen Perspektive auf die Dinge beeinflusst wird. Die Suche nach objektiven Maßstäben ist nicht unmöglich, aber deutlich aufwändiger als die Benennung subjektiver Kriterien. Eine absolute und immer gültige Bestimmung von Qualität erscheint daher schwierig zu sein.

Ein möglicher Ausweg aus dieser Subjektivität kann darin bestehen, Bewertungen zu zählen, wie es häufig in den neuen sozialen Medien zu finden ist („2000 Menschen gefällt das"). Mangels einfach erklärbarer Maßstäbe für eine gute oder schlechte Qualität wird also die Häufigkeit subjektiver Einschätzungen gezählt. Dahinter steht die Annahme, dass bei überwiegend positiven Bewertungen die Qualität zumindest nicht sehr schlecht sein kann. Umgekehrt gilt, wenn die Mehrzahl sich schlecht über etwas äußert, dass es dann mit der Qualität des Ganzen nicht allzu weit her ist.

Hinter dieser Methode steht ein sehr nutzerorientiertes Verständnis von Qualität, nach dem in erster Linie die Menschen, die ein Produkt erwerben oder eine Dienstleistung in Anspruch nehmen, über deren Qualität urteilen und urteilen sollten. Sehr vereinfacht ausgedrückt, findet sich diese Einschätzung in dem Satz: „Der Kunde ist König". Etwas neutraler formuliert und nicht nur auf Kundenbeziehungen bezogen wird diese Einschätzung gut ausgedrückt in dem Satz:

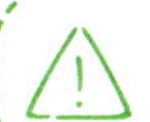

Qualität entsteht im Auge des Betrachters oder der Betrachterin.

Gemeint ist damit, dass es für die Beurteilung der Qualität eine subjektive Perspektive gibt, die berücksichtigt werden sollte. Auf die Beurteilung der Qualität der Pflege übertragen würde das bedeuten, dass die Menschen, die in Krankenhäusern, Pflegeheimen oder durch ambulante Pflegedienste Pflege erhalten, beziehungsweise gepflegt werden, danach gefragt werden müssten, wie sie die Pflege beurteilen. Wenn die Mehrzahl die Pflege als gut beurteilt, dann wird die Qualität als gut bewertet. Im anderen Fall würde sie als schlecht bewertet. Falls eine differenziertere Bewertung gewünscht ist, dann könnten Abstufungen gewählt werden (z.B.: ich halte die Qualität für: gut – eher gut – mittelmäßig – eher schlecht – schlecht).

Spätestens an dieser Stelle macht sich bei Pflegenden in der Regel ein gewisses Unbehagen breit, das dadurch begründet ist, dass die subjektive Beurteilung – auch wenn sie nicht nur durch eine, sondern durch viele Personen vorgenommen wurde – nicht das alleinige Kriterium zur Beurteilung der Qualität von Pflege sein kann. Darüber hinaus müssten weitere Gesichtspunkte beachtet werden wie z.B. die Fachkompetenz, die Rahmenbedingungen oder auch gesetzliche Vorgaben. Es bedarf also weiterer Anhaltspunkte als der subjektiven Bewertung für die Analyse, Evaluation, Sicherung und Entwicklung der Qualität der Pflege.

Im weiteren Verlauf werden viele dieser Anhaltspunkte gegeben und konkretisiert. Die Perspektive und Einschätzung der pflegebedürftigen Menschen spielt jedoch in jedem Fall für die Beurteilung der Qualität der Pflege eine wichtige Rolle. Wenn subjektive Einschätzungen allein nicht ausreichen, um die Qualität der Pflege zu beschreiben und zu bewerten, dann sind objektive Maßstäbe erforderlich und diese sind auch vorhanden.

Ein Blick in Lehrbücher zur Qualitätsentwicklung oder zum Qualitätsmanagement in der Pflege und im Gesundheitswesen verdeutlicht, dass diese sich über unterschiedliche Wege einer Definition der Qualität in der Pflege nähern. Dabei spielen objektive Maßstäbe eine wichtige Rolle.

Da die Auseinandersetzung um Qualität nicht nur in Bezug zur

Pflege und im Gesundheitswesen geführt wird, ist ein Blick über den Tellerrand in andere Bereiche hilfreich, um zu einer Definition von Qualität zu kommen. Die Deutsche Gesellschaft für Qualität versteht unter Qualität „das Richtige richtig tun" und lehnt sich an die Definition von Qualität der DIN EN ISO 9000 (DGQ 2020) an:

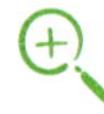

Qualität ist der „Grad, in dem ein Satz inhärenter Merkmale Forderungen erfüllt"

Diese Definition ist tatsächlich recht weit entfernt von der Aussage, dass Qualität im Auge der Betrachtung entsteht. Unabhängig davon ist sie jedoch sehr hilfreich, wenn es darum geht, ein Verständnis davon zu entwickeln, wie Qualität in der Pflege unabhängig von subjektiven Bewertungen beschrieben werden kann. Was bedeutet nun diese beim ersten Lesen schwer verständlich anmutende Definition?

Qualität hat laut der Definition etwas damit zu tun, dass Forderungen zu einem unterschiedlichen Grad erfüllt werden können. Je höher der „Erfüllungsgrad", umso höher die Qualität. Die Voraussetzung, um diese Qualität zu erreichen, ist die Kenntnis der Forderungen beziehungsweise Anforderungen, die es zu erfüllen gilt. Beispiele für Forderungen sind fachliche Standards, hausinterne Vorgaben oder auch gesetzlich festgelegte Anforderungen. Sie werden uns im weiteren Verlauf dieses Buches noch beschäftigen (Kap. 3.1). Interessant ist es für die Pflegeberufe zudem, wer die Forderungen stellt oder die Anforderungen formuliert. Auch damit werden wir uns im weiteren Verlauf beschäftigen (Kap. 1.5, Kap. 3.1 und Kap. 6). Somit bleibt zum Verständnis der Definition noch zu klären, wer die Anforderungen erfüllen soll, wer also der „Satz inhärenter Merkmale" ist. Die Definition sieht Produkte, Waren und Dienstleistungen als „Satz inhärenter Merkmale" an. Sie haben bestimmte und beschreibbare Merkmale, mit denen die Forderungen erfüllt werden sollen. Bei der Pflege handelt es sich um eine personenbezogene Dienstleistung, die in Form individueller pflegerischer Maßnahmen, als kollektive Dienstleistung einer Abteilung (z.B. einer Station eines Krankenhauses oder eines Wohnbereichs in einer stationären Pflegeeinrichtung) oder einer gesamten Institution (z.B. eines Krankenhauses oder ambulanten

Pflegedienstes) sowie der gesamten Berufsgruppe der Pflegenden erbracht wird.

Als Fazit dieser ersten Überlegungen lässt sich festhalten, dass die Qualität der Pflege **zwischen den Polen der subjektiven Bewertung** durch die Empfänger*innen pflegerischer Versorgung und der sehr **objektiven Form des Grads der Erfüllung** von Anforderungen liegt.

1.2 Qualität im Gesundheitswesen und in der Pflege

In der Praxis wird die Qualität in der Pflege selten so grundsätzlich diskutiert wie es im ersten Kapitel erfolgt ist. Dennoch ist es sinnvoll, ein gemeinsames Verständnis von Begrifflichkeiten zu entwickeln, an denen man sich im weiteren Verlauf orientieren kann. Einen sehr viel deutlicheren Bezug zur Gesundheitsversorgung weist eine aus dem Jahr 1990 stammende Definition aus den USA auf. Qualität von Versorgung ist:

„the degree to which health services for individuals and populations increase the likelihood of desired health outcomes and are consistent with current professional knowledge." (Institute of Medicine 1990, 4)

Übersetzt bedeutet diese Definition, dass die Qualität der Versorgung in dem Grad besteht, zu dem gesundheitliche Dienstleistungen für Individuen und Gruppen die Wahrscheinlichkeit erwünschter Gesundheitsergebnisse erhöhen und in Übereinstimmung mit dem aktuellen professionellen Wissen stehen. In dieser Definition findet sich als Parallele zur Definition nach DIN EN ISO 9000(DGQ 2020) der Bezug zu einem „**Erfüllungsgrad**". Darüber hinaus ist diese Definition, auch wenn sie in erster Linie für die medizinische Versorgung gedacht war, sehr viel geeigneter für die Pflege, weil sie sich konkret auf ihre Aufgaben bezieht und den entsprechenden Kontext berücksichtigt. Es geht um gesundheitliche Dienstleistungen für Individuen und Populationen („health services for individuals and populations"), die die Wahrscheinlichkeit erwünschter Gesundheitsergebnisse erhöhen („increase the likelihood of desired health outcomes") und dem aktuellen professionellen Wissen entsprechen („consistent with current professional knowledge"). Um diesen Grad zu erreichen, bedarf es der Vorstellung, was „**erwünschte Gesundheitsergebnisse**" sind und der Kenntnis des aktuellen professionellen Wissens.

Die erwünschten Ergebnisse in der Pflege können in der Regel abgeleitet werden von den grundlegenden Zielen der Heilung, Linderung, Verbesserung, Förderung, Wiedererlangung und Erhaltung von Gesundheit und Selbständigkeit sowie der Vermeidung der negativen Folgen ihrer Beeinträchtigung. Je konkreter der Praxisbereich ist, umso konkreter lassen sich auch die erwünschten Gesundheitsergebnisse benennen.

Frau A. ist 79 Jahre alt und ist in ihrer Wohnung gestürzt. Sie wird mit dem Rettungswagen in ein Krankenhaus gebracht. Dort wird eine Schenkelhalsfraktur diagnostiziert und Frau A. erhält ein künstliches Hüftgelenk. Als erwünschte Gesundheitsergebnisse können in diesem Fall die Wiedererlangung der Mobilität und die Vermeidung von Risiken, die durch die Operation und die Gesamtsituation entstehen können, angesehen werden, z. B. die Entstehung eines Dekubitus, starke oder dauerhafte Schmerzen, die Entstehung einer Thrombose, Wundheilungsstörungen und anderes. Nicht alle erwünschten Gesundheitsergebnisse sind allein durch die Pflege zu erreichen, aber sie hat zweifellos einen großen Anteil daran, ob die erwünschten Ergebnisse erreicht werden, indem sie notwendige Maßnahmen ergreift, um die Entstehung von Problemen aufgrund der genannten Risiken zu verhindern.

Ein weiteres Beispiel ist der 85-jährige Herr B., der nach dem Tod seiner Frau lange allein in seiner Wohnung gelebt hat und Hilfe durch seine etwa 50 Kilometer entfernt lebende Tochter erhalten hat. Da seine Tochter sich nun einer neuen beruflichen Aufgabe stellen will und Herr B. zunehmend Probleme damit hat, sich selbst zu versorgen, hat er schweren Herzens die Entscheidung getroffen, in das örtliche Pflegeheim überzusiedeln. Die Gewöhnung an die neuen Lebensumstände, die vielen Menschen um ihn herum und der Abschied von seinem Zuhause fallen ihm schwer. Als erwünschte Ergebnisse oder Ziele können in diesem Fall die Bewältigung des Übergangs in eine neue Lebenssituation und die mittel- und langfristige Erhaltung und Förderung seiner Selbständigkeit verstanden werden. Pflegende können dazu beitragen, indem sie Konzepte zur Unterstützung bei der Übersiedlung in ein Pflegeheim entwickeln und sich in ihrer Arbeit daran orientieren.

Die Beispiele sind bewusst aus sehr unterschiedlichen Praxisfeldern gewählt worden, um zu zeigen, dass die Qualität der Pflege immer einen engen Bezug zum jeweiligen pflegerischen Auftrag hat. Auf einer Intensivstation stellen sich andere Herausforderungen für die Pflege als im Rahmen der häuslichen Pflege eines Menschen mit Demenz. Daher empfiehlt es sich, in jedem Arbeitsbereich in regelmäßigen Abständen sich darüber zu unterhalten und zu verständigen, welche Zielsetzungen in der Versorgung bestehen, mit welchen Maßnahmen versucht wird, die Ziele zu erreichen und wie es um die Zielerreichung steht.

Der zweite Teil der Definition des Institute of Medicine bezieht sich auf die Übereinstimmung der Versorgung mit dem aktuellen Stand des professionellen Wissens. Das bedeutet, dass die Erreichung der erwünschten Gesundheitsergebnisse nicht individuell durch einzelne Pflegefachkräfte zu definieren ist, sondern sich am verfügbaren professionellen Wissen orientieren soll. Ein großer Teil des professionellen Wissens soll im Rahmen von Studium oder Ausbildung vermittelt werden, sodass in möglichst großem Umfang darauf zurückgegriffen werden kann. Allerdings ist das professionelle Wissen keinesfalls statisch, sondern entwickelt sich kontinuierlich weiter, vor allem durch Forschung. Darüber hinaus können im Rahmen eines Studiums nicht alle Bereiche der Praxis und alle möglichen Problemlagen pflegebedürftiger Menschen gleichermaßen intensiv bearbeitet werden. Es bedarf also neben der Vermittlung durch Lehrbücher weiterer Quellen.

Die Suche nach aktuellem professionellem Wissen ist ein Kern der evidenzbasierten Praxis in Medizin und Pflege. Dabei geht es nach Sackett et al. (1996) darum, die gegenwärtig beste Evidenz, also das jeweils beste verfügbare, durch wissenschaftliche Forschung gewonnene Wissen in Verbindung mit der individuellen Expertise zur Grundlage von Entscheidungen in der Versorgung individueller Patientinnen und Patienten zu machen. Um dieses Wissen zu identifizieren und darauf zugreifen zu können, bedarf es der Recherche von Studien, ihrer Bewertung und der Überlegung, ob und in welcher Form die Ergebnisse Niederschlag in der eigenen Praxis finden sollten und können. Dabei handelt es sich um eine anspruchsvolle Aufgabe, für die es einer entsprechenden Kompetenz bedarf. Wichtige Grundlagen dazu bietet die Internetseite des Deutschen Netzwerks für Evidenzbasierte Medizin(www.ebm-netzwerk.de).

Nicht immer ist es jedoch erforderlich, sich selbst um die Recherche des aktuellen Stands des professionellen Wissens zu bemühen. Zu einer Reihe wichtiger Themen und Herausforderungen in der Pflegepraxis wurde dieses Wissen in Qualitätsinstrumenten, insbesondere Expertenstandards und Leitlinien zusammengefasst und handlungsleitend aufbereitet (Kap. 3.1).

Insgesamt verdeutlicht die US-amerikanische Definition von Qualität in der Gesundheitsversorgung den Bezug zum tatsächlichen professionellen Wissen und die Notwendigkeit zur Beschreibung konkreter Ziele, z. B. in Form erwünschter Ergebnisse. In Ergänzung zu den Polen der rein subjektiven Bewertung und dem „Grad, in dem ein Satz inhärenter Merkmale Forderungen erfüllt“, sind für die Analyse und Entwicklung der Qualität aktuelles professionelles Wissen und die Benennung konkreter Ziele erforderlich.

In Anlehnung an eine Definition von Donabedian aus dem Jahr 1970 wurde in einem der ersten in Deutschland geförderten Projekte zur Qualitätssicherung in der Pflege eine Definition von Pflegequalität vorgenommen (Dahlgaard/Schiemann 1996 27):

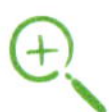

„Pflegequalität ist der Grad an Übereinstimmung zwischen den anerkannten Zielen der Berufsgruppe und dem erreichten Erfolg in der Pflege.“

Auch in dieser Definition gibt es einen Wiedererkennungseffekt, weil es um einen Grad an Übereinstimmung geht. Neu gegenüber den anderen Definitionen sind an dieser Stelle die Ziele der Berufsgruppe und der erreichte Erfolg. Die Bestimmung des Erfolgs setzt voraus, dass dieser bestimmt und gemessen werden muss. Wie das erfolgt, wird in Kap. 3.2 beleuchtet. Die anerkannten Ziele der Berufsgruppe finden sich in beruflichen Standards, Leitlinien oder anderen Formen der Festlegungen wie beispielsweise Codes. Sie können in gewissem Sinne als die Anforderungen verstanden werden, die zu einem hohen Grad erfüllt sein sollten, wenn von einer guten Pflegequalität gesprochen wird.

Eine wichtige Frage in diesem Zusammenhang ist, wer berechtigt ist, die Ziele für die Berufsgruppe festzulegen. Sinnvoll und wünschenswert ist es, wenn die Berufsgruppe der Pflegenden selbst ihre zu erreichenden Ziele festlegt. Wer aber ist innerhalb der Berufsgruppe der Pflege dazu berechtigt oder dafür zuständig? Die Frage impliziert eine Auseinandersetzung mit den Möglichkeiten der Interessensvertretung und den Organisationen der Pflege. Viele Pflegende organisieren sich in Berufsverbänden, zum Teil in Gewerkschaften oder in Fachgesellschaften. Lange Zeit war der Deutsche Pflegerat (DPR) die alleinige Dachorganisation der Berufsverbände in der Pflege und konnte mit einigem Recht für sich beanspruchen, wichtige Ziele der Berufsgruppe zu entwickeln und festzulegen. Der Deutsche Pflegerat hat durch seine Kooperation mit dem Deutschen Netzwerk für Qualitätsentwicklung in der Pflege (DNQP) die Entwicklung evidenzbasierter Expertenstandards unterstützt, die zu wichtigen Fragen in der pflegerischen Versorgung Ziele formulieren und einen Weg aufzeigen, diese zu erreichen. Durch die Gründung von Pflegekammern in einigen Bundesländern – die ersten Kammern wurden in Rheinland-Pfalz, Niedersachsen und Schleswig-Holstein gegründet – stellt sich die Frage der Verantwortung und Zuständigkeit für die Festlegung von Zielen der Berufsgruppe neu. Die Kammern haben deutlich weitgehendere Möglichkeiten, z.B. durch Berufsordnungen (Kap. 1.5), die Ziele der pflegerischen Berufsgruppe festzulegen. Die ersten Kammern haben sich mit dem Deutschen Pflegerat zur Bundespflegekammer zusammengeschlossen und damit eine Organisation geschaffen, die für die Entwicklung und Festlegung der Ziele der Berufsgruppe eine hohe Bedeutung haben wird. Nicht verschwiegen werden darf an dieser Stelle, dass die Kammern in Schleswig-Holstein und in Niedersachsen bereits wieder aufgelöst wurden. Unabhängig davon sind die Kammern aber Institutionen, denen bei der Festlegung pflegerischer Qualitätsniveaus eine wichtige Rolle zukommt.

1.3 Systematisierung und Dimensionen von Qualität in der Pflege

Neben der Unterscheidung zwischen subjektiven und objektiven Qualitätsbewertungen, die in den bisherigen Kapiteln dargestellt wurden, gibt es weitere Ansätze zur Qualitätsbestimmung. Diese erheben den Anspruch, zur objektiven Qualitätsbeurteilung beizutragen und helfen, die Bemühungen zur Qualitätsentwicklung und Qualitätssicherung zu systematisieren. Sie zeigen unterschiedliche

Dimensionen von Qualität in der Gesundheitsversorgung auf, die auch für die Pflege von hoher Relevanz sind. Dieses Kapitel greift drei dieser Ansätze auf: die Qualitätsdimensionen **Struktur-, Prozess- und Ergebnisqualität**, die Besonderheiten der **Qualität personenbezogener Dienstleistungen** sowie ein **Qualitätsmodell für Versorgungsleistungen**, das international bei der Qualitätsbewertung oft genutzt wird.

Struktur-, Prozess- und Ergebnisqualität: Der für das Gesundheitswesen bekannteste und älteste Ansatz wurde bereits in den 1960er-Jahren von Avedis Donabedian (Donabedian 2005) entwickelt und hat viele Überlegungen zur Qualität in Medizin und Pflege entscheidend beeinflusst. Qualität in der Gesundheitsversorgung besteht in diesem Ansatz aus den drei Qualitätsdimensionen Strukturqualität, Prozessqualität und Ergebnisqualität.

Unter **Strukturqualität** werden alle personellen, materiellen und organisatorischen Voraussetzungen der Leistungserbringung verstanden. Merkmale der Strukturqualität sind z.B. die Anzahl und Qualifikation der Mitarbeiter*innen (personelle Ausstattung), die Anzahl und Ausstattung verfügbarer Räumlichkeiten, die technische Ausstattung (materielle Voraussetzungen) sowie Arbeits- und Pflegeorganisationsmodelle (organisatorische Voraussetzungen).

Die **Prozessqualität** bezieht sich auf die Tätigkeiten und Aktivitäten, die durchgeführt werden. Dazu gehören sämtliche von einzelnen Personen durchgeführten Handlungen, aber auch die festgelegten Prozesse in einer Einrichtung. Für eine gute Qualität ist es wichtig, dass das „Richtige“ getan wird, weil sonst die angestrebten Ziele nicht erreicht werden können. Um Prozessqualität zu erreichen und Prozesse zu unterstützen gibt es eine Vielzahl von Instrumenten und Maßnahmen, die genutzt werden können und die dabei helfen, das „Richtige“ zu tun. Dazu gehören Richtlinien, z.B. zur Einhaltung von Hygienevorschriften oder zur Durchführung des pflegerischen Erstgesprächs. Auch die Anwendung von hauseigenen Praxisstandards, Leitlinien oder übergreifenden Expertenstandards (Kap 3.1.1) kann einen Beitrag zur Prozessqualität leisten. Die Festlegung von Arbeitsabläufen gehört ebenfalls in den Bereich der Prozessqualität. Diese kann sich auf hausinterne Vorgänge, z.B. die Entlassung aus dem Krankenhaus oder die Aufnahme in das Pflegeheim beziehen oder den Behandlungsverlauf bei bestimmten Krankheitsbildern festschreiben und die Rollen der unterschiedlichen Berufsgruppen sowie feste Zeitpunkte für Maßnahmen bestimmen. Für die Festlegung von Behandlungsverläufen hat sich der Begriff der „clinical pathways" (dt.: klinische Behandlungspfade) etabliert.

Die Bestimmung der Prozessqualität kann auch erfolgen, indem einzelne Versorgungsprozesse genauer analysiert und in einzelne Prozessschritte unterteilt werden, die manchmal einfacher zu beurteilen sind als ein Gesamtprozess. Diese Vorgehensweise bietet sich an, wenn unklar ist, warum es zu Unterschieden in der Praxis kommt oder das Vorgehen einer Abteilung oder eines Arbeitsbereichs als sehr unterschiedlich und wenig einheitlich erlebt wird. Dies kann z.B. die Vorgehensweise bei der Pflege der sehr trockenen Haut eines pflegebedürftigen Menschen oder die Form der Kommunikation und Beziehungsgestaltung mit einem an Demenz erkrankten Menschen sein.

Die **Ergebnisqualität** bezieht sich auf das, was sich als Ergebnis der Pflege oder Behandlung bei dem Menschen zeigt, der gepflegt oder behandelt worden ist. Ergebnisse können sowohl allgemeiner wie auch spezifischer Natur sein. Die allgemeine Zufriedenheit von Patientinnen und Patienten im Krankenhaus ist ein ebenso wichtiger Bestandteil von Ergebnisqualität wie die Veränderung klinischer Parameter, z.B. Verbesserung von Blutdruckwerten oder des Hautzustandes, oder die Vermittlung von Fähigkeiten zur eigenständigen Problemlösung durch Beratung. Ergebnisse sind keinesfalls immer positiv, sondern können sich auch als Komplikationen oder Verschlechterungen von Zuständen zeigen, z.B. in Form erhöhter Schmerzen oder zunehmender Immobilität.

Die Dimensionen von Struktur, Prozess und Ergebnis stehen in einer Wechselbeziehung zueinander. Der Grundgedanke dabei ist, dass es einer ausreichenden Struktur bedarf, um die richtigen Prozesse durchzuführen und zu wünschenswerten Ergebnissen zu gelangen. Eine der großen Diskussionen in der Pflege bezieht sich auf die unzureichende Personalausstattung und die damit zusammenhängenden Probleme. Wenn nicht genügend oder nicht genügend qualifizierte Pflegende für die vielfältigen Aufgaben zur Verfügung stehen (Strukturmerkmal), dann kann das dazu führen, dass bestimmte Handlungen oder Prozesse nicht mehr vollständig oder korrekt oder gar nicht mehr durchgeführt werden, was wiederum Auswirkungen auf die Ergebnisse haben wird. Beispiele dafür gibt es viele und alle, die in der Pflege arbeiten, können weitere hinzufügen. Möglich ist auch, dass zwar die Strukturmerkmale zufriedenstellend sind, jedoch nicht das Richtige getan wird (Prozessmerkmal) und es dadurch zu nicht wünschenswerten Ergebnissen kommt.

Zu beachten ist jedoch, dass die Wechselbeziehung nicht immer eindeutig ist, sondern verschiedener Art sein kann. So ist es zunächst nicht sicher, dass problematische Strukturmerkmale immer zu schlechten Ergebnissen führen müssen. Sie machen sie wahrscheinlicher, aber es gibt keinen eindeutig definierbaren Automatismus. Am passendsten ist die Vorstellung eines Bedingungsgefüges aus Struktur-, Prozess- und Ergebnismerkmalen. Sie stellen füreinander notwendige, aber keinesfalls hinreichende Bedingungen dar (Hensen 2019).

Die Dimensionen der Struktur-, Prozess- und Ergebnisqualität haben Eingang in viele Festlegungen zur Qualität in der Pflege gefunden. Sie finden sich in den Maßstäben und Grundsätzen zur Pflegequalität in der Pflegeversicherung (Kap 1.5.2) und auch in den Expertenstandards für die Pflege des Deutschen Netzwerks für Qualitätsentwicklung in der Pflege (DNQP) (Kap 3.1.1).

Überlegen Sie auf der Basis der folgenden kurzen Fallschilderung, welche Ziele hinsichtlich der Ergebnisqualität formuliert werden könnten und welche Voraussetzungen bezogen auf die Struktur- und Prozessqualität vorhanden sein sollten: Frau M. wird zuhause von einem ambulanten Pflegedienst versorgt, der dreimal in der Woche morgens zu ihr kommt und ihr bei der Körperpflege helfen soll. Frau M. wohnt allein und erhält ein- bis zweimal in der Woche Besuch von ihrer Tochter, die am anderen Ende der Stadt wohnt. Die Tochter kümmert sich um organisatorische Fragen und hat auch die Einschaltung des Pflegedienstes veranlasst. Frau M. ist kognitiv nicht beeinträchtigt, ihr fällt aber das Gehen schwer.

Qualität in personenbezogenen Dienstleistungen: Ein anderer Ansatz zur Bewertung der Qualität in der Pflege besteht darin, Pflege als eine personenbezogene Dienstleistung zu betrachten und daraus Qualitätsdimensionen abzuleiten. Personenbezogene Dienstleistungen haben einige gemeinsame Eigenschaften. Dazu zählen ihre **Immaterialität**, die **Bedeutung des externen Faktors** und ihre **Leistungsfähigkeit** (Hensen 2019).

Immaterialität bedeutet, dass es sich nicht um ein Produkt oder eine Sache handelt. Pflege ist nicht auf Vorrat herstellbar, sie kann nicht transportiert oder gelagert werden, sondern Pflege erfolgt im Zusammentreffen von Personen. Charakteristisch für die Immaterialität von Dienstleistungen ist, dass die Produktion und die Konsumption zeitgleich erfolgen. In dem Moment, in dem eine Pflegehandlung, gleich welcher Art, produziert bzw. durchgeführt wird, nimmt die Person, an die sich die pflegerische Handlung richtet und für die sie gedacht ist, diese Handlung wahr, sie „konsumiert" sie („Uno-actu-Prinzip").

Weil die Pflege und die pflegerischen Handlungen nicht gelagert und transportiert werden können, kann die Bewertung der Qualität nicht an einem fertigen Produkt erfolgen, sondern nur unmittelbar während der „Erstellung". Daher spielen Fragen der Kooperation, Interaktion und Kommunikation im unmittelbaren Pflegegeschehen eine bedeutende Rolle. Gerade aus der Perspektive der Menschen, die der Pflege bedürfen, ist es wichtig, wie sie die Kommunikation und Begegnung mit Pflegenden wahrnehmen. Beginnend mit der eigenen Vorstellung über die Zugewandtheit und bis zu dem Gefühl, ernstgenommen zu werden, gibt es eine Reihe von Aspekten, die dafür verantwortlich sind, ob ein Mensch die Kommunikation mit einer Pflegeperson als gelungen oder weniger gelungen empfindet. Aus professioneller Sicht gibt es darüber hinaus Ansätze zu einer angemessenen Kommunikation, um über pflegerische Fragen zu informieren, zu beraten oder bei besonderen Problemen zu unterstützen. Herausforderungen in der Interaktion und Kommunikation entstehen immer dann, wenn die Einschätzungen von Pflegenden und die Einschätzungen kranker oder pflegebedürftiger Menschen voneinander abweichen. Dies kann beispielsweise vorkommen bei Empfehlungen von Pflegenden zu weniger gesundheitsschädlichem Verhalten oder Ratschlägen zu einer verbesserten Mobilität, die von den Adressaten, für die sie gedacht sind, für falsch gehalten, als nicht notwendig erachtet oder sogar als übergriffig empfunden werden.

Die mit der Immaterialität zusammenhängenden Fragen im Hinblick auf die Qualität der Pflege stehen in einer engen Wechselbeziehung zur zweiten Eigenschaft personenbezogener Dienstleistungen, der **Bedeutung des externen Faktors**. Hinter dieser nicht ganz einfachen Formulierung steht die Tatsache, dass die Qualität der Dienstleistung in entscheidendem Maß durch die Person mitgeprägt wird, für die sie gedacht ist und an die sie sich richtet. Im Gesundheitswesen und in der Pflege hat dieser Gedanke in vielfältiger Art und Weise seinen Niederschlag gefunden. Die Compliance („Regelbefolgung") und die Adhärenz („Einhaltung von Empfehlungen") von Patientinnen und Patienten im Krankenhaus sind ein wichtiger Faktor für den Therapieerfolg. Wenn sich jemand mit einem hohen Blutdruck nicht an die Empfehlung hält, seine Ernährungsweise zu überdenken, sich mehr zu bewegen und die verschriebenen Medikamente nicht oder nur unregelmäßig einnimmt, dann ist es fraglich, ob die Therapie zu einem Erfolg führt. Wenn ein pflegebedürftiger Mensch in der häuslichen Umgebung dem Rat des ambulanten Pflegedienstes nicht folgt, Bewegungsübungen zu machen oder Stolperfallen zu entfernen, dann kann es zu verstärkter Immobilität kommen. In den genannten Beispielen kann die Interaktion und Kommunikation der Pflegenden allen fachlichen Regeln folgen und die Maßnahmen auf bester verfügbarer Evidenz basieren. Sofern der aktive Beitrag der Adressaten der Unterstützung ausbleibt, wird das Ergebnis des Pflegeprozesses ein anderes sein, als wenn eine aktive Mitwirkung erfolgt. Umgekehrt kann eine sehr aktive Mitwirkung das Ergebnis natürlich auch erheblich verbessern.

Bei der Einführung der Pflegeversicherung in den 1990er Jahren wurde im Zusammenhang mit der Pflege der Begriff der **Co-Produzentenschaft der Dienstleistung** geprägt. Dahinter steht die Überzeugung, dass auch pflegebedürftige Menschen einen eigenen Beitrag zu ihrer pflegerischen Versorgung leisten können und sollen. Aufgabe der professionellen Pflege ist es daher, diesen Beitrag zu ermöglichen und zu erkennen. Auch Ansätze zur **Partizipation** kranker und pflegebedürftiger Menschen an Entscheidungen zur Pflege und Versorgung unterstreichen die Bedeutung des externen Faktors für die Qualität der Pflege.

Mit der Bedeutung des externen Faktors geht die Einsicht einher, dass personenbezogene Dienstleistungen einer gewissen Variabilität unterliegen, die im Vorfeld nur schwer festzulegen ist. Einerseits ist und bleibt die Standardisierung von Prozessen und Vorgehensweisen ein wichtiges Instrument zur Qualitätsentwicklung und -sicherung. Sie trifft jedoch andererseits immer wieder auf die Vorlieben, Eigenschaften und Besonderheiten der Adressaten des Pflegehandelns, die nach individuellen Antworten und Lösungen verlangen. Das Zusammenspiel professioneller Herangehensweisen mit dem externen Faktor ist bei der Bewertung der Qualität zu berücksichtigen.

Die dritte Eigenschaft personenbezogener Dienstleistungen ist die **Leistungsfähigkeit**. Damit ist gemeint, dass diejenigen, die eine personenbezogene Dienstleistung in Anspruch nehmen wollen, davon ausgehen, dass der Anbieter dieser Leistung diese auch erbringen kann. Anders jedoch als bei einem Produkt, lässt sich die personenbezogene Dienstleistung nicht im Vorfeld testen. Wenn ich ein Auto kaufe, kann ich eine Probefahrt durchführen, einen Kopfhörer kann ich aufsetzen und prüfen, ob ich mit der Soundqualität einverstanden bin, Kleidungsstücke kann ich anprobieren und bei Speisen und Getränken lässt sich ebenfalls im Vorfeld durch Ausprobieren feststellen, ob sie mir zusagen. Bei personenbezogenen Dienstleistungen besteht diese Möglichkeit nicht. Ein pflegerisches Beratungsgespräch führe ich ebenso wenig auf Probe wie ich verschiedene ambulante Pflegedienste zum „Probepflegen" kommen lasse oder in verschiedenen Pflegeheimen probeweise einziehe. Auch im Krankenhaus erfolgen die Behandlungen nicht auf Probe. Menschen, die der pflegerischen oder gesundheitlichen Versorgung bedürfen, verlassen sich in der Regel darauf, dass die materiellen Voraussetzungen ebenso vorhanden sind wie die personellen (Kap. 1.3, Strukturqualität). Es wird davon ausgegangen, dass das Wissen, die Kompetenz, eine ausreichende Anzahl an Personen und die notwendigen Materialien vorhanden sind, damit die erwarteten und erhofften Dienstleistungen erbracht werden können und der Person weiterhelfen, die sich mit einem Anliegen an den Dienstleistungserbringer gewandt hat.

Die beiden bisher vorgestellten Ansätze zur Systematisierung von Qualitätsfragen in der Pflege (Qualität personenbezogener Dienstleistungen sowie Struktur-, Prozess- und Ergebnisqualität) weisen verschiedene Parallelen auf. Fragen der Leistungsfähigkeit eines Dienstleistungserbringers hängen eng mit Aspekten der Strukturqualität zusammen. Aspekte der Kommunikation und Interaktion sind Bestandteile der Prozessqualität und der externe Faktor trägt in hohem Maße zur Ergebnisqualität bei. Beide Ansätze haben sowohl auf der Ebene der Konzepte und Herangehensweisen von Krankenhäusern, Pflegeheimen und ambulanten Pflegediensten ihre Bedeutung wie auf der Ebene des individuellen Pflegehandelns. Der dritte Ansatz bietet in gewisser Weise eine etwas andere Perspektive, indem die Qualität von Sozial- und

Gesundheitssystemen anhand von sechs Dimensionen beschrieben wird, die Aspekte der individuellen betrieblichen Leistungserbringung wie auch des Gesundheitssystems adressieren (Hensen 2019).

Qualitätsmodell für Versorgungsleistungen: Das Modell stammt aus den 1980er Jahren und wurde von Maxwell (1984) entwickelt. Es wurde später von der US-Amerikanischen „Joint Commission on Accreditation of Healthcare Organizations (JCAHO)" aufgegriffen und hat dadurch große Verbreitung erfahren, weil die JCAHO nicht nur in den USA, sondern mittlerweile als Joint Commission International (JCI) weltweit eine bedeutende Rolle bei der Akkreditierung und Zertifizierung von Gesundheitseinrichtungen einnimmt (Kap. 3.2). Es beschreibt Anforderungen an die Versorgung, die erfüllt sein sollten. Die Qualitätsbewertung fragt danach, ob und bis zu welchem Grad die Anforderungen erfüllt sind. Diese Bewertung ist weitaus schwieriger, als es den Anschein hat. Das Modell ist somit aber ein gutes Beispiel für die Definition, nach der Qualität der Grad ist, zu dem ein Satz inhärenter Merkmale Anforderungen erfüllt (Kap 1.2). Das Modell umfasst die folgenden Dimensionen (Hensen 2019):

- **Zugänglichkeit zu Versorgungsleistungen**: Dazu gehören die Aspekte der räumlichen Zugänglichkeit (z.B. Entfernungen, Verfügbarkeit vor Ort), der zeitlichen Zugänglichkeit (z.B. Wartezeiten) und der finanziellen Zugänglichkeit (z.B. Krankenversicherung). Die übergeordnete Frage ist, ob jeder Mensch, der die Leistung benötigt, sie auch erhält.
- **Relevanz**: Dahinter steht die Frage, ob die verfügbaren Versorgungsleistungen dem aktuellen Stand des Wissens und den Bedürfnissen der angesprochenen Bevölkerung entsprechen.
- **Effektivität**: Diese Anforderung fragt danach, ob die Leistungen zu den erwünschten Ergebnissen führen und in diesem Sinne effektiv/wirksam sind.
- **Gleichheit**: Die Anforderung der Gleichheit bezieht sich darauf, Menschen gleich zu behandeln, niemanden zu diskriminieren und denjenigen mit den gleichen Problemen auch die gleichen Leistungen zukommen zu lassen.
- **Akzeptanz**: Zur Akzeptanz gehören Aspekte wie Vertraulichkeit, Privatsphäre, Berücksichtigung kultureller und spirituel-

ler Bedürfnisse, aber ebenso die Frage, wie die beabsichtigte Durchführung von Maßnahmen kommuniziert wird.

- **Effizienz**: die Effizienz ist von der Effektivität dadurch zu unterscheiden, dass es neben der Erreichung einer erwünschten Wirkung auch um möglichst niedrige Kosten beziehungsweise um ein möglichst kostengünstiges Verhältnis von Aufwand und Ergebnis geht.

Übertragen auf die Pflege bedeutet Zugänglichkeit z.B., ob Menschen, die der Pflege bedürfen, die Hilfe eines ambulanten Pflegedienstes in Anspruch nehmen können, einen Pflegeheimplatz bekommen oder Angebote der Tages-, Nacht- oder Kurzzeitpflege nutzen können. Weitere mögliche Fragen zur Zugänglichkeit sind, ob ein Mensch sich einer Krankenhausbehandlung unterziehen kann, weil Pflegepersonal in ausreichender Zahl zur Verfügung steht oder ob spezialisierte Dienste wie z.B. ein ambulanter Kinderkrankenpflegedienst in einem bestimmten Radius zur Verfügung stehen.

Die Relevanz der pflegerischen Versorgung besteht darin, ob angemessene Angebote zur Unterstützung gemacht werden können, die dem aktuellen Stand des pflegerischen Wissens und der Kompetenz des Pflegepersonals entsprechen. Um eine Antwort auf die Relevanz geben zu können, bedarf es einer Antwort auf die Frage, ob die vorhandene pflegerische Kompetenz in den unterschiedlichen Bereichen der Praxis tatsächlich zum Tragen kommt und die entsprechenden Leistungen auch finanziert werden.

Die Effektivität betrifft die Suche nach den „richtigen“ und „passenden“ pflegerischen Interventionen für die vielfältigen Gesundheits- und Pflegeprobleme, mit denen Pflegende jeden Tag zu tun haben. Qualitätsinstrumente wie Leitlinien, (Experten-) Standards und andere befassen sich mit der Frage der Wirksamkeit des Pflegehandelns.

Die Gleichheit in der pflegerischen Versorgung bedarf keiner weiteren Konkretisierung. Sie ist fester und immer wieder neu zu bestätigender Anspruch der alltäglichen Pflegearbeit.

Die Akzeptanz der pflegerischen Unterstützung bedarf der kontinuierlichen Bestätigung. Die vorübergehende oder dauerhafte Hilfs- und Pflegebedürftigkeit von Patientinnen und Patienten im Krankenhaus, die Öffnung des eigenen Haushalts für einen ambulanten Pflegedienst oder die Befürchtungen beim Einzug in ein Pflegeheim sind wiederkehrende Aspekte, die bei pflegebedürftigen Menschen Fragen der Akzeptanz der angebotenen pflegerischen Unterstützung hervorrufen.

Zuletzt spielt auch die Effizienz in der Pflege eine Rolle. Oftmals machen Pflegende die Erfahrung, dass es zuerst die Pflegeleistung ist, an der gespart wird, um insgesamt effizienter zu sein.

Die drei aufgezeigten Systematisierungen und Dimensionen zur Qualität der Pflege und Gesundheitsversorgung verdeutlichen die unterschiedlichen Perspektiven, aus denen auf Qualitätsfragen geschaut werden kann. Alle Ansätze haben eine Relevanz in der Pflegepraxis, jedoch nicht immer im gleichen Ausmaß. Sie können zur Analyse, Evaluation und Sicherung von Qualität beitragen, indem diese sich daran orientieren. Innerhalb von Pflege- und Gesundheitseinrichtungen sollten gezielt Daten und weitere Informationen gesammelt und interpretiert werden, die etwas zur Struktur-, Prozess- oder Ergebnisqualität auszusagen vermögen. Die Eigenschaften personenbezogener Dienstleistungen können dazu beitragen, sich über die Zielsetzungen des eigenen Handelns zu verständigen. Sie können jedoch auch ebenso in einem übergeordneten Sinne zur Evaluation beitragen, wenn es um die Einschätzung der Qualität der Pflege geht.

Für die Entwicklung der Pflegequalität bieten dic drei Ansätze eine gute Orientierung zur Festlegung möglicher Qualitätsziele und dcr Identifikation geeigneter Maßnahmen zu ihrer Erreichung.

1.4 Begriffe und Methoden

In den bisherigen Kapiteln ging es um verschiedene Annäherungen an den Begriff der „Qualität in der Pflege“. Neben möglichen Definitionen des Qualitätsbegriffs wurden mögliche Systematisierungen und Dimensionen von Qualität dargestellt. Qualität wurde darin weitgehend neutral verstanden. Die unterschiedlichen Systematisierungen und Dimensionen sind hilfreich für die Analyse der Qualität in der Pflege. Für die praktische Arbeit in der Pflege besteht das Ziel jedoch darüber hinausgehend in der weiteren Verbesserung oder Entwicklung der Qualität sowie der Sicherung bereits erreichter Qualität. In diesem Kapitel werden eine Reihe weiterer Begriffe eingeführt, die in diesem Zusammenhang von Bedeutung sind. Im Einzelnen werden die Begriffe **Qualitätssiche-**

rung, Qualitätsentwicklung, **Qualitätsverbesserung** und **Qualitätsmanagement** erläutert und vertieft.

Qualitätssicherung: Die Qualitätssicherung umfasst Maßnahmen, die dazu beitragen sollen, dass festgelegte Qualitätsanforderungen erfüllt werden können. Sie schließt somit unmittelbar an die Definition an, dass Qualität der Grad ist, in dem ein Satz inhärenter Merkmale Anforderungen erfüllt (Kap 1.2). Für die pflegerische und gesundheitliche Versorgung bedeutet das, dass die Qualitätssicherung dafür Sorge zu tragen hat, dass fachliche und gesetzliche Vorgaben, hausinterne Standards und andere Maßgaben zur Unterstützung der Versorgungsprozesse eingehalten werden. Die Qualitätssicherung kann erfolgen als „interne" Qualitätssicherung, bei der die Organisation (z.B. ein Krankenhaus, ein Pflegeheim oder ein ambulanter Pflegedienst) Maßnahmen ergreift, um in den internen Arbeits- und Handlungsprozessen darauf hinzuwirken, dass diese den jeweils geltenden Anforderungen entsprechen.

Beispiele für haus- oder einrichtungsinterne Festlegungen zur Qualitätssicherung lassen sich in allen Bereichen der Pflegepraxis finden. Jede Verfahrens- oder Ablaufbeschreibung erfüllt diesen Zweck. Für stationäre Pflegeeinrichtungen kann es sinnvoll sein, das Verfahren beim Einzug einer neuen Bewohnerin oder eines neuen Bewohners genauer zu beschreiben und festzulegen, worauf dabei geachtet werden sollte, wie die Eingewöhnung unterstützt und die Vertrautheit mit der neuen Umgebung gefördert werden kann. In Krankenhäusern kann es sinnvoll sein, Regeln für die Durchführung der Übergabe zwischen den unterschiedlichen Schichten festzulegen, um den Verlust wichtiger Informationen nach Möglichkeit zu verhindern. Ebenso kann es sinnvoll sein, ein Verfahren festzulegen, wer welche Rolle und Aufgaben im Entlassungsmanagement übernimmt. Zur internen Qualitätssicherung gehört neben der Festlegung die regelmäßige Prüfung, ob die Regelungen auch Anwendung in der Praxis finden. Sollten sie lediglich in Qualitätshandbüchern versteckt sein, wird sich die Qualität nicht evaluieren oder verbessern lassen. Qualitätssicherung umfasst daher nicht nur die Beschreibung von Qualitätsmaßstäben, sondern auch deren Evaluation.

Qualitätssicherung gibt es ebenso als „externe" Qualitätssicherung. „Extern" bezieht sich darauf, dass eine externe Institution auf Basis vorgegebener Kriterien die Qualität einschätzt und bewertet. Eine Organisation kann sich freiwillig der externen Qualitätssicherung stellen, wenn z.B. ein Qualitätssiegel oder ein Qualitätszertifikat für besondere Leistungen angestrebt wird. In Krankenhäusern werden oftmals einzelne Zentren (z.B. zur Versorgung von Brustkrebspatientinnen) zertifiziert. Denkbar ist aber auch die Zertifizierung als Ganzes.

Daneben gibt es den Bereich der gesetzlich verpflichtenden externen Qualitätssicherung, der in Kap. 1.5 noch genauer betrachtet wird. Kurz gesagt geht es dabei darum, dass aufgrund gesetzlicher Vorgaben eine externe Qualitätssicherung stattfindet. Für die Krankenhäuser erfolgt diese auf Basis der Qualitätssicherungsrichtlinie für Krankenhäuser und von festgelegten Indikatoren, zu denen die Krankenhäuser Daten sammeln und an das Institut für Qualitätssicherung und Transparenz im Gesundheitswesen (IQTiG) weiterleiten müssen. Für ambulante Pflegedienste und stationäre Pflegeeinrichtungen erfolgt die externe Qualitätssicherung im Rahmen der Pflegeversicherung vor allem in Form von regelmäßigen Prüfungen durch die Medizinischen Dienste (MD).

Qualitätsentwicklung und Qualitätsverbesserung: Hohe Gemeinsamkeiten weisen die Begriffe der Qualitätsentwicklung und Qualitätsverbesserung auf. Im Kern geht es sowohl bei der Entwicklung wie auch der Verbesserung darum, ein Qualitätsniveau zu erhöhen oder Vorhandenes noch weiterzuentwickeln oder besser zu machen.

Der Begriff der **Qualitätsentwicklung** bezieht sich dabei eher auf die Anstrengungen von Expertensystemen (Hensen 2019) wie z.B. den professionellen Organisationen und Vereinigungen, die sich mit der Frage befassen, wie die Qualität der Arbeit einer bestimmten Berufsgruppe oder Profession aussehen sollte, um ein bestmögliches Ergebnis der Versorgung zu erzielen. Für die Pflege entwickelt das Deutsche Netzwerk für Qualitätsentwicklung in der Pflege (DNQP) Expertenstandards zu zentralen Bereichen der Pflegepraxis (Kap. 3.1.1). Das Ziel besteht darin, die möglichst beste und richtige Vorgehensweise zu wichtigen Pflegefragen aufzuzeigen und dabei die bestverfügbare Evidenz, also das aktuelle Forschungswissen mit vertrauten Handlungsansätzen zu verknüpfen. Auch Leitlinien (Kap. 3.1.2), die von der Arbeitsgemeinschaft der Wissenschaftlichen Medizinischen Fachgesellschaften (AWMF) herausgegeben werden, basieren auf der besten verfügbaren Evidenz und beschreiben das angemessene Vorgehen bei gesundheitlichen Problemen und bestimmten Krankheiten. Die meisten Leitlinien sind auf das ärztliche Handeln ausgerichtet, zunehmend finden sich aber auch Leitlinien, die das Handeln der Pflege oder anderer Berufsgruppen in den Blick nehmen.

Expertenstandards und Leitlinien können als Qualitätsinstrumente bezeichnet werden. Sie sollen dazu beitragen, die Qualität der gesundheitlichen und pflegerischen Versorgung zu erhöhen. Sie sind nicht auf die Bedingungen einer bestimmten Organisation zugeschnitten, sondern beschreiben das fachlich angemessene Handeln auf einer abstrakteren Ebene. Beide Instrumente erfordern die Anpassung an unterschiedliche Bedingungen in verschiedenen Einrichtungen. Sie beschreiben die Grundprinzipien des Handelns, das sich aber in einem Krankenhaus anders darstellen kann als in einem ambulanten Pflegedienst, z.B. bezogen auf vorhandene Ressourcen oder die Möglichkeiten engmaschiger Kontrollen. Auch im ärztlichen Bereich gibt es Unterschiede zwischen der Arbeit in einer Universitätsklinik und einer Hausarztpraxis, dennoch bleiben Prinzipien z.B. bei der Diagnostik ähnlich. In ähnlicher Art und Weise versuchen Qualitätsinstrumente in der Pflege grundlegende Festlegungen für das „richtige" Pflegehandeln zu treffen.

Die **Qualitätsverbesserung** bezieht sich demgegenüber in der Regel auf die Organisationsperspektive. In der Industrie ist die „kontinuierliche Qualitätsverbesserung" ein erklärtes Ziel. Es geht darum, wie eine Organisation die eigenen Strukturen und Prozesse verbessern und somit ein besseres Ergebnis erzielen kann. Übertragen auf die Pflege und Gesundheitsversorgung geht es ebenfalls darum, nach Möglichkeiten zu suchen, die eigene Leistung im Sinne der bereits genannten „erwünschten Gesundheitsergebnisse" zu verbessern.

Voraussetzung für die Qualitätsverbesserung ist das Wissen um die Ausgangssituation. Wenn ich nicht genau weiß, wie viele Fehler passieren, wie viele unerwünschte Ereignisse (z.B. Dekubitus oder Menschen mit vermeidbaren Schmerzen oder Beschwerden von Angehörigen) tatsächlich vorhanden sind, dann kann ich im Anschluss an Maßnahmen, mit denen die Qualität verbessert werden soll, nicht sagen, ob sie sich tatsächlich verbessert hat. Vielleicht ist sie gleich geblieben, vielleicht hat sie sich sogar verschlechtert. Der erste Schritt einer Qualitätsverbesserung ist daher immer die Analyse der Ausgangssituation zu dem Qualitätsaspekt, der bearbeitet werden soll.

Das Instrument, das die ständige Qualitätsverbesserung beschreibt und illustriert, ist der PDCA-Zyklus nach Deming (Kamiske/Brauer 2011; Abb. 1).

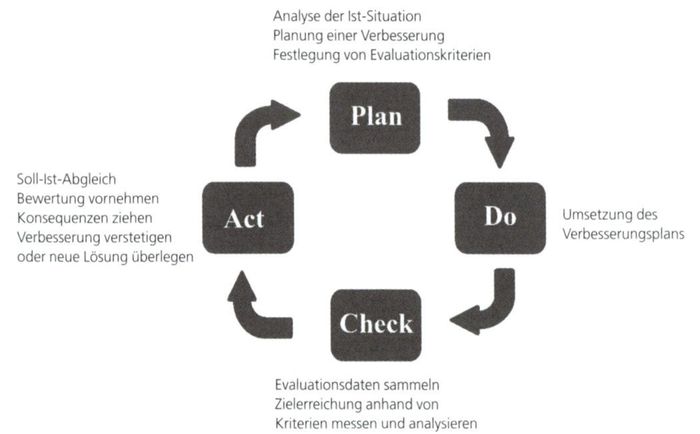

Abb. 1: Text: PDCA-Zyklus (eigene Darstellung)

Die Buchstaben stehen für die vier Schritte dieses Zyklus: P = Plan; D = Do; C = Check und A = Act. „Plan" umfasst die sorgfältige und vorausschauende Planung einer Qualitätsverbesserung. Zunächst steht die Frage im Vordergrund, welches Qualitätsproblem angegangen werden soll. Ausgangspunkt können Hinweise auf Qualitätsprobleme in bestimmten Bereichen sein, die von den dort arbeitenden Pflegenden geäußert werden. Ebenso gut können aber auch Hinweise von pflegebedürftigen Menschen oder ihren Angehörigen auf bestehende Probleme hindeuten, die angegangen werden sollten. Nicht zuletzt sind es vielfach auch unerwünschte Ereignisse wie Stürze, vermeidbare Fehler oder tragische Pflegeverläufe, die dazu führen, dass Qualitätsprobleme sichtbar werden und angegangen werden. Nach der Entscheidung für ein Thema ist es erforderlich, auf der einen Seite ein genaueres Bild über Größe, Ausmaß und mögliche Gründe für das Qualitätsproblem zu erhalten. Auf der anderen Seite sollte nach Ansatzpunkten gesucht werden, wie das Problem zu lösen ist. Für die folgenden Ausführungen wird das Beispiel Dekubitus gewählt, das sich aus verschiedenen Gründen gut zur Veranschaulichung eignet. Es sei ausdrücklich darauf hingewiesen, dass es eine Vielzahl anderer Themen in der Pflegepraxis gibt, bei denen Qualitätsprobleme vorliegen und die Ausgangspunkt einer Initiative zur Qualitätsverbesserung sein können. Das Grundprinzip des PDCA-Zyklus kann bei sämtlichen Themen Anwendung finden.

Der erste Schritt besteht unabhängig vom konkreten Thema in der Analyse der Ist-Situation, für die es eine Datengrundlage braucht. In vielen Pflegebereichen werden regelmäßig Daten zu wichtigen Fragen gesammelt. Sinnvollerweise ist diese Sammlung mit der normalen Dokumentation verknüpft. Leider gibt es aber ebenso viele Bereiche der Pflegepraxis, in denen die regelmäßige Datensammlung und Datenanalyse nicht zum Alltag gehören. Wenn keine Daten vorliegen, dann ist es sinnvoll, eine Datengrundlage zu schaffen.

Für unser Beispiel des Dekubitus wäre es sinnvoll zu wissen, wie viele der auf einer Station, in einem Wohnbereich oder in der häuslichen Pflege versorgten Menschen einen Dekubitus haben. Epidemiologisch wird diese Zahl mit dem Begriff der Prävalenz beschrieben. Die Prävalenz drückt aus, wie oft ein bestimmtes Problem in einem bestimmten Zeitraum vorkommt. Eine Dekubitusprävalenz von 10 % würde bedeuten, dass in einem Krankenhaus 10 % der Patientinnen und Patienten einen Dekubitus haben. Ebenso wichtig ist jedoch die Frage, ob dieser Dekubitus bereits bestand, als der Pflegeprozess in der eigenen Einrichtung begann oder ob er sich erst im Laufe des Prozesses entwickelt hat. Für die Dekubitus, die sich während der Versorgung in einer Einrichtung entwickelt haben, gibt es den Begriff der Inzidenz, was so viel bedeutet, wie die Anzahl an Neuerkrankungen, also die Zahl der Menschen, die einen Dekubitus entwickelt haben, während sie in meinem Krankenhaus oder Pflegeheim versorgt wurden. Eine Inzidenz von 2 % bedeutet beispielsweise, dass 2 % der Menschen, die in einem Pflegeheim versorgt werden, einen Dekubitus nach ihrem Einzug entwickelt haben. Dieser Wert ist unter Qualitätsgesichtspunkten oftmals wichtiger als die Prävalenz, da beim Neuauftreten eines Dekubitus die Frage gestellt werden kann, ob das Handeln des Pflegeteams in der eigenen Einrichtung die Entstehung eines Dekubitus hätte verhindern können.

Über die Prävalenz und Inzidenz hinaus können aber auch noch weitere Daten von Bedeutung sein. So ist es nicht uninteressant, um welche

Kategorie eines Dekubitus es sich handelt. Es sollen die „leichteren" Kategorien I und II nicht verharmlost werden, aber ein neu entstandener Dekubitus der Kategorie III oder IV hat deutlich schwerwiegendere Folgen für den betroffenen Menschen und stellt sehr hohe Anforderungen an die Behandlung. Interessant könnte es zudem sein, an welchen Stellen der Dekubitus entstanden ist. Es gibt einige Stellen, an denen ein Dekubitus aufgrund des dort herrschenden höheren äußeren Drucks auf das Gewebe eher entsteht als an anderen Stellen.

Die Liste sinnvoller Daten ließe sich noch weiter fortführen, aber es geht hier um das Prinzip des PDCA-Zyklus. Kurz gefasst sollten zu dem anzugehenden Qualitätsproblem Daten über dessen Größe und Ausmaß vorhanden sein.

Für die Planung ebenso wichtig ist die Überlegung, mit welchen Maßnahmen das Qualitätsproblem angegangen werden soll. Dazu ist eine vorhergehende Ursachenanalyse empfehlenswert. Was können die Gründe dafür sein, dass in meinem Arbeitsbereich Dekubitus entstehen? Mögliche Ursachen können beispielsweise sein,

1. dass das Risiko für einen Dekubitus falsch eingeschätzt wurde,
2. dass die Menschen mit einem Dekubitusrisiko nicht ausreichend darauf hingewiesen und angeregt wurden, ihre Position zu verändern und den Druck von den gefährdeten Körperstellen zu nehmen,
3. dass die geplanten Bewegungen und Veränderungen der Körperposition nicht stattgefunden haben oder
4. dass keine geeigneten Hilfsmittel (z.B. druckreduzierende Unterlagen) zur Verfügung standen.

Möglich ist sicher auch, dass es mehrere Ursachen für die Problematik gibt. Die Analyse sollte aufzeigen, wo das Problem tatsächlich liegt, weil erst aufbauend auf dieser Analyse entschieden werden kann, welche Maßnahmen zu einer Qualitätsverbesserung beitragen sollen. Aus dem genannten Beispiel könnte es um die Schulung des Personals, die Einführung eines strukturierten Verfahrens zur Risikoeinschätzung oder die Anschaffung geeigneter druckverteilender Unterlagen gehen.

Auf der Basis verfügbarer Daten und einer Analyse möglicher Ursachen werden dann eine oder mehrere Maßnahmen festgelegt, die zur Qualitätsverbesserung führen sollen. Neben den genannten Maßnahmen könnte auch ein umfassenderer Ansatz gewählt werden und die Nutzung des Expertenstandards zur Dekubitusprophylaxe in der Pflege (DNQP 2017) überlegt werden, der sämtliche Maßnahmen zur Vermeidung eines Dekubitus sowie vielfältige Hinweise zu ihrer Umsetzung enthält. Wichtig ist neben der Festlegung der Maßnahmen noch die Benennung von Kriterien, anhand derer beurteilt werden soll, ob es zu einer Qualitätsverbesserung gekommen ist. Um im Beispiel zu bleiben, könnten die Reduktion von Inzidenz und Prävalenz von Dekubitus nach einem bestimmten Zeitraum, die Anzahl von strukturierten Risikoeinschätzungen oder durchgeführten Beratungen zum Dekubitusrisiko als Kriterien herangezogen werden. In der Regel ergeben sich die Kriterien aus der Analyse des Qualitätsproblems. Sie sollten allerdings im Vorfeld festgelegt werden. Andernfalls besteht die Gefahr, sich an beliebigen Kriterien zu orientieren und am Ende nicht sagen zu können, ob es eine tatsächliche Verbesserung gegeben hat.

Den zweiten Schritt des PDCA-Zyklus bildet das tatsächliche Handeln, umschrieben mit „D“ für „Do“. Dabei geht es darum, die ausgewählten Maßnahmen in die Tat umzusetzen. Je nach Umfang der Maßnahme(n) sollte dazu ein bekannter Startpunkt festgelegt werden. Auch die beteiligten Pflegenden und Angehörigen anderer Berufsgruppen sollten wissen, was zu tun ist. Denkbar ist eine Begleitung der beschlossenen Maßnahmen mit der Möglichkeit der Rückversicherung oder zur Nachfrage. Die Einführung sollte über einen vereinbarten Zeitraum erfolgen, bevor evaluiert wird, ob sie erfolgreich war. Ob es sich dabei um vier Wochen oder vier Monate oder einen anderen Zeitraum handelt, hängt von der Art der Maßnahme und der Dringlichkeit der Veränderung ab. Nach Abschluss des vereinbarten Zeitraums schließt sich der dritte Schritt des Zyklus, das „C“ für „Check“, an.

Gemeint ist damit die systematische Prüfung oder Evaluation, ob die Maßnahme zu einer tatsächlichen Verbesserung der Qualität geführt hat. Die Evaluation sollte sich an den im ersten Schritt erarbeiteten Kriterien orientieren. Sie kann durch Qualitätsaudits (Kap. 3.2.4), Befragungen von Patientinnen, Patienten und Bewohner*innen oder deren Angehörigen, Befragung von Pflegenden oder Beobachtungen erfolgen (Kap. 3.2–3.4). Das Verfahren sollte bereits in der Planungsphase festgelegt werden.

Nach Vorliegen der Evaluationsergebnisse müssen diese bewertet werden, um zu entscheiden, ob eine Qualitätsverbesserung erreicht wurde oder nicht. Waren die Maßnahmen erfolgreich, sollte dafür gesorgt werden, dass sie weiterhin durchgeführt werden. Kommt es nicht zu Verbesserungen, dann beginnt der Zyklus von neuem mit der Analyse, warum die ausgewählten und durchgeführten Maßnahmen nicht zum angestrebten Ziel geführt haben und welche Ansätze stattdessen erfolgversprechend sein könnten.

Überlegen Sie, welche Qualitätsprobleme in Ihrem Arbeitsbereich geeignet für ein Projekt zur Qualitätsverbesserung sein könnten. Wenn Sie ein Thema identifiziert haben, überprüfen Sie, ob und falls ja, welche Daten zu diesem Thema in Ihrer Einrichtung vorliegen. Was wissen Sie zu dem Thema? Welche möglichen Ursachen bestehen für das Qualitätsproblem? Welche Grundlagen für den ersten Schritt der Planung im Rahmen des PDCA-Zyklus liegen vor? Welche Daten bräuchten Sie und wie können Sie diese beschaffen?

Qualitätsmanagement: Der letzte, in diesem Kapitel zu erläuternde Begriff, ist der des Qualitätsmanagements. Darunter wird allgemein die Steuerung der Qualität in einer Organisation verstanden. Die Ausführungen zur Qualitätssicherung, Qualitätsentwicklung und Qualitätsverbesserung haben verdeutlicht, dass die Qualität in der Pflege sowohl das Verständnis und die Aktivität einzelner Personen erfordert wie auch die Unterstützung der gesamten Organisation. Das Qualitätsmanagement dient dazu, die gesamte Organisation (z.B. das gesamte Krankenhaus, die gesamte ambulante oder stationäre Pflegeeinrichtung) in den Blick zu nehmen und die Strukturen und Prozesse so zu gestalten, dass sie mit hoher Wahrscheinlichkeit zu erwünschten Ergebnissen in der gesundheitlichen und pflegerischen Versorgung beitragen. Strukturen und Prozesse wurden bereits in Kap. 1.3 besprochen. Sie sind ein wichtiger Bestandteil des Qualitätsmanagements und umfassen Fragen der Personalzusammensetzung im Sinne unterschiedlicher Qualifikationen sowie der Arbeitsbedingungen. Diese sind einerseits von gesetzlichen und politischen Vorgaben abhängig, bedürfen aber auch der konkreten Umsetzung in einer Einrichtung und haben somit einen wichtigen Einfluss auf die Qualität der Versorgung.

Insgesamt umfasst das Qualitätsmanagement die Festlegung der Qualitätspolitik und der Qualitätsziele, die Qualitätsplanung und Qualitätslenkung, die Qualitätsverbesserung sowie die Qualitätssicherung. Die beiden letzten Aspekte wurden in diesem Kapitel bereits angesprochen. Die Qualitätspolitik einer Organisation findet sich oft in ihren Leitbildern wieder. Die Festlegung der Qualitätsziele ist eine fortwährende Aufgabe, bei der es darum geht, festzulegen, welche Ziele grundsätzlich erreicht werden sollen, aber auch, in welchem Ausmaß Verbesserungen angesichts festgestellter Probleme angestrebt werden. Die Qualitätsplanung umfasst die konkreten Schritte, mit denen die Qualitätsverbesserung angestrebt wird und die Qualitätslenkung erfolgen soll.

Insgesamt ist das Qualitätsmanagement auf die internen Prozesse in Organisationen angelegt. Die genannten Ansätze zur externen Qualitätssicherung dienen dazu, sich von außen ein Bild über die Qualität einer Organisation zu verschaffen und diese zu bewerten. Es gilt aber der Grundsatz, dass Qualität nicht von außen in eine Organisation hineingeprüft werden kann, sondern immer der internen Festlegung von Zielen und Strategien sowie der Umsetzung von Maßnahmen bedarf.

Für eine umfassende Auseinandersetzung und Vertiefung zum Qualitätsmanagement generell sowie dem Qualitätsmanagement in Pflege und Gesundheitswesen sei auf umfassendere Werke dazu verwiesen (Hensen 2019).

1.5 Gesetzliche Grundlagen zur Qualität in der Pflege

Die bisherigen Ausführungen zur Qualität in der Pflege bezogen sich auf fachliche und fachwissenschaftliche Wege zur Bestimmung und Analyse von Qualität. Der Zugang zur Qualität in der Pflege sollte auch immer sein, zunächst danach zu fragen, was aus pflegerischer, also fachlicher, Perspektive das richtige und beste Verfahren zum Umgang mit pflegerisch relevanten Problemlagen ist. Daneben gibt es jedoch mittlerweile eine Reihe an gesetzlichen Vorgaben und Bestimmungen, die eine Auswirkung auf die Qualität der Pflege haben und daher nicht ignoriert werden können. In vielfacher Hinsicht ist es so, dass sich die fachlichen Überlegungen zur Qualität und die gesetzlichen Vorgaben gut in Einklang bringen lassen. Manchmal kommt es jedoch zu unterschiedlichen Einschätzungen. Um sich darin positionieren und einen eigenen, begründeten Weg gehen zu können, ist es wichtig, die gesetzlichen Grundlagen zu kennen und ihre Bedeutung einschätzen zu können.

Die wesentlichen gesetzlichen Bestimmungen zur Qualität in der Pflege finden sich in den Sozialgesetzbüchern V (Gesetzliche Krankenversicherung) und XI (Soziale Pflegeversicherung). Darüber hinaus haben auch berufsrechtliche Bestimmungen eine Bedeutung.

1.5.1 Gesetzliche Krankenversicherung

Das Sozialgesetzbuch V (SGB V) regelt sämtliche Fragen der Krankenversorgung und einige, die darüber hinausgehen, z. B. hinsichtlich der Prävention. Es ist daher wichtig für die Versorgung in Krankenhäusern oder der primären Gesundheitsversorgung. Das SGB V enthält in § 2 SGB V die Norm, dass die Qualität und Wirksamkeit der Leistungen dem allgemeinen Stand der medizinischen Erkenntnisse zu entsprechen und den medizinischen Fortschritt zu berücksichtigen haben. Eine ähnliche Stoßrichtung findet sich in § 70 SGB V, in dem es heißt:

> „Die Krankenkassen und die Leistungserbringer haben eine bedarfsgerechte und gleichmäßige, dem allgemein anerkannten Stand der medizinischen Erkenntnisse entsprechende Versorgung der Versicherten zu gewährleisten. Die Versorgung der Versicherten muß ausreichend und zweckmäßig sein, darf das Maß des Notwendigen nicht überschreiten und muß in der fachlich gebotenen Qualität sowie wirtschaftlich erbracht werden."

Beide Bestimmungen enthalten den Hinweis auf die Orientierung am allgemeinen Stand der medizinischen Erkenntnisse. Diese findet sich auch in der Definition zur Qualität aus den USA (Kap. 1.1), nach der Qualität der Versorgung im Einklang mit dem aktuellen professionellen Wissen steht. Wann etwas im Einklang mit dem professionellen Wissen steht, ist nicht immer unmittelbar zu beantworten. Die Bestimmung verdeutlicht aber die Notwendigkeit, sich fortwährend mit dem aktuellen Wissen zu beschäftigen.

Qualitätsinstrumente wie Expertenstandards oder Leitlinien (Kap. 3.1) erheben den Anspruch, das aktuelle professionelle Wissen zu ausgewählten Themen abzubilden, und haben daher in diesem Zusammenhang eine hohe Bedeutung.

In der Pflegeversicherung gibt es eine ähnliche Bestimmung. In § 11 SGB XI heißt es:

> „Die Pflegeeinrichtungen pflegen, versorgen und betreuen die Pflegebedürftigen, die ihre Leistungen in Anspruch nehmen, entsprechend dem allgemein anerkannten Stand medizinisch-pflegerischer Erkenntnisse."

Anders als im SGB V ist es nicht nur der Stand der medizinischen Erkenntnisse, der zu beachten ist, sondern auch der medizinisch-pflegerischen – aber die Absicht dieser Bestimmung ist gleich. Auch in der Pflegeversicherung soll sich die Versorgung am aktuell verfügbaren professionellen Wissen orientieren.

Die Anforderung, den aktuellen Stand des Wissens zu berücksichtigen, ist eher allgemeiner Natur und muss im Bedarfsfall einer genaueren Prüfung unterzogen werden. Sehr viel detaillierter sind im SGB V weitere Bestimmungen, die in einem eigenen, sehr umfangreichen Abschnitt aufgeführt sind. Viele dieser Bestimmungen betreffen nicht unmittelbar die pflegerische Versorgung und bleiben daher in diesem Kapitel unberücksichtigt.

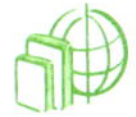

Wer sich selbst ein umfassenderes Bild machen möchte, findet sämtliche Bestimmungen in den §§ 135 bis 139e SGB V.

Eine wichtige Bestimmung im Hinblick auf die Pflege ist die Verpflichtung der Leistungserbringer, sich an einrichtungsübergreifenden Maßnahmen der Qualitätssicherung zu beteiligen und einrichtungsintern ein Qualitätsmanagement einzuführen. Zu diesem gehört im Krankenhaus auch ein patientenorientiertes Beschwerdemanagement (§ 135a SGB V). Der Begriff „Leistungserbringer" bezieht sich auf Personen und Organisationen, die ihre Leistungen im Rahmen der Krankenversicherung erbringen und mit den Krankenkassen abrechnen. Dazu gehören Ärztinnen und Ärzte, Krankenhäuser, medizinische Versorgungszentren sowie die Erbringer von Vorsorge- und Rehabilitationsleistungen. Auch die meisten ambulanten Pflegedienste erbringen Leistungen der häuslichen Kranpflege, die über die Krankenversicherung abgerechnet werden.

Angesprochen sind mit diesen gesetzlichen Bestimmungen zwei Aspekte, die in diesem Einführungskapitel bereits erwähnt wurden: das interne Qualitätsmanagement (Kap. 1.4) und die externe Qualitätssicherung (Kap 1.3). Die Einrichtung eines Qualitätsmanagements ist dementsprechend keine freiwillige Entscheidung eines Krankenhauses, sondern folgt einer gesetzlichen Vorgabe. Gleiches gilt für die Beteiligung an externen Maßnahmen der Qualitätssicherung. Wie diese genau erfolgt, wird in Kap. 3.2 beschrieben. Der Hintergrund dieser Bestimmungen liegt in der Verpflichtung der Leistungserbringer, die Versorgung am aktuellen Stand der Erkenntnisse auszurichten und sie in der fachlich gebotenen Qualität zu erbringen. Die Verpflichtung zur Einführung und Weiterentwicklung eines Qualitätsmanagements und die Verpflichtung zur Beteiligung an Maßnahmen der externen Qualitätssicherung werden als sinnvolle und notwendige Maßnahmen angesehen, dieser Anforderung zu entsprechen.

Ein wichtiger Bestandteil der gesetzlichen Bestimmungen ist die Festlegung von Verantwortlichkeiten für unterschiedliche Organisationen und Akteure. Insbesondere die Konkretisierung vieler Bestimmungen erfolgt nicht durch den Gesetzgeber, sondern gehören zu den Aufgaben anderer Organisationen. Diese haben dadurch eine enorme Wichtigkeit in der Auseinandersetzung um die Qualität der Versorgung erlangt.

In Kap. 1.2 wurde die Definition „Qualität ist der Grad, in dem ein Satz inhärenter Merkmale Anforderungen erfüllt“ eingeführt und es wurde darauf hingewiesen, dass es vor dem Hintergrund dieser Definition interessant ist zu wissen, was genau die Anforderungen sind und wer sie festlegt. Im Rahmen der gesetzlichen Krankenversicherung werden viele Anforderungen durch den **Gemeinsamen Bundesausschuss** festgelegt. Zu den Aufgaben des Gemeinsamen Bundesausschusses gehören unter anderem:

1. die Festlegung der grundsätzlichen Anforderungen an ein einrichtungsinternes Qualitätsmanagement,
2. die Festlegung der einrichtungsübergreifenden Maßnahmen zur Qualitätssicherung,
3. die Festlegungen zur Qualitätssicherung der Krankenhäuser,
4. die Bewertung und Zulassung von Untersuchungs- und Behandlungsmethoden im Krankenhaus sowie
5. die Evaluation und Weiterentwicklung der Qualitätssicherung im Krankenhaus.

Angesichts der Bedeutung des Gemeinsamen Bundesausschusses (kurz: G-BA) ist es sinnvoll, sich etwas genauer damit zu befassen, was genau dieser Ausschuss ist und wer dazu gehört. Nach §91 SGB V bilden die Kassenärztlichen Bundesvereinigungen, die Deutsche Krankenhausgesellschaft und der Spitzenverband Bund der Krankenkassen (GKV-Spitzenverband) einen Gemeinsamen Bundesausschuss. Ihm gehören 13 Mitglieder an. Neben einem unparteiischen Vorsitz und zwei weiteren unparteiischen Mitgliedern gehören zum G-BA ein Mitglied, das von der Kassenzahnärztlichen Bundesvereinigung, je zwei Mitglieder, die von der Kassenärztlichen Bundesvereinigung und der Deutschen Krankenhausgesellschaft sowie fünf Mitglieder, die durch den GKV-Spitzenverband benannt wurden. Die Vorschläge für den unparteiischen Vorsitz und die unparteiischen Mitglieder werden durch die beteiligten Organisationen dem Bundesministerium für Gesundheit übermittelt und durch das Ministerium und den Ausschuss für Gesundheit des Deutschen Bundestages bestätigt.

Der G-BA ist ein wichtiges Gremium der Selbstverwaltung im Gesundheitswesen, in der sich die Organisationen der Leistungserbringer (Deutsche Krankenhausgesellschaft und Kassenärztliche Vereinigungen) und der Kosten-/Leistungsträger (Krankenkassen) in paritätischer Anzahl gegenübersitzen und sich über zentrale Fragen der Gesundheitsversorgung zu verständigen haben. Die Politik greift in der Regel in die Selbstverwaltung immer nur dann ein, wenn dort zu wichtigen Fragen keine Einigkeit erzielt und daher auch keine Regelungen getroffen werden können.

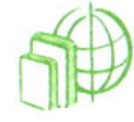

Einen fortlaufend aktualisierten Einblick in die Arbeit des Gemeinsamen Bundesausschuss bietet die G-BA Homepage, auf der sich auch sämtliche Richtlinien und Beschlüsse finden: www.g-ba.de.

Wie aufgezeigt, hat der G-BA eine Vielzahl von Aufgaben zu bewältigen. Es hat sich gezeigt, dass es für die Bewältigung dieser Aufgaben erforderlich ist, eine kontinuierliche Unterstützung zu erhalten, über die Entscheidungen vorbereitet und fundierter getroffen werden können. Zu diesem Zweck wurden zwei Institute mit ähnlich klingenden Namen gegründet: das Institut für Qualität und Wirtschaftlichkeit im Gesundheitswesen (IQWiG) und das Institut für Qualitätssicherung und Transparenz im Gesundheitswesen (IQTiG). Die Aufgaben des IQWiG mit Sitz in Köln sind in § 139 SGB V festgeschrieben. Sie umfassen:

1. die Recherche, Darstellung und Bewertung des aktuellen medizinischen Wissensstandes zu diagnostischen und therapeutischen Verfahren bei ausgewählten Krankheiten,
2. die Erstellung von wissenschaftlichen Ausarbeitungen, Gutachten und Stellungnahmen zu Fragen der Qualität und Wirtschaftlichkeit der im Rahmen der gesetzlichen Krankenversicherung erbrachten Leistungen,
3. die Recherche des aktuellen medizinischen Wissensstandes als Grundlage für die Entwicklung oder Weiterentwicklung von Leitlinien,
4. die Bewertung evidenzbasierter Leitlinien für die epidemiologisch wichtigsten Krankheiten,
5. die Abgabe von Empfehlungen zu Disease-Management-Programmen,
6. die Bewertung des Nutzens und der Kosten von Arzneimitteln,
7. die Bereitstellung von für alle Bürger*innen verständlichen Informationen zur Qualität und Effizienz in der Gesundheitsversorgung sowie zu Diagnostik und Therapie von Krankheiten mit erheblicher epidemiologischer Bedeutung und
8. die Beteiligung an internationalen Projekten zur Zusammenarbeit und Weiterentwicklung im Bereich der evidenzbasierten Medizin.

Das IQWiG leistet somit einen sehr wichtigen Beitrag dafür, dass die Leistungen, die nach den Bestimmungen der gesetzlichen Krankenversicherung erbracht werden, dem aktuellen Stand der medizinischen Erkenntnisse entsprechen und nur solche Verfahren in den Leistungskatalog aufgenommen werden, für die ein Nutzen nachgewiesen werden konnte. Das IQWiG selbst muss bei seiner Arbeit die höchsten international geltenden Standards der evidenzbasierten Medizin anlegen und seine fachliche Unabhängigkeit sicherstellen.

Eine wichtige Aufgabe besteht in der Bereitstellung verständlicher Informationen zu Gesundheitsfragen für die Bevölkerung. Diese finden sich unter: www.gesundheitsinformation.de. Sie sind hilfreich für alle, die sich zu Gesundheitsthemen informieren wollen.

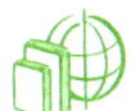

Einen Einblick in die umfangreichen Aktivitäten des IQWiG bietet die Internetseite des Instituts unter: www.iqwig.de.

Etwas später als das IQWiG wurde ein weiteres Institut mit dem Namen Institut für Qualitätssicherung und Transparenz (IQTiG) durch den G-BA nach § 137a SGB V gegründet. Die Aufgabe des IQTiG ist es, im Auftrag des G-BA an Maßnahmen zur Qualitätssicherung und Darstellung der Versorgungsqualität zu arbeiten. Aufträge sollen u. a. vergeben werden,

1. zur Entwicklung möglichst sektorübergreifend abgestimmter risikoadjustierter Indikatoren (Kap. 3.2) und Instrumente und Verfahren für Patientenbefragungen,
2. zur Entwicklung der notwendigen Dokumentation für die einrichtungsübergreifende Qualitätssicherung,
3. zur Veröffentlichung der Ergebnisse der Qualitätssicherungsmaßnahmen in einer für die Allgemeinheit verständlichen Form (Kap. 5) sowie
4. zur Entwicklung von Kriterien zur Bewertung von Zertifikaten und Qualitätssiegeln.

Dem IQTiG kommen verschiedene Aufgaben im Rahmen der gesetzlich vorgesehenen externen Qualitätssicherung der Krankenhäuser und anderer Leistungserbringer in der gesetzlichen Krankenversicherung zu. Einen Einblick in die verschiedenen Aktivitäten bietet ebenso wie beim IQWiG die Internetseite des Instituts. Dort finden sich weitere Informationen über die Grundlagen der Arbeit sowie die fortlaufend aktualisierten Ergebnisse in Form von Berichten.

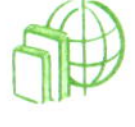

Auch die jährlich veröffentlichten Berichte zur sektorübergreifenden Qualitätssicherung der Krankenhäuser finden sich dort. www.iqtig.org

Bedeutung für die Pflege haben zwei weitere gesetzliche Grundlagen aus dem SGB V: die Regelungen zu Pflegepersonaluntergrenzen in pflegesensitiven Bereichen im Krankenhaus und die Regelung zu Pflegepersonalquotienten. Die Regelung der Personaluntergrenzen geht darauf zurück, dass lange Zeit die Einsicht, dass ein bestimmtes Maß an Qualität in der Versorgung nur mit einer entsprechenden Anzahl von Pflegenden erreicht werden kann – ein Merkmal der Strukturqualität (Kap. 1.2) – nicht zu entsprechenden Personalschlüsseln geführt hat. Entsprechend sah sich der Gesetzgeber in der Pflicht, für eine Regelung in § 137i SGB V zu sorgen. Danach sollten zunächst Personaluntergrenzen für die pflegesensitiven Bereiche der Herzchirurgie und Neurologie festgelegt und weitere pflegesensitive Bereiche bestimmt werden. Nach § 137j SGB V soll zur Verbesserung der Pflegepersonalausstattung der Krankenhäuser und zur Sicherung der pflegerischen Versorgungsqualität durch das Institut für das Entgeltsystem im Krankenhaus (InEK) jährlich ein Pflegepersonalquotient für jedes Krankenhaus ermittelt werden, der das Verhältnis der Vollzeitkräfte in der unmittelbaren Patientenversorgung auf bettenführenden Stationen zum Pflegeaufwand eines Krankenhauses beschreibt.

Da die Diskussion um die Personalausstattung in der Pflege sehr dynamisch geführt wird, kann im Rahmen dieses Buches nur auf die grundsätzlichen Bestimmungen hingewiesen werden. Für die jeweils aktuellen Entwicklungen wird empfohlen, sich über die Fachpresse und über die Internetseiten der beteiligten Institutionen zu informieren. Dazu gehören der Deutsche Pflegerat (DPR), die Deutsche Krankenhausgesellschaft (DKG) und das Institut für das Entgeltsystem im Krankenhaus (InEK).

Die letzte Bestimmung aus dem SGB V, die in diesem Kapitel betrachtet wird, ist § 139 SGB V, in dem es um das Hilfsmittelverzeichnis und die Qualitätssicherung bei Hilfsmitteln geht. Hilfsmittel spielen auch in der Pflege eine wichtige Rolle. Der GKV-Spitzenverband ist dafür verantwortlich, ein systematisch strukturiertes Hilfsmittelverzeichnis zu erstellen. Soweit es erforderlich ist, sollen auch indikations- oder einsatzbezogene Qualitätsanforderungen festgelegt werden. Das Hilfsmittelverzeichnis umfasst die Hilfsmittel, für die eine Leistungspflicht im Rahmen der gesetzlichen Krankenversicherung besteht.

Zusammengefasst lässt sich sagen, dass innerhalb der gesetzlichen Krankenversicherung die Verpflichtung besteht, die Qualität der Versorgung am aktuellen Stand der medizinischen Erkenntnisse auszurichten. Die Leistungserbringer sind zum internen Qualitätsmanagement und zur Beteiligung an der einrichtungsübergreifenden, externen Qualitätssicherung verpflichtet. Der Gemeinsame Bundesausschuss hat die Aufgabe, die Bestimmungen zur Qualität zu konkretisieren. Er erhält Unterstützung durch das IQWiG sowie das IQTiG. Fragen der pflegerischen Personalausstattung sind ebenso Bestandteil der gesetzlichen Regelungen wie Ausführungen zu Hilfsmitteln.

1.5.2 Soziale Pflegeversicherung

Auch im Rahmen der Pflegeversicherung gibt es eine Vielzahl von Bestimmungen zur Qualität der Pflege. Ähnlich wie im SGB V findet sich auch hier die Anforderung, die Versorgung am aktuellen Stand der medizinisch-pflegerischen Erkenntnisse auszurichten (§ 11 SGB XI). Ähnlich wie die Krankenhäuser sind auch die stationären, teilstationären und ambulanten Pflegeeinrichtungen dazu verpflichtet, ein Qualitätsmanagement durchzuführen und sich an Maßnahmen der externen Qualitätssicherung zu beteiligen (§ 112 SGB XI). Ähnlich wie im SGB V gibt das Sozialgesetzbuch einen Rahmen vor, in dem viele Konkretisierungen vorgenommen werden. Unterschiede bestehen in den Formen, in denen dies geschieht, und bei den Organisationen, die daran beteiligt sind. Zudem gibt es einige weitere Bestimmungen, die nur für das SGB XI gelten.

Wichtig für die Qualität in der Pflegeversicherung sind die so genannten **„Maßstäbe und Grundsätze zur Sicherung und Weiterentwicklung der Pflegequalität" nach § 113 SGB XI**. Zuständig für die Maßstäbe und Grundsätze sind der Spitzenverband Bund der Pflegekassen (GKV-Spitzenverband), die Träger der Sozialhilfe (weil in der pflegerischen Versorgung viele Kosten über die Sozialhilfe finanziert werden) sowie die Vereinigungen der Träger der Pflegeeinrichtungen auf Bundesebene. Dazu gehören einerseits die Wohlfahrtsverbände wie das Deutsche Rote Kreuz, der Caritasverband, die Diakonie, die Arbeiterwohlfahrt und andere. Sie repräsentieren die freigemeinnützigen Träger. Andererseits gibt es auch die privaten Träger, die durch Organisationen wie den Bundesverband privater Anbieter sozialer Dienste (bpa), den Verband Deutscher Alten- und Behindertenhilfe (VDAB) und einige weitere Organisationen vertreten werden. Der Medizinische Dienst auf Bundesebene, die privaten Krankenversicherungen, die Berufsverbände der Pflege und die Organisationen für die Wahrnehmung der Interessen und der Selbsthilfe behinderter und pflegebedürftiger Menschen sind an der Formulierung der Maßstäbe und Grundsätze beteiligt. Es gibt also auch im SGB XI Regelungen dafür, wer die Anforderungen an die Qualität der Versorgung im Allgemeinen und an der Pflege im Besonderen formuliert.

Durch die Pflegestärkungsgesetze wurde 2016 der Qualitätsausschuss Pflege gegründet, der seit seiner Gründung für viele Fragen der Weiterentwicklung der Pflegequalität – und somit auch für die Weiterentwicklung der Maßstäbe und Grundsätze verantwortlich ist.

Die Bestimmungen zur Qualität im Rahmen der Pflegeversicherung wurden seit ihrer Einführung mehrfach verändert. Oft waren Medienberichte über schlechte Pflege oder untragbare Zustände in Pflegeeinrichtungen der Auslöser für die Politik, neue gesetzliche Bestimmungen zu erlassen. Im Sommer 2007 berichteten verschiedene Medien über große Probleme in der Pflege, die in einer Schlagzeile „Die Pflege-Schande" mündeten. Auslöser für diese Berichte waren Probleme in der Pflegequalität, die im Rahmen der Prüfungen der Pflegequalität durch die Medizinischen Dienste festgestellt wurde. Der Medizinische Dienst des Spitzenverbandes Bund der Krankenkassen (MDS) fasst in regelmäßigen Abständen die Berichte über die Qualitätsprüfungen der Medizinischen Dienste (MD) zusammen, die für die externe Qualitätssicherung im Rahmen der Pflegeversicherung zuständig sind. In dem Bericht wurde tatsächlich über Pflegeprobleme berichtet, ihre Tragweite wurde in den Medien aber deutlich übertrieben. Unabhängig davon sah sich aber der Gesetzgeber veranlasst, neue Regelungen zur Qualitätssicherung in der Pflege zu verabschieden und umzusetzen. Zusammengefasst wurden drei Maßnahmen beschlossen:

1. Ab 2008 sollten jährliche Qualitätsprüfungen durch die Medizinischen Dienste in allen stationären, teilstationären und ambulanten Pflegeeinrichtungen durchgeführt werden. Zuvor fanden diese Prüfungen lediglich anlassbezogen statt.
2. Die Ergebnisse der Prüfungen sollten in einer verständlichen Form der Öffentlichkeit zugänglich gemacht werden. Umge-

setzt wurde diese Anforderung durch die Pflege-Transparenzvereinbarungen, nach der bestimmte Aspekte der Prüfung zusammengefasst in einer Schulnote ausgedrückt wurden, die öffentlich eingesehen werden konnte. Über diesen Weg konnten Menschen, die einen Pflegeheimplatz oder einen ambulanten Pflegedienst suchten, sich im Vorfeld über die Qualität informieren und diese bei ihrer Entscheidungsfindung einbeziehen.
3. Zur Steigerung der Qualität sollten Expertenstandards nach § 113a SGB XI verpflichtend in den Pflegeeinrichtungen eingeführt werden.

Insbesondere die durch die Pflege-Transparenzvereinbarung ermöglichte Veröffentlichung von Pflegenoten war seit ihrer Einführung erheblicher Kritik ausgesetzt. Dies hat in der Praxis dazu geführt, dass die Vorgaben der externen Qualitätsprüfung zum entscheidenden Maßstab der pflegerischen Arbeit wurden, auch wenn diese nicht immer nachvollzogen werden konnten. In vielen Einrichtungen führte dies vor allem zu einem erhöhten Dokumentationsaufwand. Kritisiert wurde aber auch das Verfahren der Notengebung. Bereits nach relativ kurzer Zeit zeigte sich, dass die meisten Einrichtungen mit recht guten Noten abschnitten. Die Durchschnittsnoten aller Einrichtungen (ca. 25.000) lagen bei 1,1–1,3. Parallel dazu ließen aber Schilderungen über schlechte Pflegequalität nicht nach.

Es hat jedoch bis zur Verabschiedung der Pflegestärkungsgesetze 2016 gedauert, bis der Gesetzgeber die Praxis der Veröffentlichung von wenig aussagekräftigen Pflegenoten gestoppt und den Qualitätsausschuss beauftragt hat, neue Verfahren zur Qualitätsprüfung und Qualitätsdarstellung für die stationäre, teilstationäre und ambulante Pflege zu entwickeln. Der Qualitätsausschuss hat dazu wissenschaftliche Institutionen beauftragt. Die Ergebnisse der wissenschaftlichen Arbeiten haben für stationäre Pflegeeinrichtungen ab Herbst 2019 dazu geführt, dass das Verfahren der Qualitätsprüfungen durch die Medizinischen Dienste der Krankenversicherung verändert wurde. Neben der Prüfung werden nun auch Qualitätsindikatoren zur Bewertung hinzugezogen. Bedingt durch die Corona-Pandemie wurde jedoch der tatsächliche Start des neuen Verfahrens verzögert.

Für die ambulante Pflege wurde ebenfalls ein neues Konzept zur Qualitätsprüfung und -darstellung entwickelt, über dessen Einführung der Qualitätsausschuss zum Zeitpunkt der Erstellung dieses Buches noch nicht entschieden hatte.

Über die Festlegung und Einführung neuer Qualitätsprüfungs- und -darstellungsverfahren sowie weiterer Bestimmungen zur Qualität der pflegerischen Versorgung informiert fortlaufend die Internetseite des Qualitätsausschuss Pflege: www.gs-qsa-pflege.de.

1.5.3 Berufsrechtliche Regelungen

Berufsrechtliche Regelungen finden sich im Pflegeberufegesetz, welches die Grundlage für die Ausbildung in der Pflege bildet. Sie finden sich aber mittlerweile auch in Berufsordnungen. Seit in einigen Bundesländern Pflegekammern eingerichtet wurden, spielen Berufsordnungen auf Landesebene eine wichtige Rolle. So hat die Landespflegekammer Rheinland-Pfalz im Dezember 2019 eine Berufsordnung veröffentlicht. Im Hinblick auf die Qualität der Pflege enthält diese Berufsordnung das explizite Ziel, die „… Qualität der pflegerischen Tätigkeit im Interesse der Gesundheit der Bevölkerung durch fachliche und pflegerische Standards zu regeln“ (Landespflegekammer Rheinland-Pfalz 2019, 9). Im § 7 der Berufsordnung heißt es, dass die Kammermitglieder dafür verantwortlich sind, dass ihre Berufsausübung aktuellen Qualitätsanforderungen entspricht und sie dazu angemessene qualitätssichernde Maßnahmen zu ergreifen haben. Darüber hinaus haben sie Mitarbeiter*innen zur Einhaltung dieser Qualitätsanforderungen zu verpflichten und ihnen die Umsetzung entsprechender Maßnahmen zu ermöglichen. Zusammen mit dem zu Beginn dieses Einführungskapitels genannten Ausbildungsziel in der Pflege, Qualität analysieren, evaluieren, sichern und entwickeln zu können, formulieren die berufsrechtlichen Regelungen eine individuelle Verantwortung und Zuständigkeit von Pflegenden. Die Sozialgesetzbücher legen Anforderungen für die Einrichtungen der pflegerischen Versorgung fest, aus denen indirekt eine Anforderung für einzelne resultiert.

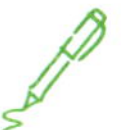

Testen Sie Ihr Wissen:

1. Nennen Sie eine Definition zur Qualität und erläutern Sie ihre Bedeutung.
2. Was bedeuten die Begriffe „interne Qualitätsentwicklung" und „externe Qualitätssicherung"? Nennen Sie für jeden Begriff ein Beispiel.
3. Nennen und erläutern Sie einen Ansatz zur Systematisierung von Qualität.
4. Nennen Sie zwei zentrale Anforderungen, die sich aus den Sozialgesetzbüchern V und XI für die Einrichtungen der gesundheitlichen und pflegerischen Versorgung ergeben.

2 Qualität im Auge der Betrachtung – Perspektiven zur Qualität in der Pflege

Wie im ersten Kapitel gezeigt werden konnte, bewegen sich das Verständnis und die Definition von Qualität zwischen zwei Polen. Auf der einen Seite geht es um eine möglichst hohe Übereinstimmung hinsichtlich der Erfüllung professioneller Anforderungen mit möglichst transparenten und objektiven Kriterien. Auf der anderen Seite steht die eher subjektive Sichtweise, nach der Qualität im Auge des Betrachters und der Betrachterin entsteht. In diesem Kapitel geht es um die Perspektiven unterschiedlicher Betrachter auf die Qualität der Pflege. Dabei wird sich zeigen, dass diese Perspektiven keinesfalls allein subjektiver Natur sind, sondern sich zusammenfassend beschreiben lassen. Sie sind jedoch nicht deckungsgleich und die Berücksichtigung der einen Perspektive kann durchaus im Konflikt mit der Berücksichtigung einer anderen stehen. Es werden in diesem Kapitel drei Perspektiven bzgl. der Qualität der Pflege eingenommen. Die erste bezieht sich auf die Nutzer*innen, die je nach Versorgungsbereich als Patientinnen und Patienten, Bewohner*innen, Klientinnen und Klienten oder noch anders bezeichnet werden. Sie sind diejenigen, denen die gesundheitliche und pflegerische Versorgung vor allem gewidmet ist und an denen sie sich ausrichtet. Die zweite Perspektive, die eingenommen wird, ist die unterschiedlicher gesellschaftlicher Akteure und Gruppen, im Einzelnen die Politik, andere Berufsgruppen und die Kosten- und Leistungsträger der pflegerischen Versorgung. Der dritte Teil des Kapitels ist der Perspektive der Berufsgruppe der Pflegenden auf die Qualität der eigenen Arbeit gewidmet.

2.1 Perspektive der Nutzer*innen der Pflege bezüglich Qualität

Zunächst soll die Perspektive der Nutzer*innen gesundheitlicher und pflegerischer Dienstleistungen betrachtet werden. Die erste Frage, die sich dabei stellt, ist, wer diese Personen sind und wie genau sie bezeichnet werden sollen. Im Krankenhaus wird vorrangig von Patientinnen und Patienten und im Pflegeheim von Bewohnerinnen und Bewohnern gesprochen. In teilstationären Einrichtungen und auch in der Hospizversorgung sind die Personen, die die Dienstleistung in Anspruch nehmen, Gäste. In der ambulanten Pflege wird oftmals von Kundinnen und Kunden, manchmal aber auch von Patientinnen und Patienten gesprochen. Veröffentlichungen zur Qualität der Gesundheitsversorgung und zum Qualitätsmanagement nutzen oft den Begriff des Kunden und der Kundin und vermitteln Ansätze und Haltungen zu einer kundenfreundlichen oder kundenorientierten Haltung und Arbeitsweise. Fachliche Ansätze, insbesondere in der Pflege von Menschen mit Demenz, plädieren für eine personzentrierte Haltung und Herangehensweise (DNQP 2019a), bei der die Person des pflegebedürftigen Menschen im Mittelpunkt steht und nicht ihr Status als Gast, Bewohnerin oder Patient. Es ist vor diesem Hintergrund nicht einfach, passende Begrifflichkeiten zu finden, die in jeder Hinsicht zutreffend sind. Auf den in der Qualitätsdiskussion oftmals zurückgegriffenen Kundenbegriff wird hier verzichtet, da viele Kundenmerkmale in der gesundheitlichen und pflegerischen Versorgung nicht oder nur eingeschränkt zutreffend sind (Hensen 2019). Am deutlichsten wird dies daran, dass die Inanspruchnahme gesundheitlicher und pflegerischer Dienstleistungen in der Regel aufgrund von Krankheit oder beeinträchtigter Selbständigkeit und somit nicht in erster Linie freiwillig erfolgt. Auch die in anderen Bereichen für Kunden bestehenden Wahlmöglichkeiten gibt es nur eingeschränkt. Zwar besteht eine grundsätzliche Wahlfreiheit bei der Auswahl eines Pflegeheims oder ambulanten Pflegedienstes, die dort verfügbaren Leistungen werden aber vor allem über Festlegungen im Leistungsrecht und weniger über die freie Vereinbarung zwischen Pflegeeinrichtung und „Kunde“ bestimmt. Aus diesem Grund werden in diesem Buch diejenigen, an die sich pflegerische Handlungen richten und für die sie gedacht sind, vorrangig als Nutzer*innen und Adressatinnen und Adressaten bezeichnet. Beziehen sich Aussagen allein auf bestimmte Versorgungsbereiche, wird die dort übliche Bezeichnung verwendet.

Zu den Nutzer*innen gehören auch die An- und Zugehörigen kranker und pflegebedürftiger Menschen, insbesondere dann, wenn sie bereits aktiv in die Versorgung einbezogen sind oder, was noch häufiger der Fall ist, diese maßgeblich gestalten. Vor allem in der ambulanten Pflege, in der Angehörige den größten Teil der Zeit die pflegerische Versorgung gewährleisten (müssen), ist ihre Perspektive auf die Qualität der Versorgung von großer Bedeutung. Gleiches gilt aber auch für die Angehörigen von Personen, die in teilstationären und stationären Pflegeeinrichtungen versorgt werden oder die Patienten im Krankenhaus begleiten.

Wodurch ist aber nun die Perspektive der Nutzer*innen- oder Adressatinnen- und Adressaten gekennzeichnet? Gibt es gemeinsame, alle Versorgungsbereiche umfassende Aspekte oder sind die einzelnen Bereiche so fundamental unterschiedlich, dass keine Gemeinsamkeiten in dieser Perspektive auf die Qualität der Pflege auszumachen sind?

Merkmale von Dienstleistungsqualität: Gemein ist allen Versorgungsbereichen, dass die in Kap. 1.3 dargestellten Merkmale der Qualität personenbezogener Dienstleistungen eine Rolle spielen. Pflege im Krankenhaus, im Pflegeheim, in der häuslichen Umgebung oder in anderen Einrichtungen ist eine personenbezogene Dienstleistung, bei der die Produktion der Leistung und deren Konsumtion beziehungsweise Inanspruchnahme zeitgleich erfolgen. Für die Nutzer*innen ist das wahrnehmbar, was im unmittelbaren Kontakt und in der unmittelbaren Interaktion mit einer Pflegeperson passiert. Natürlich spielen auch die Gesamtsituation, aufgrund derer es zum Zusammentreffen von Nutzer*in und Pflegeperson kommt, sowie die räumlichen Gegebenheiten eine Rolle. Für die Wahrnehmung, ob sich Nutzer*innen „gut aufgehoben" fühlen, ist jedoch der unmittelbare Kontakt von hoher Wichtigkeit.

Auch die weiteren Eigenschaften von Dienstleistungen – die Bedeutung der Nutzer*innen als externer Faktor für die Qualität der Dienstleistung und die Zuschreibung von Kompetenz an die professionellen Dienstleistungserbringer – sind hilfreich bei der Suche nach Aspekten der Pflegequalität aus Nutzersicht. Entsprechend gehen Nutzer*innen davon aus, dass die Pflegenden in den Einrichtungen wissen, was sie tun und über die dafür notwendigen Fähigkeiten verfügen. Die Einhaltung professioneller Standards oder Leitlinien wird dabei vorausgesetzt, auch wenn die Nutzer*innen die Inhalte dieser Instrumente selbst kaum kennen dürften.

Eine andere Perspektive auf die Qualität der Pflege ergibt sich durch einen bestehenden Informationsbedarf von Nutzer*innen zur Pflege und Versorgung. Dahinter steht oftmals das Interesse, die Entscheidung für die Behandlung in einem Krankenhaus oder die Nutzung einer ambulanten, teilstationären oder stationären Pflegeeinrichtung auf der Basis von Informationen über wichtige Aspekte treffen zu wollen. Darüber hinaus gibt es manchmal bestehende Wünsche und Erwartungen an die Versorgungseinrichtungen und die dort arbeitenden professionellen Akteure. Oft sind die Erwartungen aufgrund fehlender Erfahrungen oder Vorstellungen nicht besonders ausgeprägt oder detailliert, sondern vielfach unspezifisch. Je mehr Erfahrungen mit der Pflege jedoch vorliegen, umso konkreter können die Erwartungen und Vorstellungen sein.

Denken Sie darüber nach, was Ihnen selbst wichtig wäre, wenn Sie sich einer Krankenhausbehandlung unterziehen müssten oder wenn jemand aus dem Familien- oder Freundeskreis Sie fragt, worauf geachtet werden sollte. Welche Informationen wären Ihnen wichtig? Worauf würden Sie besonders achten?
Stellen Sie sich darüber hinaus die gleiche Frage für die Inanspruchnahme eines ambulanten Pflegedienstes oder die Übersiedlung eines nahestehenden Menschen in eine stationäre Pflegeeinrichtung.

Zum Informationsbedarf für die Pflege im Krankenhaus und die Bewältigung von mittel- und langfristiger Pflegebedürftigkeit wurden unterschiedliche Untersuchungen durchgeführt. Bevor im nächsten Abschnitt Erkenntnisse zum Informationsbedarf über die Krankenhausversorgung dargestellt werden, sei kurz auf eine Arbeit des Zentrums für Qualität in der Pflege (ZQP 2015) verwiesen, in der es um Information und Beratung bei Pflegebedürftigkeit geht. Danach informieren sich etwa zwei Drittel der befragten Personen einer repräsentativen Stichprobe regelmäßig über Themen im Zusammenhang mit Pflege und Pflegebedürftigkeit, viele davon über das Internet. Fast allen war es (sehr) wichtig, im Bedarfsfall verlässliche Informationen über die Qualität von

Pflegeangeboten zu erhalten. Interessanterweise wird vor allem dem eigenen Eindruck oder Erfahrungsberichten vertraut, weniger den Bewertungen von offiziellen Stellen. Bestehende Bewertungsportale hielten etwa drei Viertel der Befragten für nicht oder nur bedingt hilfreich.

Konkret bezogen auf die Pflegequalität hielten fast alle diese für wichtig oder sehr wichtig. 70 % der Befragten waren der Auffassung, dass sich die Qualität von Einrichtung zu Einrichtung stark unterscheidet. Der größte Verbesserungsbedarf in der Pflege wurde von 85 % im Bereich der persönlichen Zuwendung und Kommunikation gesehen. Als Gründe für die Einschätzung von erheblichen Mängeln in der Pflege wurden vor allem fehlendes Personal und eine daraus resultierende Überlastung angesehen. Die Ergebnisse dieser Arbeit zeigen, dass Pflege und Pflegequalität durchaus Themen einer öffentlichen Wahrnehmung und Diskussion sind. Tatsächliche und potenzielle Nutzer*innen der gesundheitlichen und pflegerischen Versorgungsangebote haben eine eigene Sichtweise auf die Versorgung und vertrauen der eigenen Einschätzung und Erfahrungsberichten – beide beziehen sich auf subjektive Sichtweisen – mehr als offiziellen Aussagen. In den nachfolgenden Kapiteln wird diese Sichtweise für einzelne Bereiche der pflegerischen Versorgung noch etwas genauer beleuchtet.

Qualität der Pflege im Krankenhaus aus Nutzersicht: Für eine isolierte Betrachtung der Qualität der Pflege im Krankenhaus aus Nutzersicht liegen nur wenige Studien vor. Dies ist vor allem damit zu erklären, dass für die Menschen, die der Krankenhausbehandlung bedürfen, die Qualität der Pflege zwar wichtig, aber selten ein alleiniges Kriterium für die Wahl eines Krankenhauses darstellt. Geraedts und Cruppé (2011) zeigen auf, dass es in der Bevölkerung ein Bedürfnis nach Qualitätsinformationen über Krankenhäuser gibt. Als die zehn wichtigsten Kriterien bei der Krankenhauswahl wurden in ihrer Untersuchung genannt:

- Qualifikation der Ärztinnen und Ärzte,
- Sauberkeit der Klinik und Patientenzimmer,
- Qualifikation des Pflegepersonals,
- Behandlung nach neuesten/besten medizinischen Verfahren,
- Freundlichkeit des Personals,

- Einbeziehen der Patientinnen und Patienten bei der Behandlung,
- Spezialkompetenzen der Klinik,
- Zufriedenheit der Patientinnen und Patienten mit dieser Einrichtung,
- Behandlungserfolge und Komplikationsraten der Klinik und
- Empfehlung der Klinik durch Spezialisten.

In anderen Arbeiten (Schaeffer 2006a) wurden auf Basis einer umfassenden Literaturrecherche die Vertrauenswürdigkeit, fachliche Expertise und Kompetenz, Verhältnis/Beziehung zum Patienten bzw. zur Patientin, Kommunikation/Information, Organisation/Management der Krankenhausversorgung sowie die Umgebungsgestaltung/Atmosphäre als wichtig für die Krankenhauswahl benannt.

Bereits die Ergebnisse dieser beiden Arbeiten zeigen die Vielschichtigkeit der Patientenperspektive bzgl. der Qualität der Krankenhausversorgung auf. Die Antworten in vorliegenden Studien sind natürlich immer davon geprägt, welche Antwortmöglichkeiten zur Verfügung gestellt wurden. Übereinstimmend zeigen sich aber die Aspekte der Beziehung zum ärztlichen, pflegerischen und anderen Personal im Krankenhaus, die Bedeutung von Information und Kommunikation sowie die Qualifikation und Expertise des Personals als besonders wichtig. Der Charakter der pflegerischen und ärztlichen Arbeit als personenbezogene Dienstleistung wird dadurch unterstrichen.

Krankenhäuser gelten als Hochrisikoorganisationen und funktionieren nach einer auf möglichst effektive diagnostische und Behandlungsprozesse ausgerichteten Logik. Diese lässt auf den ersten Blick nur wenig Raum für die Berücksichtigung individueller Bedürfnisse. Die Diagnostik und Behandlung von Krankheiten sind die wesentlichen Gründe, aufgrund derer Menschen der Krankenhausbehandlung bedürfen und sie in Anspruch nehmen. Eine Orientierung an der Optimierung von Diagnostik und Therapie ist daher nicht verwunderlich, sondern folgerichtig. Die Bedeutung der Qualität der Pflege erschließt sich vielfach erst während des Krankenhausaufenthalts, wenn deutlich wird, dass die Pflegenden die Berufsgruppe sind, zu der vielfach der intensivste, zum Teil auch intimste und längste Kontakt der Patientinnen und Patienten sowie ihrer Angehörigen besteht. Aus diesem Grund ist der Beitrag der Pflege zur Krankenhausversorgung nicht zu unterschätzen. Sowohl bei der Durchführung von Tätigkeiten wie auch bei der alltäglichen oder krankheitsbezogenen Kommunikation können Pflegende unmittelbar zu einem Gefühl der Sicherheit beitragen.

In einer Untersuchung zum Zusammenhang von wahrgenommener Pflegequalität und der Erfahrung von „caring"-Verhaltensweisen und Personzentriertheit in der Krankenhausversorgung durch Pflegende zeigen Edvardsson et al. (2017) auf, dass diese Zusammenhänge eindeutig bestehen. Bei aller Schwierigkeit, genau zu definieren, was unter „caring behaviors" zu verstehen ist, werden diese als hoffnungsvolles, empathisches und sensibles Verhalten von Pflegenden bezeichnet. Personzentriertheit wird in der Studie u.a. als Ort verstanden, an dem man sich sicher und willkommen fühlt. Darüber hinaus aber auch als Ort, an dem die eigenen Bedürfnisse gehört und verstanden werden und an dem es leicht möglich ist, mit den Pflegenden zu sprechen.

Zusammengefasst lässt sich sagen, dass Patientinnen und Patienten durchaus in der Lage sind, Angaben zu ihrer Vorstellung von Pflegequalität zu machen, danach jedoch nicht allzu oft gefragt werden. Die Erwartung und Hoffnung, darüber informiert zu werden, was geschieht, und den professionellen Personen vertrauensvoll begegnen zu können, zeigen sich sehr deutlich.

Aus Sicht der Bertelsmann-Stiftung (2018) wird die Bedeutung von Patientenbefragungen zur Qualität der Krankenhausversorgung in Zukunft zunehmen. Es hat sich gezeigt, dass sie insbesondere bislang kaum berücksichtigte Faktoren wie das Kommunikations- und Interaktionsverhalten von Ärzten und Pflegenden gut beurteilen können. Damit ist ihre Aussagekraft in diesen Punkten denen anderer Qualitätsindikatoren durchaus überlegen.

Qualität der Pflege im Pflegeheim aus Nutzersicht: Ganz andere Fragen als bei der Entscheidung für eine Krankenhausbehandlung stellen sich bei der Auswahl für eine stationäre Pflegeeinrichtung. Dabei geht es um eine sehr grundsätzliche Entscheidung, die in den meisten Fällen für den Rest eines Lebens getroffen wird. Daher stellen sich sowohl für pflegebedürftige Menschen, die in eine Pflegeeinrichtung einziehen (müssen), wie auch für ihre Angehörigen sehr weitgehende Fragen, wie das Leben im Pflegeheim verlaufen wird. Auch die Frage danach, ob man „gut versorgt" wird, ist von großer Bedeutung.

Die Gründe für den Einzug in eine stationäre Pflegeeinrichtung sind vielfältig. Sie laufen im Kern alle darauf hinaus, dass die häusliche Versorgung aus unterschiedlichen Gründen nicht mehr gewährleistet werden kann. Dies kann der Fall sein, wenn Ausmaß und Intensität der Pflegebedürftigkeit zunehmen und die Möglichkeiten zur häuslichen Versorgung für Angehörige und/oder professionelle Dienste nicht mehr bestehen. Auch die Tatsache, dass keine familiäre Unterstützung unmittelbar verfügbar ist, kann ausschlaggebend für den Einzug in eine Pflegeeinrichtung sein. Der Umzug entspricht vielfach nicht dem Wunsch vieler pflegebedürftiger Menschen an die eigene Versorgung. Für viele Angehörige ist der Umzug in eine Pflegeeinrichtung nicht immer gleichbedeutend mit einer Entlastung von der häuslichen Versorgung, sondern geht zum Teil mit Schuldgefühlen einher. Vor diesem Hintergrund ist es nachvollziehbar, dass bei der Nutzerperspektive auf die Qualität stationärer Pflegeeinrichtungen der Blick nicht nur auf die unmittelbare Pflege gelegt wird, sondern auch andere Aspekte für wichtig erachtet werden, wie beispielsweise die Größe und Lage der Zimmer, das Angebot an Mahlzeiten, Möglichkeiten zur Begegnung mit anderen oder zur Freizeitgestaltung.

Das Zentrum für Qualität in der Pflege (ZQP) hat eine Untersuchung in Auftrag gegeben, welche Qualitätsbereiche für pflegebedürftige Menschen und Angehörige bei der Auswahl einer Pflegeeinrichtung als entscheidend angesehen werden (Sonntag et al. 2017). Am häufigsten wurden dabei die Qualitätsbereiche der pflegerischen (37 %) und medizinischen (30 %) Versorgung genannt. Ebenso entscheidend war die Transparenz der Kosten (37 %). Die Bereiche Lebensführung und Privatsphäre (23 %) sowie Lage und Erreichbarkeit der Einrichtung (22 %) wurden weniger häufiger genannt. Am wenigsten entscheidend aus Sicht der Befragten waren die Bereiche Wohnen und Ausstattung (16 %), Essen und Trinken (14 %), Reinigung der Wäsche (13 %) und soziale Kontakte (13 %). In der Untersuchung sollten die Befragten darüber hinaus die Wichtigkeit von insgesamt 79 einzelnen Qualitätsaspekten bewerten. Am wichtigsten wurde dabei das „respektvolle Verhalten des Pflegepersonals gegenüber dem Pflegebedürftigen“ genannt. Auch die Kriterien, die danach für am wichtigsten erachtet wurden, haben einen direkten Bezug zur Arbeit der Pflegenden: „angemessene Reaktion auf Beschwerden“, „sorgfältig durchgeführte Pflege“, „gut ausgebildetes Pflegepersonal“, „bedürfnisorientierte

Pflege“ sowie „dass sich genügend Zeit für die Pflege genommen wird“. Für am wenigsten wichtig wurde das Mitbringen eigener Haustiere erachtet. Weiterhin wurden als weniger wichtig der „kostenlose Computer- und Internetzugang“, „die Möglichkeit, selbst zu kochen“ und die „Kooperation mit Einrichtungen in der Nachbarschaft, um weitere Freizeitangebote zu ermöglichen“ genannt.

Ähnlich wie im Krankenhaus ist aus der Sicht der tatsächlichen und potenziellen Bewohner*innen von stationären Pflegeeinrichtungen die Qualität der Interaktion mit den Pflegenden von hoher Bedeutung. Sich ernstgenommen fühlen, die eigenen Wünsche berücksichtigt sehen und das Gefühl zu haben, dass jemand genügend Zeit für einen hat, sind wichtige Aspekte der Qualität der Versorgung aus Nutzersicht.

Qualität der ambulanten Pflege aus Nutzersicht: Andere Fragen als bei einer stationären Pflegeeinrichtung stellen sich zur Qualität ambulanter Pflegedienste. Bei Krankenhäusern und stationären Pflegeeinrichtungen spielen unweigerlich Fragen der Institution eine Rolle, in denen die Versorgung aufgrund krankheitsbedingter Notwendigkeiten oder fehlender Möglichkeiten der weiteren häuslichen Versorgung vorübergehend oder dauerhaft erfolgen muss. Beim ambulanten Pflegedienst besteht die Frage eher darin, wem ich meine Haus- oder Wohnungstür öffne und wen ich somit in meine Privatsphäre eindringen lasse. Dieser Schritt erfolgt in der Regel mit der Erwartung, eine benötigte Hilfe zu erhalten. Die Erwartung in Pflegehaushalten ist vielfach sehr unterschiedlich. Sie kann sich auf spezifische Fragen richten wie beispielsweise die Unterstützung bei einzelnen Aktivitäten wie einem Duschbad ein- oder mehrmals in der Woche. Die Unterstützung kann auch aufgrund krankheitsbedingter Anforderungen wie der Medikamenteneinnahme oder eines Wundverbandes erforderlich werden und es wird ärztlicherseits häusliche Krankenpflege verordnet. Viele ambulante Pflegedienste berichten jedoch von eher unspezifischen Anfragen, die sie erreichen und bei denen es darum geht, „ob mal jemand helfen könnte“. Diese Anfragen erfolgen vor dem Hintergrund von steigenden Anforderungen und zum Teil Überforderungen in der häuslichen Pflege durch Angehörige. Die Aufgabe des Pflegedienstes besteht dann in einem ersten Schritt darin, die Situation genauer zu analysieren und vor diesem Hintergrund ein passendes Hilfsangebot zu machen. Die Antwort auf die Frage, warum sich die Tür öffnet und externe Hilfe in Anspruch genommen wird, ist daher wichtig für die Qualität der ambulanten Pflege, weil sich daran entscheidet, ob die Arbeit des ambulanten Pflegedienstes als hilfreich wahrgenommen wird.

Die Wahrnehmung der Qualität der ambulanten Pflege hängt auch mit einem zweiten wichtigen Aspekt der häuslichen Pflege zusammen: Die Arbeit der ambulanten Pflegedienste erfolgt in der Regel in Ergänzung zu dem, was Angehörige und andere an Hilfe und Unterstützung leisten. Der ambulante Pflegedienst ersetzt diese Hilfen nicht, sondern ergänzt oder entlastet sie. Selbst wenn der ambulante Pflegedienst eine Versorgung rund um die Uhr übernimmt, was nicht sehr oft vorkommt, aber beispielsweise für die häusliche Intensivpflege charakteristisch ist, bleiben in der Regel auch Angehörige in die Versorgung eingebunden. Der zweite wichtige Aspekt besteht also in der Kooperation mit oder der Unterstützung von Angehörigen durch den ambulanten Pflegedienst. Zwar ist diese Kooperation mit und Beratung von Angehörigen in den Leistungen der ambulanten Pflegedienste nicht sehr prominent, aber sie ist für die Wahrnehmung der Qualität der Pflege durch die Angehörigen von großer Bedeutung. Dabei muss die Perspektive des pflegebedürftigen Menschen und der Angehörigen auf das, was durch den Pflegedienst geleistet werden soll, keinesfalls gleich sein. Es ist nicht selten, dass die Pflegenden in ambulanten Pflegediensten mit unterschiedlichen und sich zum Teil auch widersprechenden Erwartungen konfrontiert sind. Damit umzugehen, ist eine Herausforderung und erfordert gute kommunikative Fähigkeiten.

Auch die Art der Hilfen, die im Haushalt eines pflegebedürftigen Menschen zu erbringen sind, variiert sehr stark. Vielfach geht es um die Durchführung von Aktivitäten im Bereich der Körperpflege oder bei der Nahrungsaufnahme, die der pflegebedürftige Mensch nicht alleine durchführen kann und die auch Angehörige nicht mehr durchführen können oder von denen sie sich entlasten wollen. In anderen Fällen geht es weniger um die Durchführung von Tätigkeiten als vielmehr um Information, Beratung und Begleitung zur häuslichen Pflege. Die meisten Entscheidungen in der häuslichen Pflege werden von pflegebedürftigen Menschen und ihren Angehörigen allein getroffen. Hilfestellung bei der Entscheidungsfindung zu erhalten, Bestätigung für getroffene Entscheidungen und etablierte Umgangs- und Verfahrensweisen sind wichtige Möglichkeiten der Unterstützung in einem Pflegehaushalt. Dabei spielt die Möglichkeit, Entscheidungen mit Begleitung revidieren zu können, ebenfalls eine wichtige Rolle.

Grundsätzlich wird oftmals eine positive Wirkung angenommen, wenn ein ambulanter Pflegedienst in Anspruch genommen wird. Weniger berücksichtigt wird, dass die Hilfe von außen die Gesamtsituation auch weiter destabilisieren kann. Das kann passieren, wenn beispielsweise nicht darauf geachtet wird, warum eigentlich die Hilfe in Anspruch genommen wird oder wenn versucht wird, die Arbeit von Angehörigen zu ignorieren. Auch das Bestreben, ein Wohnzimmer zu einem Krankenzimmer umbauen, z.B. durch das Aufstellen eines Krankenbettes oder das sichtbare Ausbreiten vielfältigster Pflegehilfsmittel, bringt ein vormals bestehendes Gleichgewicht durcheinander.

Neben diesen grundsätzlichen Überlegungen zum Verhältnis der von außen kommenden Hilfen durch einen ambulanten Pflegedienst zu den bereits bestehenden Unterstützungsformen, spielen natürlich die Aspekte der Beziehungsgestaltung, der ausreichenden Zeit und der Berücksichtigung individueller Bedürfnisse in der häuslichen Pflege ebenso eine Rolle wie in den anderen Bereichen.

Qualität der teilstationären Pflege aus Nutzersicht: Deutlich weniger Erkenntnisse zur Perspektive der Nutzer*innen liegen für die teilstationären Pflegeangebote der Kurzzeit-, Tages- oder Nachtpflege vor. Zum Teil liegt dies daran, dass die Angebote oftmals Teil stationärer Angebote sind und nicht solitär betrieben werden. Es liegt jedoch ebenso daran, dass es tatsächlich kaum Studien zu den Sichtweisen und Qualitätserwartungen in diesen Bereichen gibt. Ähnlich wie in den anderen Bereichen empfiehlt es sich daher, die Gründe für die Inanspruchnahme teilstationärer Angebote zum Ausgangspunkt der Nutzerperspektive zu machen. Teilstationäre Angebote sind darauf ausgerichtet, die Pflege übergangsweise zu übernehmen und zu gewährleisten. Die Übergänge können dabei zwischen einem Krankenhausaufenthalt und einem Umzug in ein Pflegeheim liegen oder zur zwischenzeitlichen Entlastung von Angehörigen durch die tageweise Pflege eines pflegebedürftigen Menschen sein, der üblicherweise zuhause versorgt wird. „Dazwischen“ zu sein, ist daher charakteristisch für teilstationäre

Angebote. Es geht, anders als in der stationären Pflege, nicht um einen dauerhaften Verbleib, sondern um die übergangsweise Versorgung, in der sich die Situation nicht verschlechtern sollte. Eine explizite Verbesserung wird kaum erwartet, weil dafür oftmals der Zeitraum zu kurz ist, in dem ein teilstationärer Aufenthalt stattfindet. Ein Beitrag zu weitergehenden Therapiezielen oder als Vorbereitung auf mittel- und langfristige Umstellungen ist jedoch auch für einen Übergangszeitraum ein sinnvoller und realistischer Anspruch. Diesen gilt es z.B. zu berücksichtigen, wenn die Kurzzeitpflege den Übergang zu einer sich anschließenden Rehabilitation bildet oder auch vor einem Umzug in eine stationäre Pflegeeinrichtung. Wie in den anderen Bereichen gelten auch in der teilstationären Pflege die Merkmale von Dienstleistungsqualität. Darüber hinaus sollten die mit der Inanspruchnahme beabsichtigten Zielsetzungen erreicht oder gefördert werden. In der Vorbereitung auf die Rehabilitation oder den langfristigen Umzug in eine Pflegeeinrichtung sollte die individuelle Selbständigkeit erhalten und gefördert werden. Der Aufenthalt in einer Tagespflegeeinrichtung sollte eine Entlastung für die häusliche Pflege sein. Dies ist er dann, wenn der pflegebedürftige Mensch sich in der Tagespflegeeinrichtung wohlfühlt und nicht gegen seinen Widerstand dort ist. Zudem sollte die Versorgung in der Tagespflege nicht im Widerspruch zur häuslichen Versorgung stehen, sondern Kontinuität wahren.

Die Perspektive der An- und Zugehörigen: Nicht alle, aber die meisten Menschen, die der pflegerischen Unterstützung bedürfen, haben An- oder Zugehörige, die sie dabei begleiten. Ihre Bedeutung in der häuslichen Pflege wurde bereits dargelegt. Auch in anderen Bereichen der pflegerischen Versorgung spielen Angehörige eine wichtige Rolle. Es ist daher angemessen, auch ihnen eine eigene Perspektive auf die pflegerische Versorgung zuzugestehen. Vielfach werden sie in eine Rolle als reine Informationsquelle über den pflegebedürftigen Menschen gedrängt, ohne dass ihnen eine eigene Beteiligung – physischer, psychischer, emotionaler oder anderer Art – an der Pflege zugestanden wird. Dabei sind sie in vielfältiger Art und Weise beteiligt. Sie leisten Unterstützung bei Krankheit und Hilfsbedürftigkeit, sie müssen sich emotional mit der Situation eines nahestehenden Menschen auseinandersetzen, sie leisten dem erkrankten oder pflegebedürftigen Menschen Beistand, der mit gesundheitlichen Beeinträchtigungen, schlechten Diagnosen oder anderem konfrontiert ist. Entsprechend begleiten Angehörige Patientinnen und Patienten in das Krankenhaus oder in die Kurzzeitpflege, sie suchen Unterstützung bei der Tagespflege oder sie besuchen einen pflegebedürftigen Menschen in einer stationären Pflegeeinrichtung. Insbesondere bei der Begleitung in stationären Pflegeeinrichtungen ist es oftmals der Fall, dass Angehörige lange Zeit häusliche Pflege geleistet haben, diese aber aus unterschiedlichen Gründen nicht mehr fortsetzen konnten.

In den hier genannten Rollen haben Angehörige in der Regel eine sehr eigene Perspektive auf die Qualität der pflegerischen Versorgung. Sie sind oftmals diejenigen, die Entscheidungen treffen, allein oder mit dem pflegebedürftigen Menschen gemeinsam. Sie bilden sich eine Meinung und sie erleben sehr deutlich, ob sie in ihrer Rolle ernstgenommen werden oder nicht. Die Information von und Kooperation mit Angehörigen sollte daher nicht nur in der ambulanten Pflege als wichtiger Bestandteil des Pflegehandelns wahrgenommen werden, sondern in allen Bereichen der Pflegepraxis.

Die bisherige Darstellung geht von einem tendenziell positiven Verhältnis eines Menschen, der der pflegerischen Unterstützung bedarf, und seiner Angehörigen aus. Vielfach ist das jedoch nicht der Fall. Es gibt vielfältige Situationen, in denen Angehörige die Versorgung nicht übernehmen – sei es aus Überforderung, Abneigung, aufgrund ungelöster Konflikte oder anderer Gründe. In diesen Fällen haben Angehörige sicherlich immer noch eine eigene Perspektive. Allerdings kann diese zu Konflikten sowohl mit dem pflegebedürftigen Menschen wie auch mit den Pflegenden oder anderen Berufsgruppen führen. Wenn nicht von einem Einvernehmen zwischen den Angehörigen und dem pflegebedürftigen Menschen ausgegangen werden kann, dann sollten und dürfen auch nicht alle Informationen weitergegeben werden. Auch die Vereinbarung von Maßnahmen kann dann nur sehr eingeschränkt allein mit Angehörigen erfolgen.

Perspektive der Selbsthilfebewegung: Bislang wurde die Perspektive von Nutzerinnen und Nutzern ausgehend vom Einzelfall beschrieben. Sie lässt sich zusammenfassen, weil Menschen bei der Inanspruchnahme ähnlicher gesundheitlicher und pflegerischer Dienstleistungen vergleichbare Erwartungen haben. Durch die

Selbsthilfebewegung erhalten die Erwartungen einen festeren Rahmen und werden als Anforderungen formuliert. Daher tritt die Nutzerperspektive durch die Selbsthilfebewegung sehr deutlich zu Tage. Gemeint sind damit Organisationen und Gruppen, die sich in der Regel aufgrund einer gemeinsamen Betroffenheit von einer gesundheitlichen Problemlage, krankheitsbedingten Beeinträchtigung oder anderer Gründe zusammengeschlossen haben, sich dazu austauschen und für eine Verbesserung ihrer und aller anderen von diesem Problem betroffenen Personen einsetzen. Der Hintergrund für die Entstehung von Selbsthilfegruppen liegt oftmals in der Erfahrung, dass einerseits das professionelle Hilfesystem nur unzureichend auf die bestehenden Bedarfslagen eingeht und andererseits der Austausch mit anderen Personen, die mit dem gleichen Problem konfrontiert sind, als hilfreich und wichtig erlebt wird. Insbesondere der erste Aspekt ist für die Evaluation der Qualität der Versorgung von großer Bedeutung. Die gelebten Erfahrungen von Personen, die sich mit bestimmten gesundheitlichen Problemen an das Gesundheits- und Pflegesystem gewendet haben oder wenden mussten, zeigen vielfach auf, welche Aspekte für eine als gut und qualitativ hochwertig empfundene Versorgung aus Nutzersicht wichtig sind.

Angesichts der Vielzahl möglicher Problemlagen und sich darauf gründender Selbsthilfegruppen und -vereinigungen ist es nicht möglich, tatsächlich alle Perspektiven zu kennen und zu berücksichtigen. Es empfiehlt sich aber, je nach Versorgungsbereich mit der Perspektive der Nutzer*innen zu beschäftigen, die am häufigsten in diesem Bereich versorgt werden. Dazu gehören z.B. Menschen nach einem Schlaganfall, Menschen mit Demenz, Menschen mit chronischen Schmerzen, Eltern pflegebedürftiger Kinder oder Menschen mit psychischen Erkrankungen. Diese Liste wird niemals vollständig sein können und sich kontinuierlich erweitern.

Denken Sie darüber nach, welche Personen mit welchen gesundheitlichen oder pflegerischen Problemen Sie in Ihrem Bereich am häufigsten versorgen. Wissen Sie, ob es Selbsthilfeorganisationen dieser Personen gibt? Recherchieren Sie danach und arbeiten Sie für sich heraus, welche Probleme innerhalb der Selbsthilfe hauptsächlich diskutiert werden und ob es seitens der Pflege Möglichkeiten gibt, die Nutzerperspektive besser zu berücksichtigen.

Die Perspektive der Selbsthilfebewegung wird mittlerweile im Gesundheitswesen und im Rahmen der Pflegeversicherung auch strukturell einbezogen. So haben Patienten- und Selbsthilfeorganisationen ein Mitberatungs- und Antragsrecht im Gemeinsamen Bundesausschuss (Kap. 1.5.1). 2004 wurde die Patientenvertretung auf Basis von §140f. Absatz 2 SGB V im G-BA eingeführt. Seitdem haben Organisationen, die auf Bundesebene die Interessen von Patientinnen und Patienten und der Selbsthilfe chronischer kranker und behinderter Menschen in Deutschland vertreten, diese Rechte. Ein eigenes Stimmrecht haben diese Organisationen jedoch nicht. Sie sind aber berechtigt, Patientenvertreter*innen zur Mitwirkung im G-BA zu benennen. Im Einzelnen sind es vier Organisationen, die diese Rechte haben:

- Deutscher Behindertenrat (DBR),
- Bundesarbeitsgemeinschaft der Patient*innenstellen (BAGP),
- Deutsche Arbeitsgemeinschaft Selbsthilfegruppen e.V. und
- Verbraucherzentrale Bundesverband e.V.

Zur Unterstützung der Vertreter*innen von Patientinnen und –patienten wurde eine Stabsstelle Patientenvertretung beim Gemeinsamen Bundesausschuss eingerichtet.

Auch im Bereich der Pflegeversicherung findet eine Beteiligung von auf Bundesebene maßgeblichen Organisationen für die Wahrnehmung der Interessen und der Selbsthilfe pflegebedürftiger und behinderter Menschen statt (§118 SGB XI). Wie im G-BA haben die Organisationen kein eigenes Stimmrecht, aber ein Mitberatungs- und Antragsrecht. Die Unterstützungsmöglichkeiten für die Organisationen nach §118 SGB XI sind jedoch weniger ausgeprägt. So existiert keine eigene Stabsstelle und auch die Koordination der Aktivitäten ist erschwert. Die Organisationen, die im Rahmen der Pflegeversicherung die Selbsthilfe vertreten, sind:

- Verbraucherzentrale Bundesverband e.V.,
- BAG Selbsthilfe e.V.,
- Interessenvertretung Selbstbestimmt Leben Deutschland e.V.,
- Sozialverband Deutschland (SoVD) e.V.,
- Bundesarbeitsgemeinschaft der Seniorenorganisationen in Deutschland e.V. sowie
- Sozialverband VdK e.V.

Zusammenfassend lässt sich sagen, dass vorliegende Untersuchungen zur Nutzerperspektive bei aller Unterschiedlichkeit zwischen den jeweiligen Versorgungsbereichen einige Gemeinsamkeiten aufzeigen. Fachkompetenz der professionellen Akteure, Berücksichtigung individueller Bedürfnisse, das Gefühl, ausreichend Zeit zu erhalten und die Bedeutung der Kommunikation und Beziehung zu Pflegenden und Angehörigen anderer Gesundheitsberufe finden übergreifend, wenn auch in unterschiedlicher Ausprägung statt. Diese Aspekte lassen sich nur bedingt in klaren und überprüfbaren Qualitätsmaßstäben formulieren. Nolan et al. (2001) haben jedoch den Versuch unternommen, wichtige Aspekte in pflegerischen Beziehungen aus der Sicht von pflegebedürftigen Menschen, ihren Angehörigen und professionell Pflegenden zu beschreiben. Ihre Überlegungen beziehen sich vor allem auf die häusliche Pflege, verdeutlichen aber auch für andere Bereiche wichtige Aspekte pflegerischer Beziehungen. Die im Englischen „six senses" genannten Aspekte sind:

- Sicherheit (Aufmerksamkeit auf lebenswichtige physische und psychische Bedürfnisse gerichtet, ein Gefühl von Sicherheit empfinden sowie eine kompetente und auf die eigenen Bedürfnisse abgestimmte Pflege erhalten),
- Kontinuität (Anerkennung und Wertschätzung der persönlichen Biografie, kontinuierliche Versorgung auf der Grundlage einer tragfähigen Beziehung durch bekannte Menschen sowie Möglichkeiten zum kompetenten Gebrauch des eigenen Wissens),
- Zugehörigkeit (sich als Teil einer Gemeinschaft sehen, Gelegenheit zur Aufrechterhaltung und Neubildung bedeutsamer und gegenseitiger Beziehungen haben),
- Zielgerichtetheit (sich mit absichtsvollen Aktivitäten befassen können sowie Ziele und Herausforderungen identifizieren können und Entscheidungsmöglichkeiten haben),
- etwas erreichen können (Gelegenheit zur Erreichung bedeutsamer eigener Ziele, mit eigenen Anstrengungen zufrieden sein und dafür Wertschätzung durch andere erfahren sowie angemessene Fortschritte im Hinblick auf therapeutische Ziele) und
- Bedeutsamkeit (sich als Person anerkannt und wertgeschätzt fühlen sowie für andere von Bedeutung sein).

2.2 Welche Perspektive hat die Gesellschaft bzgl. der Qualität der Pflege

Die zweite Perspektive ist die Perspektive der Gesellschaft bzgl. der Qualität der Pflege. Die Gesellschaft ist in diesem Zusammenhang ein sehr weit gefasster Begriff, zu der natürlich auch die im vorherigen Kapitel dargestellte Nutzerperspektive gehört. Die gesellschaftliche Perspektive soll jedoch hier im Weiteren konkretisiert werden als Perspektive der Politik, anderer Berufsgruppen sowie der Kostenträger und Leistungserbringer. Die Politik ist verantwortlich dafür, Rahmenbedingungen für die Gewährleistung der pflegerischen Versorgung zu schaffen. Sie hat vor diesem Hintergrund auch eine Erwartung und Perspektive bzgl. der Qualität dieser Versorgung. Andere Berufsgruppen gehen in der Kooperation mit Pflegenden in den unterschiedlichen Bereichen davon aus, dass die Pflegenden kompetent in ihren Aufgaben und Zuständigkeiten sind und zu einer guten Qualität der Versorgung beitragen. Die Kostenträger, vor allem in Form der Kranken- und Pflegekassen, aber auch die Kommunen, sind für die Finanzierung pflegerischer Leistungen zuständig und erwarten dafür eine gewisse Qualität der Pflege. Sie sehen sich in der Rolle, eine möglichst hochwertige Versorgung der Versicherten zu einem akzeptablen Preis sicherzustellen und formulieren vor diesem Hintergrund Anforderungen an die Qualität der Pflege. Alle drei Perspektiven werden nachfolgend etwas eingehender betrachtet.

2.2.1 Perspektive der Politik

Die Perspektive der Politik findet sich in der Regel in gesetzlichen Festlegungen zur Qualität der Pflege. Die wesentlichen Regelungen dazu wurden in Kap. 1.5 bereits dargelegt. Es lässt sich beobachten, dass die Qualität der Pflege als politisches Thema immer dann besondere Aufmerksamkeit erhält, wenn Probleme mit der Pflege(-qualität) erhöhte mediale Aufmerksamkeit erlangen. Während die Qualität der Pflege im Krankenhaus immer etwas im Hintergrund steht und bestenfalls als Teil der Qualität der gesamten Krankenhausversorgung wahrgenommen und diskutiert wird, gibt es eine langjährige politische Diskussion zur Qualität in der Langzeitpflege, die bereits lange vor Einführung der Pflegeversicherung begonnen hat (Igl 2007).

Aus politischer und damit oftmals auch aus rechtlicher Sicht geht es darum, einen gesetzlichen Rahmen zu schaffen, der eine angemessene, ausreichende und qualitativ möglichst hochwertige Pflege ermöglicht und die Bevölkerung vor unsachgemäßer Pflege oder schlechter Pflegequalität schützt. In den ersten gesetzlichen Bestimmungen wurde entsprechend nicht über die Qualität und Qualitätssicherung der Pflege gesprochen, sondern die maßgeblichen Themen waren der Schutz des leiblichen, geistigen und seelischen Wohls pflegebedürftiger Menschen sowie die Gewährleistung ihrer Selbständigkeit und Selbstbestimmung. Welche Maßnahmen dafür die geeigneten sind, wird seit langem intensiv und viel diskutiert. Die Einführung der Pflegeversicherung hat dann dazu geführt, dass der Begriff der Qualität der Pflege immer wichtiger wurde. Allerdings wurde die Diskussion weniger pflegefachlich geführt, sondern sie war geprägt von der Suche nach einem passenden rechtlichen Rahmen und geeigneten Verfahren zur Sicherstellung der Pflegequalität. Dies war notwendig, weil die Pflegeversicherung zu einer erheblichen Zunahme von ambulanten und stationären Pflegeeinrichtungen und -diensten geführt hat. Diese agieren auf einem mehr oder weniger freien Markt und sollten der Bevölkerung ein gutes Angebot zur pflegerischen Versorgung machen.

Die Ausweitung des Pflegemarktes war ausdrücklich politisch gewollt, um ein ausreichendes Angebot an Pflegeleistungen für eine älter werdende Bevölkerung verfügbar zu haben und garantieren zu können. Gleichzeitig sollte jedoch verhindert werden, dass bei der Vielzahl an Anbietern die Qualität der Pflege schlechter wird. Im Kern wurden dann zwei Maßnahmen ergriffen: Zum einen erhielt die Selbstverwaltung in der Pflege – bestehend aus Vertreterinnen und Vertretern der Pflegeeinrichtungen auf der einen und der Kostenträger auf der anderen Seite – den Auftrag, sich auf Maßstäbe und Grundsätze zur Qualität und Qualitätssicherung in der stationären, teilstationären und ambulanten Pflege zu verständigen. Zum anderen wurden die Einrichtungen verpflichtet, sich an Maßnahmen der externen Qualitätssicherung zu beteiligen, die vor allem in Prüfungen durch die Medizinischen Dienste (MD) bestehen. Zunächst wurden diese nur anlassbezogen, also bei Hinweisen oder Beschwerden, durchgeführt. Seit

2008 finden jährliche Qualitätsprüfungen aller Einrichtungen mit einem Versorgungsvertrag im Rahmen der Pflegeversicherung statt.

Neben diesen strukturellen Herausforderungen brachte die Einführung der Pflegeversicherung auch eine inhaltliche Anforderung mit sich. Erstmals musste in Deutschland auch im gesetzlichen Rahmen eine Auseinandersetzung mit Fragen der Qualität der Pflege geführt werden, die sich nicht an der Medizin orientiert. In den Krankenhäusern wird bis heute die Pflegequalität vor allem im Zusammenhang oder sogar nur als Anhängsel der Qualität der medizinischen Versorgung betrachtet. Da die Pflegeversicherung einen weitgehend arztfreien Versorgungsbereich betrifft, war es notwendig, die Qualität der Pflege neu und unabhängig von der Qualität der medizinischen Versorgung zu definieren.

Die vielfältigen, in diesem Zusammenhang getroffenen Regelungen haben sicherlich dazu beigetragen, einige grundlegende Qualitätsaspekte nachhaltig in der Versorgung zu verankern. Dass aber problematische Entwicklungen angestoßen und die Qualität der Pflege nicht immer verbessert wurde, haben die Erfahrungen der letzten Jahre gezeigt. So stieg der bürokratische Aufwand (insbesondere durch die Dokumentation) in der Pflege erheblich, bis im Jahr 2013 im Auftrag des Bundesministeriums für Gesundheit Empfehlungen zur Entbürokratisierung der Pflegedokumentation entwickelt und verbreitet wurden.

Diese und Hinweise zum in diesem Zusammenhang entwickelten Strukturmodell zur Entbürokratisierung der Pflegedokumentation finden sich auf einer eigenen Internetseite, die fortlaufend aktualisiert wird: www.ein-step.de

Auch die Überlegungen zur Herstellung von Transparenz zur Pflegequalität für die Bevölkerung haben nicht zum beabsichtigten Ergebnis geführt (eine detailliertere Darstellung erfolgt in Kap. 5). Dennoch wurde seit 2008 die Öffentlichkeit auf diesem Weg über die Qualität der Pflege informiert. Wie in Kap. 1.5 dargelegt, wurden erst durch die Pflegestärkungsgesetze die Weichen in eine andere Richtung gestellt. Für die zukünftigen Verfahren der Qualitätsprüfung und -darstellung wurden neue Verfahren entwickelt, die jedoch auch bereits wieder intensiv und kritisch diskutiert werden.

Ein weiterer wichtiger Aspekt sind Regelungen zur Personalbemessung, die oft vor dem Hintergrund gefordert werden, dass nur eine ausreichende Personalausstattung eine qualitätsvolle Pflege ermöglichen kann. Dieser Grundsatz findet eine breite Zustimmung. Die Auseinandersetzung beginnt jedoch an dem Punkt, wo entschieden werden muss, wann eine Personalausstattung ausreichend ist und wie sie bemessen wird. Für den Krankenhausbereich sind die Pflegepersonaluntergrenzen in einigen Bereichen ebenso ein Versuch, eine ausreichende Personalausstattung zu gewährleisten, wie die nicht auf einzelne Abteilungen, sondern das gesamte Krankenhaus ausgerichtete Pflegepersonalregelung 2.0. Für die stationäre Langzeitpflege wurde ein Modell entwickelt, das eine Differenzierung zwischen Fach- und Hilfskräften in der Pflege vorsieht und deren Verhältnis zueinander an der Zusammensetzung der Bewohner*innen und ihren Pflegegraden orientiert. Dabei gilt das grundlegende Prinzip, das der Anteil von dreijährig ausgebildeten Fachkräften steigt, je mehr Personen mit einem höheren Pflegegrad in der Einrichtung versorgt werden.

Ob diese Regelungen zur Personalbemessung dauerhaft geeignet sein werden, die Qualität der Pflege zu sichern und zu befördern, lässt sich nur bedingt vorhersagen. Nicht unwahrscheinlich ist, dass nicht nur die reine Personalausstattung in Form von einer bestimmten Anzahl Personen mit einer bestimmten Qualifikation entscheidend ist, sondern auch die Frage, ob die Arbeit in einem Rahmen stattfinden kann, der es den Pflegenden ermöglicht, ihre Kompetenzen adäquat einzusetzen und als sinnstiftend erlebt wird.

Es kann davon ausgegangen werden, dass die politische Auseinandersetzung um die Qualität der Pflege in Zukunft eher umfangreicher als geringer wird, da der Bedarf an pflegerischer Versorgung in der Bevölkerung steigt.

Die hier nur kurz skizzierten Aspekte der politischen Perspektive auf die Pflege spiegeln eine bundesweite Perspektive wider. Daneben gibt es auf der Ebene der Bundesländer und zum Teil auch der Kommunen Vorstellungen über die Qualität der Pflege, die jedoch an dieser Stelle nicht aufgegriffen werden können.

Auch auf internationaler Ebene findet eine Auseinandersetzung über die Qualität der Pflege statt. Bereits 2013 veröffentlichte die OECD gemeinsam mit der Europäischen Kommission eine umfangreiche Übersicht über die Verbesserung der Qualität der

Langzeitpflege (OECD 2013). Im Kern ging es dabei vor allem darum, hinsichtlich politischer Maßnahmen unterschiedlicher Länder voneinander zu lernen und zur Qualität der Langzeitversorgung, die in allen europäischen (und auch vielen außereuropäischen) Ländern aufgrund des demografischen Wandels ein wichtiges Thema ist, in den Austausch zu treten.

2.2.2 Perspektive anderer Berufsgruppen

Pflegende arbeiten in fast allen Versorgungsbereichen mit anderen Berufsgruppen mehr oder weniger eng zusammen. In Institutionen wie Krankenhäusern oder stationären Pflegeeinrichtungen findet dabei sehr oft eine direkte Begegnung statt oder bestimmte Handlungen werden gemeinschaftlich durchgeführt. In der ambulanten Pflege findet die unmittelbare Begegnung nicht so häufig statt, sondern unterschiedliche Berufsgruppen sind zu unterschiedlichen Zeitpunkten in die Versorgung eingebunden.

Die Kooperation der Gesundheitsberufe ist ein wichtiges Thema der Versorgung. Sie wird zum einen für wichtig erachtet, damit unterschiedliche Kompetenzen zum Wohl der Nutzer*innen eingesetzt werden können. Da die Bedarfslagen oft vielschichtig sind, verspricht das Zusammenwirken unterschiedlicher Kompetenzen eine bessere Aussicht auf eine gute und gelingende Versorgung.

Bekannt ist jedoch, dass dieses Zusammenwirken nicht immer reibungslos funktioniert. Es gelingt oftmals nicht, die unterschiedlichen Kompetenzen gut zusammenzuführen, sondern es kommt zu Auseinandersetzungen um Zuständigkeiten und Verantwortlichkeiten. Diese Auseinandersetzungen können zu offenen Konflikten werden oder schwelend fortbestehen, ohne gelöst zu werden.

Die Rolle der Pflege ist in diesen Auseinandersetzungen oftmals schwierig, weil Pflegende vielfach die meiste Zeit mit den Nutzerinnen und Nutzern verbringen und daher in der Gefahr sind, für all das, für das andere Berufsgruppen explizit nicht zuständig sind, verantwortlich gemacht zu werden. Gerade in den Bereichen, in denen die Pflege 24 Stunden geleistet wird, sind die Pflegenden die einzigen, die rund um die Uhr zuständig und in gewissem Sinne auch verfügbar sind, während andere Berufsgruppen nur zu bestimmten festen Zeiten im Einsatz sind.

Diejenigen, vor allem Ärztinnen und Ärzte, die Bereitschaftsdienste vorhalten, befinden sich in einer Zwischenposition. Sie sind nicht permanent anwesend, können aber grundsätzlich informiert und zu Rate gezogen werden.

Eine Perspektive anderer Berufsgruppen auf die Qualität der Pflege resultiert zum einen aus ihren Vorstellungen über das, was Pflege ist. Zum anderen kann diese Qualität aus der konkreten Zusammenarbeit in den unterschiedlichen Bereichen hervorgehen. Die Vorstellungen über das, was Pflege macht und kann, entsprechen vielfach nicht dem, was Pflegende selbst als ihren Kompetenz- und Zuständigkeitsbereich ansehen. Wie sich das in der konkreten Zusammenarbeit äußert, hängt daher oft von gegenseitigen Erwartungen ab.

Aufgrund der ärztlichen Verantwortung für die Krankenbehandlung entsteht vielfach die Erwartung einer unterstützenden, manchmal auch zuarbeitenden Rolle der Pflege im Behandlungsprozess. Diese kann mit der Vorstellung einer reinen Assistenzfunktion ohne eigene Entscheidungskompetenz verbunden sein. In diesem Fall dürfte der Blick für einen eigenen Beitrag der Pflege zur Qualität der Versorgung nicht sonderlich ausgeprägt sein. Die Perspektive auf die Pflege besteht in diesem Sinne vor allem darin, dass sie eine Vorbereitung, Erleichterung und Assistenz der ärztlichen Tätigkeit sein soll. Wird diese wahrgenommen, so ist die Perspektive auf die Pflege positiv, gelingt sie nicht, dann besteht eine eher negative Einschätzung. Die Erwartung an die Pflege kann aber auch auf großer Wertschätzung und großem Zutrauen zur Kompetenz von Pflegenden basieren. In diesem Sinne hat sie immer noch zuarbeitenden Charakter, wird aber als sehr wesentlicher und auch eigenständiger Teil der Gesamtversorgung angesehen.

Der Aspekt des Hierarchiegefälles besteht insbesondere in der Zusammenarbeit von Pflege und Medizin. Im Zusammenwirken mit anderen Berufsgruppen wie der Physiotherapie, Hebammen oder der sozialen Arbeit ist er vor allem deshalb nicht so ausgeprägt, weil es keine klaren Hierarchieverhältnisse gibt. Dennoch spielen auch dabei explizite und implizite Erwartungen eine Rolle und bestimmen in einem hohen Maß die Zusammenarbeit. Nicht zuletzt ist das auch dort der Fall, wo Pflegefachpersonen mit einer dreijährigen Ausbildung oder einem Studium mit Pflegehilfskräften, Betreuungs- oder Hauswirtschaftskräften oder anderen zusammenarbeiten. In diesen Fällen wird ihnen in der Hierarchie vielfach eine höhere Funktion zugeschrieben (z.B. die Steuerung des Pflegeprozesses). Diese geht mit Erwartungen an andere Berufsgruppen einher, die wiederum ihrerseits Erwartungen an die Pflege haben.

Erwartungen der Berufsgruppen untereinander werden vielfach bereits in Ausbildung oder Studium angelegt. Vor diesem Hintergrund werden Formen interdisziplinären Lehrens und Lernens als wichtiger Schritt zu einer verbesserten interdisziplinären Praxis angesehen. Für das Gelingen der Zusammenarbeit der unterschiedlichen Berufsgruppen tragen aber darüber hinaus auch die Organisationen eine große Verantwortung. Die Art und Weise des Umgangs miteinander, die Herausbildung von Hierarchien und die Zuschreibung von Verantwortlichkeiten erfolgen oftmals auf der Basis organisatorischer Entscheidungen und Gegebenheiten. Es besteht daher auf dieser Ebene ein erheblicher Einfluss auf das Zusammenwirken der Berufsgruppen.

In den Expertenstandards des Deutschen Netzwerks für Qualitätsentwicklung der Pflege (DNQP) (Kap. 3.1.1) wird die Empfehlung ausgesprochen, hausinterne Verfahrensregeln zu zentralen Qualitätsfragen (wie z.B. dem Schmerzmanagement, der Dekubitusprophylaxe oder dem Entlassungsmanagement) zu entwickeln. Darin sollen Zuständigkeiten und Verantwortlichkeiten festgeschrieben und somit für alle transparent werden. Die Intention dieser Verfahrensregelungen ist es, das Zusammenwirken der Berufsgruppen untereinander im Sinne anzustrebender Qualitätsziele in der Versorgung zu verbessern.

Überlegen Sie, mit welchen Berufsgruppen Sie in Ihrem beruflichen Alltag bislang zu tun hatten. Welche Erwartungshaltung ist Ihnen dabei begegnet? Sind die Erwartungen klar formuliert oder unklar und verborgen? Wie erleben Sie die Zusammenarbeit mit diesen Berufsgruppen? Was ist Ihre Erwartung an die anderen Berufsgruppen? Schreiben Sie für jede Berufsgruppe, mit der Sie zusammenarbeiten, zwei Erwartungen auf, und tauschen Sie sich dazu mit anderen aus. Überlegen Sie in einem zweiten Schritt, ob es zu bestimmten Themen in Ihrer Einrichtung Verfahrensregelungen gibt, die sich auf die Zusammenarbeit unterschiedlicher Berufsgruppen beziehen.

2.2.3 Perspektive der Kostenträger und Leistungserbringer

Hinter den sperrigen Begriffen der Kostenträger und Leistungserbringer verbergen sich auf der einen Seite die Kranken- und Pflegekassen sowie die unterschiedlichen Träger der Sozialhilfe. Sie sind für die Bereitstellung und Verfügbarkeit pflegerischer Leistungen für die Bevölkerung und ihre Finanzierung verantwortlich. Auf der anderen Seite handelt es sich um die Organisationen der gesundheitlichen und pflegerischen Versorgung, in denen Angehörige der unterschiedlichen Berufsgruppen tätig sind und in denen die Versorgung tatsächlich stattfindet.

Die Perspektive der Kostenträger ist sehr stark geprägt von den politischen Rahmenbedingungen, die im vorherigen Kapitel dargelegt wurden, sowie von dem gesetzlichen Auftrag, den sie zu erfüllen haben. In der Pflegeversicherung sind die Pflegekassen für die Sicherstellung der pflegerischen Versorgung verantwortlich und haben daher ein Interesse an einer ausreichenden Anzahl von Pflegeeinrichtungen, die die pflegerische Versorgung in guter Qualität und zu einem Preis gewährleistet, der mit den verfügbaren Mitteln zu finanzieren ist.

Die Leistungserbringer sind prinzipiell mit den gleichen Fragen befasst. Bei ihnen steht jedoch eher die Frage im Vordergrund, welche Qualität sie zu den gezahlten Preisen anbieten können und wollen. Jede politische Festlegung zur Personalbemessung oder zu einzuhaltenden Qualitätsanforderungen führt zu intensiven Auseinandersetzungen zwischen Kostenträgern und Leistungserbringern. Gestritten wird dabei um die Frage, welche Qualität zu welchem Preis erwartet werden kann. Die Kostenträger sehen sich als Vertreter der Versicherten (im Fall der Pflege- und Krankenkassen) oder der Bürger*innen (im Fall der Kommunen), in deren Interesse sie eine möglichst hohe Versorgungsqualität zu einem Preis einfordern, der ohne eine Erhöhung von Beiträgen zur Pflege- oder Krankenversicherung oder ohne Steuererhöhungen möglich ist. Die Leistungserbringer sind diejenigen, die mit den verfügbaren Ressourcen gefordert sind, ihre Strukturen und Prozesse so zu gestalten, dass dabei möglichst gute Ergebnisse herauskommen. Dabei sollen sich die von ihnen versorgten Personen gut aufgehoben fühlen und nach dem Stand des aktuellen Fachwissens versorgt werden. Ihnen geht es vor allem darum, eine angemessene

Vergütung für die Leistungen zu erhalten, die von ihren Mitarbeiterinnen und Mitarbeitern erbracht werden. Steigen die Anforderungen (z.B. durch erhöhte Hygieneanforderungen wie im Rahmen der Corona-Pandemie oder durch neue wissenschaftliche Erkenntnisse zu einer Verbesserung der Versorgung), dann stehen die Leistungserbringer vor der Herausforderung, diesen gerecht zu werden. Manches lässt sich dabei im Rahmen organisationsinterner Veränderungen realisieren, anderes erfordert jedoch mehr personelle Ressourcen in Form weiterer Personen oder veränderter Qualifikationen. Der Druck auf die Leistungserbringer steigt in dem Ausmaß, in dem die Einhaltung weiterer Anforderungen Gegenstand von Qualitätsprüfungen wird, wie sie in der Pflegeversicherung in allen Einrichtungen alljährlich durchgeführt werden. Gleiches gilt auch für Krankenhäuser, auch wenn dort keine jährlichen Qualitätsprüfungen durchgeführt werden.

Auch wenn diese Auseinandersetzungen auf der unmittelbaren Handlungsebene der Pflegenden nur bedingt nachzuvollziehen sind, so haben sie dort erhebliche Auswirkungen. Ob ausreichend Personal verfügbar ist, macht sich ebenso bemerkbar wie die verfügbare fachliche Kompetenz zur Lösung pflegerisch relevanter Probleme. Zu wenig Personal zu haben, Krankheitsausfälle kompensieren zu müssen und mit komplexen Versorgungsanforderungen überfordert zu sein, ist vielen Pflegenden durchaus bekannt.

Wie bereits ausgeführt, kommt der Vereinbarung über Qualitätsmaßstäbe zwischen Kostenträgern und Leistungserbringern eine wichtige Bedeutung zu. Sowohl in der gesetzlichen Krankenversicherung wie auch in der sozialen Pflegeversicherung sind Kostenträger und Leistungserbringer gefordert, sich auf Maßstäbe zur Qualität zu verständigen (Kap. 1.5). Diese Vereinbarungen können als Konsens beider Perspektiven wahrgenommen werden. In vielen Vereinbarungen wird die Bedeutung des internen Qualitätsmanagements von Einrichtungen betont. Darin drückt sich die Erkenntnis aus, dass die Qualität der Versorgung nur sehr bedingt von außen in eine Einrichtung hineintransferiert werden. Vielmehr bedarf es einrichtungsinterner Maßnahmen und Anstrengungen, ohne die die Formulierung und Erreichung von Qualitätszielen nicht möglich ist (Kap. 4).

Ein weiterer Aspekt, der aus Sicht von Kostenträgern und Leistungserbringern relevant sein kann, ist der des Vergleichs zwischen Einrichtungen, oft auch als Benchmark bezeichnet. Für die Leistungserbringer steht dabei im Vordergrund, zu sehen, wie die eigene Leistung im Vergleich zu den Leistungen vergleichbarer Einrichtungen zu bewerten ist. Kann sich die eigene Versorgungsqualität sehen lassen oder ist die Qualität in anderen Einrichtungen deutlich besser?

Eine wichtige Voraussetzung für einen solchen Vergleich ist die Festlegung der Kriterien, anhand derer der Vergleich erfolgt. Dabei handelt es sich in der Regel um Indikatoren (Kap. 3.2). Ebenso wichtig ist die Sicherstellung, dass tatsächlich auch nur vergleichbare Einrichtungen und Sachverhalte einbezogen werden. So wäre es nicht plausibel, wenn die Leistungen der Intensivstation einer großen Universitätsklinik mit denen eines kleineren Krankenhauses im ländlichen Raum verglichen würden, weil die Problemlagen der Patientinnen und Patienten vermutlich ebenso unterschiedlich sein werden, wie die strukturellen Voraussetzungen in den beiden Krankenhäusern. Ebenso muss sichergestellt werden, dass die Leistungen und Ergebnisse auch bei vergleichbaren Personengruppen betrachtet werden. In vielen Pflegeeinrichtungen gehört die Versorgung von Menschen mit Demenz zu den täglichen Herausforderungen. Ein Vergleich bestimmter Leistungen oder Ergebnisse zwischen zwei Einrichtungen ist nur dann sinnvoll, wenn sie sich auf die Versorgung von Menschen mit Demenz beziehen oder in beiden Einrichtungen in etwa gleich viele Menschen mit Demenz versorgt werden. Das Verfahren, mit dem die Vergleichbarkeit hergestellt wird, ist das der Risikoadjustierung. Damit ist angesprochen, dass verschiedene Risikofaktoren, die die Versorgungsqualität beeinflussen können, beim Vergleich von Ergebnissen berücksichtigt werden.

Für die Leistungserbringer kann ein Vergleich Grundlage für die Analyse im Rahmen des internen Qualitätsmanagements sein und Anlass für Veränderungen bei internen Prozessen sein. Aus Kostenträgersicht ist der Vergleich interessant, weil er aufzeigen kann, welche Einrichtungen mit gleichen Rahmenbedingungen und vergleichbaren Anforderungen gute Ergebnisse erzielen und welche nicht.

Diskutiert wird seit längerem, ob die gute Qualität in Einrichtungen sich auch in der Vergütung widerspiegeln soll, die die Einrichtung erhält. Die Idee der „P4P“ (Englisch: „Pay for Performance“) besteht darin, gute Leistungen besser zu bezahlen und im Umkehrschluss bei schlechteren Leistungen Abzüge in der

Vergütung vorzunehmen. Die Diskussion dazu wird sicherlich weitergeführt werden. Für die Vergütung von Pflegeleistungen spielt sie noch eine nachgeordnete Rolle.

2.3 Perspektive der Pflegenden zum Thema Qualität

Die dritte und letzte Perspektive, die näher betrachtet werden soll, ist die der Berufsgruppe der Pflegenden. Wie bereits am Beginn dieses Buches ausgeführt, gehört die Befähigung zur Analyse, Evaluation, Sicherung und Entwicklung der Qualität der Pflege zu den Ausbildungszielen und wird durch das Pflegeberufegesetz sogar zur Vorbehaltsaufgabe erklärt. Damit ist strukturell festgelegt, dass die Berufsgruppe der Pflegenden nicht nur eine Perspektive zur Qualität der Pflege haben sollte, sondern aktiv gefordert ist, Qualität fortlaufend zu analysieren, zu evaluieren, zu sichern und zu entwickeln.

Eine wichtige Grundlage für die professionelle Pflegepraxis ist der Ethikkodex des International Council of Nurses für Pflegefachpersonen, der auf Deutsch vom Deutschen Berufsverband für Pflegeberufe (DBfK 2021) herausgegeben wurde. Dieser Ethikkodex versteht sich nicht als Verhaltensregel für Pflegende, sondern als Rahmen für eine ethische Pflegepraxis und Entscheidungsfindung. Die Elemente dieses Ethikkodex beschreiben die Rolle von Pflegefachpersonen im Verhältnis zu Patientinnen und Patienten sowie zu Personen mit Pflegebedarf, im Verhältnis zur Praxis, zum Beruf und zur globalen Gesundheit. Die einzelnen Elemente werden in vielfältiger Weise konkretisiert. Neben vielen weiteren wichtigen Aspekten wird im ICN-Ethikkodex unterstrichen, dass Pflegefachpersonen aktiv an der Festlegung und Umsetzung von Standards in der Pflegepraxis arbeiten. Auch die Wichtigkeit, die eigenen Kompetenzen zu erhalten und fortwährend weiterzuentwickeln, werden hervorgehoben. Damit sind zwei Aspekte angesprochen, die in Kap. 3.1 ausführlicher dargelegt werden. Sie sind Teil eines professionellen Berufsverständnisses.

Die Auseinandersetzung mit und Mitgestaltung von Qualitätsanforderungen ist eine wichtige Aufgabe für einzelne Pflegende, aber auch für die Berufsgruppe als Ganzes. Sofern es nicht gelingt, eigenständig zu formulieren, welchen Beitrag Pflege zur gesundheitlichen und pflegerischen Versorgung leisten kann und welche Bedingungen sie dafür benötigt, werden es andere tun, wie es ja bereits oftmals geschieht.

Die externen Kontrollen der Pflegequalität, wie sie die Medizinischen Dienste jährlich in Pflegeeinrichtungen durchführen, werden vielfach als Belastung beschrieben und die Prüfkriterien als externe Einflussnahme auf die eigene Arbeit wahrgenommen, auch wenn die Prüfungen meistens von anderen Pflegenden durchgeführt werden. Es lässt sich darüber streiten, ob jährliche Prüfungen oder andere Maßnahmen der externen Qualitätssicherung tatsächlich zu einer besseren Pflegequalität führen. Sinnvoll erscheint es aber vor allem, Klarheit über die internen Herangehensweisen an die eigene Arbeit zu haben und sich nicht allein auf die Erfüllung externer Anforderungen zu konzentrieren.

Die Ebenen, auf denen die Festlegung von Qualitätszielen und -anforderungen erfolgt, sind sehr unterschiedlich. So können Festlegungen auf nationaler Ebene kaum ignoriert werden, sind aber vielfach auch eine Hilfestellung und Legitimation für die Einforderung von Maßnahmen oder Ressourcen in einzelnen Einrichtungen. Übergreifende Maßstäbe beziehen sich jedoch selten auf alle Aspekte der Praxis in Einrichtungen und sind zudem oftmals nur wenig spezifisch. Entsprechend gibt es auch auf der institutionellen Ebene eine Vielzahl von Fragen zu klären und Anforderungen beziehungsweise Ziele zur Qualität der Pflege zu entwickeln. Diese unterscheiden sich sehr nach Einrichtungsart und der angesprochenen Zielgruppe. Sie sind in einigen Bereichen sehr viel multiprofessioneller als in anderen. In allen Fällen geht es aber darum, dass Pflegende ihr professionelles Handeln auf der Grundlage des Zusammenspiels von bestem verfügbarem Wissen auf wissenschaftlicher Grundlage und ihrer individuellen fachlichen Expertise basieren.

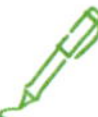

Testen Sie Ihr Wissen:

1. Nennen Sie drei Aspekte, die aus Nutzersicht für die Bewertung der Qualität der Pflege in Krankenhäusern oder Pflegeeinrichtungen wichtig sind.
2. In welcher Form findet eine Beteiligung von Organisationen zur Vertretung der Interessen kranker und pflegebedürftiger Menschen bei der Festlegung von Qualitätsmaßstäben statt?
3. Welche Ziele verfolgen politische Festlegungen zur Qualität der Pflege?
4. Worin besteht das Interesse der Selbstverwaltung aus Kostenträgern und Leistungserbringern an der Qualität der Pflege?
5. Welche Aufgaben haben Pflegende selbst bei der Qualitätsentwicklung und -sicherung?

3 Entwicklung und Bewertung von Qualität

In diesem Kapitel werden Verfahren zur Entwicklung und Bewertung der Qualität in der Pflege vorgestellt. In Kap. 1 wurde bereits mehrfach auf **Expertenstandards und Leitlinien** hingewiesen. Sie spielen eine wichtige Rolle bei der Festlegung von Qualitätsanforderungen aus Sicht der beteiligten Gesundheitsberufe. Ihnen ist der erste Teil dieses Kapitels gewidmet. Neben Leitlinien und Expertenstandards gibt es verschiedene weitere Instrumente, die zur Qualitätsentwicklung eingesetzt werden können und die ebenfalls beleuchtet werden. Im zweiten Teil des Kapitels geht es um Möglichkeiten der **Bewertung und Messung von Qualität**. Dabei spielen epidemiologische Kennzahlen ebenso eine Rolle wie Qualitätsindikatoren, die sowohl für die interne Qualitätsentwicklung als auch für die externe Qualitätsbewertung genutzt werden können. Weitere Verfahren sind Benchmarks und interne Qualitätsaudits. Die gesetzlich vorgesehenen Verfahren der externen Qualitätsprüfung gehören ebenfalls in diesen Zusammenhang. Am Ende dieses Kapitels geht es um die Einbeziehung der **Perspektive der Adressatinnen und Adressaten** der Pflege und um Möglichkeiten der Einbeziehung der **Einschätzungen von Mitarbeiterinnen und Mitarbeitern zur Qualität der Pflege**.

3.1 Qualitätsentwicklung

Ein wichtiger Schritt der Qualitätsentwicklung ist die Verständigung auf Verfahren und Handlungen, die dazu beitragen können, ein möglichst gutes Ergebnis zu erzielen. Wie bereits erläutert (Kap 1.4) geht die Qualitätsentwicklung oft von Expertensystemen aus, zu denen wissenschaftliche Fachgesellschaften und Berufsorganisationen zählen. In der Pflege hat das Deutsche Netzwerk für Qualitätsentwicklung in der Pflege (DNQP) die Aufgabe übernommen, **Expertenstandards** zu zentralen Qualitätsrisiken in der Pflegepraxis zu entwickeln. Das DNQP kooperiert dabei mit dem Deutschen Pflegerat und strebt eine Kooperation mit den Pflegekammern an. Die Entwicklung von **Leitlinien** erfolgt innerhalb der Arbeitsgemeinschaft Wissenschaftlich-Medizinischer Fachgesellschaften (AWMF). Die pflegerische Perspektive in diesem Rahmen vertritt vor allem die Deutsche Gesellschaft für Pflegewissenschaft (DGP), die Mitglied der AWMF ist. Die Bedeutung der professions- bzw. berufsgruppengesteuerten Qualitätsentwicklung ist nicht zu unterschätzen. In Kap. 1 wurde bereits unterstrichen, dass die Antwort auf die Frage, wer die Anforderungen festlegt, die für die Bestimmung der Qualität maßgebend sind, sehr wichtig ist. In diesem Kapitel soll es vor allem um die Frage gehen, was Expertenstandards und Leitlinien sind, wie sie entwickelt werden und in welcher Form sie zur Qualitätsentwicklung in der Praxis beitragen können.

3.1.1 Expertenstandards

Die Entwicklung von Expertenstandards in der Pflege durch das DNQP geht zurück auf internationale Initiativen zur Verbesserung der Versorgungsqualität aus den 1980er Jahren. Eine ausführliche Darstellung findet sich bei Schiemann et al. (2017).

Expertenstandards sind definiert als „… ein professionell abgestimmtes Leistungsniveau, das dem Bedarf und den Bedürfnissen der damit angesprochenen Bevölkerung angepasst ist und Kriterien zur Erfolgskontrolle mit einschließt." (DNQP 2019b).

Das bedeutet, dass sich die Berufsgruppe der Pflegenden auf ein Leistungsniveau verständigt, das auf wissenschaftlicher Evidenz und praktischer Erfahrung beruht und das für wichtige Bereiche der Pflegepraxis von der Berufsgruppe erwartet werden kann. In diesem Sinne sind Expertenstandards auch ein Instrument der Professionalisierung der Pflege. Nur wenn tatsächlich ausgesprochen und aufgeschrieben wird, wie das Leistungsniveau aussieht, lässt sich daran arbeiten, dieses Niveau zu erreichen oder lässt sich bewerten, ob es tatsächlich erreicht wurde. Gerade angesichts der nur zögerlichen Professionalisierung in der Pflege leisten die Expertenstandards einen wichtigen Beitrag dazu, Pflegehandlungen und auch das Leistungsvermögen der Pflegenden sichtbar zu machen. Nicht zuletzt ermöglicht die Festlegung des Leistungsniveaus auch die Diskussion und Verständigung innerhalb der Berufsgruppe der Pflegenden über das „richtige“ und „angemessene“ Handeln bei pflegerisch relevanten Problemlagen.

Der Abstimmungsprozess innerhalb der Berufsgruppe erfolgt auf unterschiedlichen Ebenen: innerhalb der Expertenarbeitsgruppen, die für jeden Expertenstandard durch das DNQP berufen werden, im Rahmen von öffentlichen Konsensus-Konferenzen und auch während der Projekte zur modellhaften Implementierung, bei denen es vor allem um die Praktikabilität eines Expertenstandards geht.

Expertenstandards zeigen den **spezifischen Beitrag der Pflege** in der Versorgung zu zentralen Qualitätsrisiken auf. Sie verdeutlichen den eigenständigen Beitrag der Pflege und geben Hinweise auf den Umgang mit Schnittstellen zu anderen Berufsgruppen. Dies gilt sowohl für Themen, die in der Regel ohnehin dem Zuständigkeitsbereich der Pflege zugesprochen werden, wie z.B. die Dekubitusprophylaxe. Es gilt aber ebenso für Themen, bei denen es offensichtlich ist, dass sie interdisziplinärer Natur sind, wie z.B. das Schmerzmanagement. Gemeinsam ist allen Expertenstandards, dass sie den pflegerischen Beitrag beschreiben und sich auf das pflegerische Handeln beziehen.

Expertenstandards sind eine Grundlage für die kontinuierliche Verbesserung der Versorgungsqualität in Gesundheits- und Pflegeeinrichtungen. Sie enthalten **Zielformulierungen** und **Evaluationskriterien** als Basis von Qualitätsentwicklung. Im Einführungskapitel wurde auf die Bedeutung von Zielen bei der Analyse, Evaluation, Sicherung und Entwicklung von Qualität eingegangen (Kap. 1.2). Sie sind unabdingbar, um entscheiden zu können, ob das angestrebte Leistungsniveau erreicht werden konnte. Wie die Evaluation der Zielerreichung im Rahmen eines Auditverfahrens erfolgen kann, wird in Kap. 3.2.4 beschrieben.

Die Zielsetzung für den Expertenstandard „Beziehungsgestaltung in der Pflege von Menschen mit Demenz" (DNQP 2019a, 31) lautet: „Jeder pflegebedürftige Mensch mit Demenz erhält Angebote zur Beziehungsgestaltung, die das Gefühl, gehört, verstanden und angenommen zu werden sowie mit anderen Personen verbunden zu sein, erhalten oder fördern." Die Zielsetzung wird damit begründet, dass Beziehungen zu den wesentlichen Faktoren zählen, die aus Sicht von Menschen mit Demenz Lebensqualität ausmachen und beeinflussen. Durch personenzentrierte Interaktions- und Kommunikationsangebote kann die Beziehung zwischen Menschen mit Demenz und Pflegenden sowie anderen Menschen in ihrem sozialen Umfeld erhalten und gefördert werden. Die Zielsetzung in der Pflege von Menschen mit Demenz ist somit deutlich formuliert. Der Expertenstandard enthält eine Reihe weiterer Kriterien, die konkretisieren, wie dieses Ziel erreicht werden soll. Ein anderes Beispiel ist der Expertenstandard „Schmerzmanagement in der Pflege" (DNQP 2020, 27), bei dem es in der Zielsetzung heißt: „Jeder Mensch mit akuten, chronischen oder zu erwartenden Schmerzen erhält ein individuell angepasstes Schmerzmanagement, das der Entstehung sowie der Chronifizierung von Schmerzen und schmerzbedingten Krisen vorbeugt oder Schmerzen beseitigt sowie zu einer akzeptablen Schmerzsituation und zu Erhalt oder Erreichung einer bestmöglichen Lebensqualität und Funktionsfähigkeit beiträgt." In der Begründung zu dieser Zielsetzung wird ausgeführt, dass durch eine rechtzeitige systematische Schmerzeinschätzung und kontinuierliche Verlaufskontrolle, Schmerzbehandlung sowie Information, Schulung und Beratung Pflegefachkräfte maßgeblich dazu beitragen können, der Entstehung und Chronifizierung von Schmerzen entgegenzuwirken, Schmerzen zu beseitigen oder eine akzeptable Schmerzsituation zu erreichen sowie Lebensqualität und Funktionsfähigkeit zu erhalten bzw. zu fördern.

Auf Basis der Expertenstandards lassen sich in Gesundheits- und Pflegeeinrichtungen Qualitätsverbesserungen einleiten. Die Expertenstandards sind **Instrumente der internen Qualitätsentwicklung**. Sie geben den Verantwortlichen in den Einrichtungen, aber auch den Pflegenden selbst ein Werkzeug an die Hand, durch das Qualitätsverbesserungen in der Pflege zu erzielen sind.

Ein weiteres Kennzeichen von Expertenstandards ist, dass sie **evidenzbasierte und monodisziplinäre Instrumente** sind. Die Suche nach und Bewertung von der besten verfügbaren Evidenz ist Bestandteil der Entwicklung und Aktualisierung von Expertenstandards. Die monodisziplinäre Entwicklung wird als Kritik an den Expertenstandards geäußert. Dabei wird jedoch nicht zur Kenntnis genommen, dass die monodisziplinäre Entwicklung nicht als Plädoyer für eine monodisziplinäre Praxis zu verstehen ist, sondern als konstruktiver Weg, eine Verständigung und Konsensfindung in der eigenen Berufsgruppe zu gewährleisten. Diese kann dann Grundlage für den interdisziplinären Dialog und die Entwicklung interdisziplinärer Handlungskonzepte sein.

Als letzte bedeutsame Eigenschaft von Expertenstandards ist zu nennen, dass sie sich auf **komplexe und interaktionsreiche Pflegehandlungen** beziehen. Sie dienen nicht als Rezepte, die für alle möglichen Situationen ein bestimmtes Vorgehen vorschreiben, sondern sie erfordern ein eigenständiges Urteilsvermögen der Pflegenden. Expertenstandards beziehen sich auf grundlegende pflegerische Fragestellungen, die in allen Bereichen der Pflegepraxis eine Rolle spielen können. Es gibt daher keine Expertenstandards für das Krankenhaus, stationäre Pflegeeinrichtungen und ambulante Pflegedienste, sondern alle Expertenstandards beschreiben das Leistungsniveau und die Handlungsprinzipien auf einer sektorübergreifenden Ebene. Die Gründe für die Entstehung eines Dekubitus sind in allen Bereichen der Pflege gleich und entsprechend sind es auch die Prinzipien zu seiner Vermeidung. Die Voraussetzungen sind auf Intensivstationen andere als im Wohnbereich eines Pflegeheims. Daher benötigen die Expertenstandards eine Anpassung und Konkretisierung vor Ort, wie es auch im Konzept der modellhaften Implementierung beschrieben ist. Das Grundprinzip des Handelns ist aber unabhängig davon durchaus vergleichbar.

Tab. 1 bietet eine Übersicht über die verfügbaren Expertenstandards. Da diese fortlaufend aktualisiert werden und auch Neuentwicklungen geplant sind, empfiehlt sich für eine jeweils aktuelle Übersicht ein Blick auf die Homepage des DNQP unter: www.dnqp.de.

Tab. 1: Übersicht über verfügbare Expertenstandards

Expertenstandard	Entwicklung	1. Aktualisierung	2. Aktualisierung
Dekubitusprophylaxe	2000	2010	2017
Entlassungsmanagement	2003	2009	2018
Schmerzmanagement bei akuten Schmerzen (2020 „Schmerzmanagement")	2004	2011	
Sturzprophylaxe	2005	2013	2022
Förderung der Harnkontinenz	2006	2014	
Pflege von Menschen mit chronischen Wunden	2008	2015	
Ernährungsmanagement	2009	2016	
Schmerzmanagement bei chronischen Schmerzen (2020 „Schmerzmanagement")	2014		
Beziehungsgestaltung in der Pflege von Menschen mit Demenz	2018		
Schmerzmanagement (vormals getrennt für akute und chronische Schmerzen)	2020		
Erhaltung und Förderung der Mundgesundheit	2021		

Expertenstandard	Entwicklung	1. Aktualisierung	2. Aktualisierung
Pflege der Haut (erscheint voraussichtlich 2023)			
Erhaltung und Förderung der Mobilität (Expertenstandard nach § 113a SGB XI)	2014	2020	
Expertinnenstandard für Hebammen: Förderung der physiologischen Geburt	2014		

Entwicklung, Konsentierung, Implementierung und Aktualisierung von Expertenstandards

Die Vorgehensweise zur **Entwicklung, Konsentierung, Implementierung und Aktualisierung von Expertenstandards** ist beschrieben im regelmäßig aktualisierten Methodenpapier des DNQP (DNQP 2019b). Abb. 2 gibt einen Überblick über die einzelnen Verfahrensschritte.

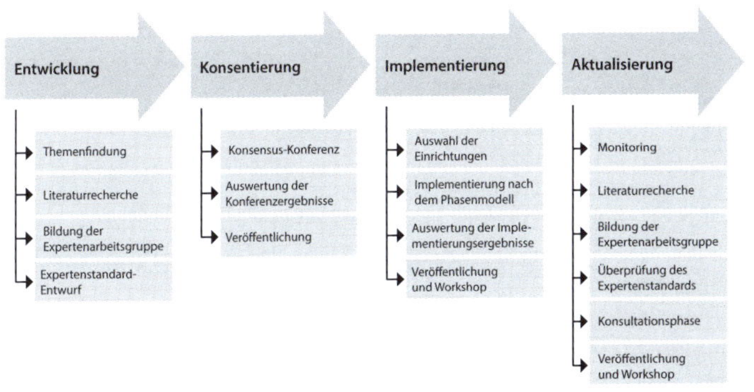

Abb. 2: Entwicklung, Konsentierung, Implementierung und Aktualisierung von Expertenstandards

Entwicklung von Expertenstandards: Das Verfahren ist darauf angelegt, dem selbst gestellten Anspruch gerecht zu werden, dass Expertenstandards ein „**professionell abgestimmtes Leistungsniveau**" sind. Der professionelle Abstimmungsprozess findet auf sehr unterschiedlichen Ebenen statt. Der erste Schritt besteht in der Themenfindung. Die Entscheidung für die Entwicklung eines Expertenstandards wird getroffen vom **Lenkungsausschuss des DNQP**, der sich zusammensetzt aus Vertreterinnen und Vertretern der Pflegewissenschaft, des Pflegemanagements, der Pflegeausbildung, der berufspolitischen Interessensvertretung, der Altenpflege und der Berufsgruppe der Hebammen. Basis für die Entscheidungsfindung sind Themenvorschläge, die an das DNQP gerichtet oder durch den Lenkungsausschuss entwickelt werden. Zu den Themenvorschlägen werden Kurzexpertisen von Personen eingeholt, die über vertiefte Kenntnisse und Erfahrungen zu den vorgeschlagenen Themen verfügen. Sie werden gebeten, eine Einschätzung zur Eignung eines Themas, seiner Eingrenzung, der Auswirkung eines Expertenstandards auf die Qualität der Pflege sowie zu der verfügbaren durch Forschung gewonnenen Evidenz zum Thema abzugeben. Auf Basis dieser Einschätzung entscheidet der Lenkungsausschuss, zu welchem Thema ein Expertenstandard entwickelt werden soll.

Der nächste Schritt besteht in der **Gewinnung und Berufung einer wissenschaftlichen Leitung** der Expertenarbeitsgruppe, die den Expertenstandard entwickelt. Die Auswahl erfolgt im Rahmen einer öffentlichen Ausschreibung. Gesucht werden Personen, die über eine hohe Expertise zum Thema des Expertenstandards verfügen, die sich in Publikationen und wissenschaftlicher Forschung zum Thema ausdrückt. Die wissenschaftliche Leitung einer Expertenarbeitsgruppe übernimmt die inhaltliche Verantwortung für die Entwicklung eines Expertenstandards und ist verantwortlich für die Durchführung einer Literaturrecherche zum Thema, über die die verfügbare wissenschaftliche Evidenz identifiziert und aufbereitet wird.

Die **Mitglieder der Expertenarbeitsgruppe** werden ebenfalls im Rahmen einer öffentlichen Ausschreibung ausgewählt. Es wird darauf geachtet, dass die Expertenarbeitsgruppen etwa hälftig aus Vertreterinnen und Vertretern aus der Pflegepraxis und der Pflegewissenschaft zusammengesetzt sind, um sowohl dem wissenschaftlichen Anspruch an Expertenstandards gerecht zu werden als auch berechtigte Belange der Pflegepraxis berücksichtigen zu können. Neben den Expertinnen und Experten aus der Pflege gehören Personen dazu, die die Interessen der angesprochenen Zielgruppen von Expertenstandards vertreten. Dies können Personen aus Selbsthilfegruppen oder von Organisationen sein, die in allgemeinerer Art Interessensvertretung betreiben wie z.B. die Bundesarbeitsgemeinschaft der Seniorenorganisationen (BAGSO) oder die Verbraucherzentralen (Kap. 2.1). Schließlich werden auch externe Fachberater*innen zur Mitarbeit eingeladen. Dabei handelt es sich um Personen, die über eine hohe Expertise zum Thema verfügen, aber nicht aus der Pflege kommen, z.B. Physiotherapeutinnen und -therapeuten, Sport- oder Ernährungswissenschaftler*innen.

Die **Aufgabe der Expertenarbeitsgruppe** besteht darin, auf der Basis einer Literaturstudie, in der die verfügbare Evidenz zum Thema des zu entwickelnden Expertenstandards zusammengefasst ist, einen ersten Entwurf eines neuen Expertenstandards zu entwickeln. Dieser Entwurf ist das Ergebnis eines Diskussions- und Verständigungsprozesses in der Expertenarbeitsgruppe. Der Entwurf orientiert sich an den Schritten des Pflegeprozesses: Einschätzung, Planung und Vereinbarung von Maßnahmen, Durchführung von Maßnahmen und Evaluation. Die einzelnen Kriterien sind unterteilt in Struktur-, Prozess- und Ergebniskriterien. Die Formulierung der Kriterien stellt hohe Anforderungen an die Expertenarbeitsgruppen. Sie sollen:

1. den aktuellen Stand des Wissens abbilden,
2. trennscharf und messbar sein,
3. verbindliche Maßnahmen, professionelle Gestaltungsspielräume und die verantwortlichen Akteure benennen,
4. Kooperationsebenen mit anderen Berufsgruppen und Institutionen aufzeigen,
5. Zusammenhänge und Abhängigkeiten zwischen Struktur-, Prozess- und Ergebniskriterien sichtbar machen,
6. konsequent an den Bedürfnissen der jeweiligen Zielgruppen orientiert sowie
7. praxisorientiert sein (Schiemann/Moers 2017, 36).

Konsentierung von Expertenstandards: Der Formulierung des Expertenstandardentwurfs folgt der dritte Schritt der professionellen Abstimmung, die Diskussion und Konsentierung des Entwurfs im Rahmen einer öffentlichen Konsensus-Konferenz. Ziel einer **Konsensus-Konferenz** ist ein strukturierter Fachdiskurs mit einer breiten Fachöffentlichkeit. Die angemeldeten Teilnehmer*innen erhalten etwa vier Wochen vor der Konferenz umfangreiche Arbeitstexte, zu denen der Entwurf des Expertenstandards, die vorläufigen Kommentierungen und die Ergebnisse der Literaturrecherche gehören. Während der Konferenz erfolgt zunächst eine Einführung in die Relevanz des Themas und die zu erwartende Weiterentwicklung der Pflegequalität. Im Anschluss werden die Kriterien des Expertenstandards vorgestellt, diskutiert und konsentiert. Die Ergebnisse werden zusammengefasst, und es erfolgen abschließende Stellungnahmen von Organisationen und Verbänden aus dem Gesundheitswesen und der Langzeitpflege.

Im Nachgang der Konferenz haben die Teilnehmer*innen vier Wochen Zeit, weitere schriftliche Rückmeldungen zu geben. Das wissenschaftliche Team des DNQP und die Expertenarbeitsgruppe werten die Konferenz und die Rückmeldungen aus und nehmen darauf basierende Veränderungen am Expertenstandard vor. Danach wird der Expertenstandard veröffentlicht. Die Veröffentlichung umfasst eine **Präambel** zum Expertenstandard, in der die Zielsetzung, der Gültigkeitsbereich und die mit dem Standard angesprochenen Zielgruppen benannt werden. Daneben sind der Expertenstandard, die Kommentierungen und die Literaturstudie enthalten, sodass die Veröffentlichung des jeweils aktuellen Standes des Wissens und die Verständigung über das von der Pflege zu erwartende Leistungsniveau enthalten sind und die Einrichtungen mit der Umsetzung beginnen können.

Modellhafte Implementierung von Expertenstandards: Nach der Konsensuskonferenz erfolgt eine **modellhafte Implementierung** des Expertenstandards. Die Zielsetzung besteht in der Erprobung seiner **Akzeptanz und Praxistauglichkeit** sowie in der Gewinnung von Erkenntnissen für die nachhaltige Implementierung und Arbeit mit Expertenstandards in unterschiedlichen Praxisbereichen.

Die modellhafte Implementierung erfolgt nach einem vom DNQP entwickelten **Phasenmodell** (Abb. 3). Sie wird durch das Team des DNQP wissenschaftlich begleitet.

Interessierte Einrichtungen können sich auf eine öffentliche Ausschreibung zur Teilnahme an der modellhaften Implementierung bewerben. Die Auswahl erfolgt kriteriengeleitet durch das

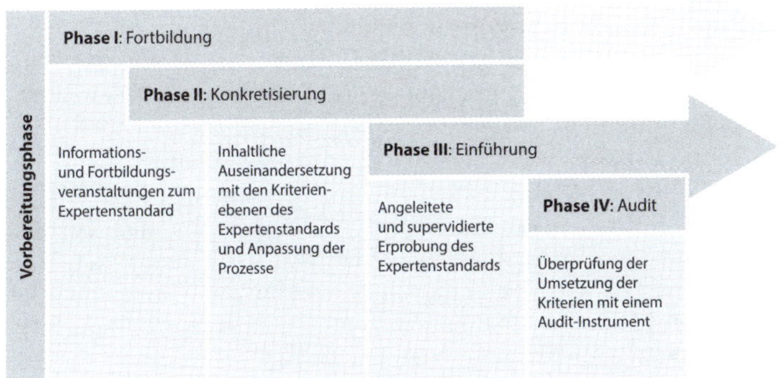

Abb. 3: Phasenmodell zur modellhaften Implementierung von Expertenstandards

wissenschaftliche Team des DNQP. Kriterien sind die Berücksichtigung unterschiedlicher Einrichtungsarten (Krankenhäuser, Pflegeheime, ambulante Pflegedienste u.a.) und Fachbereiche, die regionale Verteilung sowie Strukturkriterien wie ein hoher Entwicklungsstand der Pflege, Erfahrungen mit pflegerischer Qualitätsentwicklung, Bereitschaft zur Unterstützung der Implementierung durch die Leistungsebene sowie die Bereitstellung ausreichender Ressourcen für eine Projektleitung, Arbeitsgruppen und ein abschließendes Audit.

Wie Abb. 3 entnommen werden kann, bedarf es vor der eigentlichen Implementierung einer intensiven Vorbereitung zur Schaffung notwendiger Voraussetzungen. Dazu gehören:

1. die Auswahl geeigneter Bereiche oder Abteilungen für die Implementierung,
2. die Bildung einrichtungsinterner Arbeitsgruppen und
3. die fachlich kompetente Projektbegleitung durch Projektbeauftragte.

Diese Voraussetzungen sind entscheidend für eine erfolgreiche Arbeit mit Expertenstandards. Die Implementierung folgt keiner geheimen Formel, sondern ist abhängig von einer guten Anpassung an vorhandene Ausgangsbedingungen und richtige Entscheidungen in den beteiligten Einrichtungen. Die Erfahrungen aus bisherigen Implementierungsprojekten des DNQP zeigen die Bedeutung dieser drei Voraussetzungen auf (Moers et al. 2017). Erst wenn die Voraussetzungen erfüllt sind, folgen die sich überlappenden, weiteren Implementierungsphasen **Fortbildung, Konkretisierung, Einführung und Audit**.

Durch Fortbildungen soll der notwendige Kenntnisstand bei den beteiligten Mitarbeitenden in der Pflege erreicht werden. Das Ausmaß und die Intensität der Fortbildungen sind nicht für alle Einrichtungen gleich, sondern richten sich nach dem Bedarf der beteiligten Pflegeteams. Gehören Fortbildungen zum Thema des zu implementierenden Standards zum regulären Fortbildungsprogramm einer Einrichtung, so ist der Bedarf an weiteren Fortbildungen vermutlich geringer, als wenn dies nicht der Fall ist. Auch die Art der Fortbildung kann unterschiedlich sein und reicht von Tages- und Halbtagesseminaren über kürzere Einheiten bis hin zu Online-Veranstaltungen.

Die **zweite Phase der modellhaften Implementierung** besteht in der **Konkretisierung und Anpassung** der Kriterien des Expertenstandards an die Bedarfslagen der angesprochenen Zielgruppen und der Ausgangsbedingungen in den beteiligten Einrichtungen. Die Anpassungen dürfen dabei das geforderte Niveau des Expertenstandards nicht unterschreiten. Sie dürfen und sollten sogar auf etablierte Prozesse und Verfahrensweisen in den Einrichtungen Rücksicht nehmen. Ein gutes Beispiel sind Fragen der Einschätzung von pflegerisch relevanten Sachverhalten. Jeder Expertenstandard enthält Aussagen zur Einschätzung, z. B. eines Dekubitus, des Schmerzes oder der Ernährungssituation. Die Kommentierungen zu den Standardkriterien enthalten eine Vielzahl von Hinweisen und Kriterien, auf die bei der Einschätzung geachtet werden sollte. Die Hinweise in den Expertenstandards und Kommentierungen enthalten jedoch einigen **Gestaltungsspielraum**, der für die Implementierung genutzt werden sollte. Die Verantwortlichen in den Gesundheits- und Pflegebereichen sollten daher einen Abgleich vornehmen, welche Einschätzungen im Rahmen der pflegerischen Versorgung in der eigenen Einrichtung ohnehin vorgenommen werden und welche Anpassungen darin notwendig werden, um dem Leistungsniveau des Expertenstandards zu entsprechen. Ähnlich sollte auch mit den weiteren Kriterien des Expertenstandards zur Planung und Vereinbarung von Maßnahmen, zur Information und Beratung, zur Durchführung von Maßnahmen sowie zur Evaluation verfahren werden. Da es sich oft um vielfältige Anpassungen handelt, enthalten viele Expertenstandards die Empfehlung, eine einrichtungsinterne Verfahrensregel zu vereinbaren, in der die einzelnen Prozessschritte und Zuständigkeiten festgeschrieben werden.

Für die Konkretisierung und Anpassung in den Einrichtungen sind die dort zu bildenden Arbeitsgruppen verantwortlich. Aufgrund der vielfach sehr interdisziplinären Natur der Kooperation in Einrichtungen empfiehlt sich eine multidisziplinäre Zusammensetzung dieser Arbeitsgruppe.

Suchen Sie sich einen Expertenstandard heraus und befassen Sie sich intensiv mit den dort ausgesprochenen Empfehlungen. Überlegen Sie in einem zweiten Schritt, wie in Ihrer Einrichtung mit dem Thema des von Ihnen ausgewählten Expertenstandards verfahren wird und schreiben Sie sich die Vorgehensweise auf. Legen Sie dann den Expertenstandard und Ihre hausinterne Verfahrensweise nebeneinander und entscheiden dann, welcher Anpassungs- und Konkretisierungsbedarf erforderlich ist. Um die Übung realitätsnah zu gestalten, sollten zwei oder drei Kolleginnen oder Kollegen von Ihnen ebenfalls eine solche Gegenüberstellung vornehmen und einen Vorschlag unterbreiten, welche Anpassungen und Konkretisierungen erforderlich wären. Diskutieren Sie abschließend Ihre Einschätzungen und versuchen Sie, sich hinsichtlich des Anpassungs- und Konkretisierungsbedarfs zu verständigen.

Nach der Konkretisierungs- und Anpassungsphase erfolgt die **eigentliche Einführung des Expertenstandards**. Darin geht es um die angeleitete und supervidierte Erprobung der im Expertenstandard ausgesprochenen Handlungsempfehlungen. Es empfiehlt sich, unmittelbar vor Beginn dieser Phase eine **Informationsveranstaltung** durchzuführen und die Gelegenheit für Fragen zu geben. Die Pflegenden der Abteilungen/Einheiten, in denen die Einführung stattfindet, sollten wissen, an wen Sie sich wenden können, wenn es Fragen gibt. In der Regel sollten diese an die Projektbeauftragten in den Einrichtungen oder Mitglieder der Arbeitsgruppe gestellt werden. Die **Projektbeauftragten** sollten während der Einführungsphase für die Pflegenden verfügbar sein und eine Funktion als Mentor*in ausüben.

Den Abschluss der modellhaften Implementierung bildet die

Durchführung eines Audits, durch das ermittelt wird, ob, und bis zu welchem Grad, die Ziele des Expertenstandards erreicht wurden. Das DNQP hat für die Durchführung des Audits ein **standardisiertes Auditinstrument** entwickelt und stellt dieses auf seiner Internetseite zur Verfügung. Das Auditinstrument wird an die jeweiligen Inhalte der einzelnen Expertenstandards angepasst. Das Auditverfahren wird in Kap. 3.2.4 noch ausführlicher beschrieben. Die Ergebnisse der modellhaften Implementierung und des Audits werden durch das wissenschaftliche Team des DNQP ausgewertet und aufbereitet. Sie werden im Rahmen von **Netzwerk-Workshops des DNQP** öffentlich präsentiert und diskutiert und sind anschließend Teil der abschließenden Veröffentlichung des Expertenstandards. Die Ergebnisse aus der modellhaften Implementierung und dem Audit dienen anderen Einrichtungen und Personen, die nicht an der modellhaften Implementierung beteiligt waren, dazu, von den Erfahrungen zu lernen und diese bei ihren eigenen Implementierungsprozessen zu nutzen.

Aktualisierung von Expertenstandards: Als evidenzbasierte Instrumente bedürfen Expertenstandards der **regelmäßigen Überprüfung und Aktualisierung**. Im Methodenpapier des DNQP ist festgehalten, dass die reguläre erste Aktualisierung fünf Jahre nach der Veröffentlichung eines Expertenstandards erfolgt und weitere Aktualisierungen nach jeweils sieben Jahren. Zwischen den Aktualisierungen führt das wissenschaftliche Team des DNQP ein **Monitoring** mit Unterstützung der Expertenarbeitsgruppen durch, mit dem geprüft wird, ob ein vorzeitiger Aktualisierungsbedarf besteht.

Der eigentliche Aktualisierungsprozess ist dem Entwicklungsprozess sehr ähnlich. Es erfolgt zunächst die Auswahl der wissenschaftlichen Leitung der Expertenarbeitsgruppe, die Vergabe einer Literaturrecherche zur aktuellen Evidenz zum Thema sowie die Ausschreibung und Auswahl der Mitglieder der Expertenarbeitsgruppe. Anders als während der Entwicklung besteht die Aufgabe der Expertenarbeitsgruppe nun in der Prüfung des Aktualisierungsbedarfs des Expertenstandards und der Kommentierung der Standardkriterien. Auf Basis der Prüfung nimmt die Expertenarbeitsgruppe Veränderungen am Standard und den Kommentierungen vor, zum Teil werden die Kommentierungen auch neu verfasst. Die Einbeziehung der Fachöffentlichkeit erfolgt nicht im

Rahmen einer Konsensuskonferenz, sondern über das Internet im Rahmen einer **öffentlichen Konsultationsphase**. Das DNQP weist über die Fachmedien darauf hin, dass der Entwurf des aktualisierten Expertenstandards und der aktualisierten Kommentierung über die Internetseite des DNQP einseh- und abrufbar ist und dass um Rückmeldungen gebeten wird. Diese sind in einem Zeitraum von sechs bis acht Wochen möglich.

Das wissenschaftliche Team des DNQP sammelt die Rückmeldungen und wertet sie gemeinsam mit der Expertenarbeitsgruppe aus. Sich daraus ergebende Veränderungen werden in den aktualisierten Expertenstandard und die Kommentierungen eingearbeitet, die anschließend durch das DNQP veröffentlicht werden.

Um auch den Aspekt der **Praxistauglichkeit** bei den Aktualisierungen nicht zu vernachlässigen, führt das DNQP nach Abschluss der zweiten Aktualisierungen der Expertenstandards ein **Praxisprojekt** durch, bei dem es nicht mehr um die eigentliche Praktikabilität der Expertenstandards, sondern um die Erkenntnisse zu ihrer nachhaltigen Implementierung geht. Zudem sind mit dem Praxisprojekt die Entwicklung und der Einsatz von Indikatoren zur Pflegequalität auf der Basis von Expertenstandards verbunden. Indikatoren sollen und können die Einrichtungen bei der internen Qualitätsentwicklung unterstützen. Sie sind Gegenstand von Kap. 3.2.

3.1.2 Leitlinien

Die Entwicklung von Leitlinien erfolgt im Rahmen der Arbeitsgemeinschaft wissenschaftlich-medizinischer Fachgesellschaften (AWMF).

> Auf der Internetseite der AWMF sind Leitlinien definiert als „… systematisch entwickelte Hilfen für Ärzte zur Entscheidungsfindung in spezifischen Situationen. Sie beruhen auf aktuellen wissenschaftlichen Erkenntnissen und in der Praxis bewährten Verfahren und sorgen für mehr Sicherheit in der Medizin, sollen aber auch ökonomische Aspekte berücksichtigen. Die ‚Leitlinien' sind für Ärztinnen und Ärzte rechtlich nicht bindend und haben weder haftungsbegründende noch haftungsbefreiende Wirkung" (AWMF 2021; Zugriff am 31.12.2021).

Die Zielsetzungen und Hintergründe sowie das Verfahren zur Entwicklung von Leitlinien sind ausführlich und detailliert beschrieben im **AWMF-Regelwerk Leitlinien** (AWMF 2020). Darin ist auch festgehalten, dass Leitlinien nicht nur ärztliche, sondern auch die Entscheidungsfindung von Angehörigen anderer Gesundheitsberufe sowie von Patientinnen und Patienten für eine angemessene Versorgung bei spezifischen Gesundheitsproblemen unterstützen sollen. In diesem Sinne werden Leitlinien als wichtige Instrumente zur Qualitätsentwicklung im Gesundheitswesen verstanden, durch die aktuelles Wissen vermittelt wird. Sie sind „**Handlungs- und Entscheidungskorridore**“, von denen in begründeten Fällen abgewichen werden kann oder sogar muss (AWMF 2020, 6).

Die Grundlagen für das Verfahren zur Entwicklung und die Publikation von Leitlinien orientiert sich an international akzeptierten und angewendeten Qualitätskriterien und methodischen Standards. Einige der Schritte zur Entwicklung von Leitlinien verlaufen ähnlich wie bei der Entwicklung von Expertenstandards, andere unterscheiden sich erheblich. Zudem gibt es deutlich mehr Leitlinien als Expertenstandards. Die Zahl verändert sich kontinuierlich, aber es kann von 700–800 Leitlinien ausgegangen werden. Nur die wenigsten davon enthalten Aussagen zur Pflegequalität. Dies ist einer der Gründe, warum Leitlinien im pflegerischen Alltag für die Qualitätsentwicklung bislang nur eine nachgeordnete Rolle spielen. Dies kann sich jedoch in Zukunft ändern. Darüber hinaus können Leitlinien immer dann eine wichtige Rolle spielen, wenn es um die **interdisziplinäre Zusammenarbeit** mit Ärztinnen und Ärzten und anderen Gesundheitsberufen geht. Neben der reinen Anzahl ist ein weiterer wichtiger Unterschied zu Expertenstandards, dass es nicht „die“ Leitlinie gibt, sondern dass **Leitlinien unterschiedlich klassifiziert sind**. Die Klassifizierung steht in einem engen Zusammenhang zur methodischen Entwicklung der Leitlinie. Unterschieden werden S1, S2k, S2e und S3-Leitlinien.

Unter S1-Leitlinien werden Handlungsempfehlungen von Expertengruppen verstanden. Die Konsensfindung findet dabei in einem informellen Verfahren statt. Als S2k-Leitlinie werden konsensbasierte Leitlinien verstanden, auf die sich ein repräsentatives Gremium im Rahmen einer strukturierten Konsensfindung verständigt hat. S2e-Leitlinien werden als evidenzbasierte Leitlinien bezeichnet. Sie basieren auf einer systematischen Recherche, Auswahl und Bewertung der Literatur. In S3-Leitlinien werden alle genannten Prinzipien umgesetzt. Sie gelten als evidenz- und konsensbasierte Leitlinien, für deren Entwicklung sowohl die systematische Recherche, Auswahl und Bewertung der Literatur stattgefunden hat und im Rahmen eines repräsentativen Gremiums eine strukturierte Konsensfindung erfolgt ist (AWMF 2020).

Entwicklung von Leitlinien: Der Prozess zur Entwicklung und Publikation von Leitlinien umfasst insgesamt **sieben Schritte** (AWMF 2020), die in verschiedene Teilschritte untergliedert sind:

1. Planung und Organisation,
2. Anmeldung beim AWMF-Leitlinienregister,
3. Leitlinienentwicklung,
4. Redaktion,
5. Implementierung und Evaluierung,
6. Fortschreibung und Aktualisierung und
7. Publikation.

Um die Entwicklung von Leitlinien gründlicher zu studieren, empfiehlt sich die vertiefte Beschäftigung mit dem AWMF-Regelwerk. Nachfolgend werden nur die wesentlichen Schritte des Entwicklungsprozesses beschrieben.

Die Initiative für die Entwicklung einer Leitlinie geht in der Regel von einer der **Fachgesellschaften,** die in der **AWMF** vertreten sind, aus. Zur Planung und Organisation einer Leitlinienentwicklung gehören Aussagen zur Begründung, warum es der zu entwickelnden Leitlinie bedarf und welches Gesundheitsproblem bzw. welche Zielgruppe mit der Leitlinie adressiert werden sollen. Bereits während der Planung ist es erforderlich, eine Entscheidung zur **Stufenklassifikation der Leitlinie** vorzunehmen, weil die Entwicklung einer S3-Leitlinie ein anderes methodisches Vorgehen erfordert als die einer S1-Leitlinie.

Hohe Bedeutung kommt der Zusammensetzung der Leitliniengruppe zu, in der die wesentlichen Interessengruppen vertreten sein sollen. Welche das sind, wird vor dem Hintergrund der Zielorientierung und Zielsetzung der Leitlinie geprüft und die entsprechenden Fachgesellschaften werden zur Beteiligung eingeladen. Die Perspektive der mit der Leitlinie angesprochenen Zielgruppe soll durch die **Beteiligung von Selbsthilfe- oder Betroffenenorganisationen** berücksichtigt werden oder, sofern das nicht möglich ist, durch eine Recherche zu Studien zur Betroffenenperspektive Eingang in den Entwicklungsprozess finden.

Die nächsten Schritte bestehen in der Festlegung eines Projektablaufplans und der Entwicklung eines Finanzierungskonzepts. Inhaltlich besteht der nächste Planungsschritt in der **Formulierung von klinisch relevanten Fragestellungen**. Diese sind erforderlich, um die Literaturrecherche zielgerichtet durchführen zu können und die Zielorientierung der Leitlinie zu gewährleisten. Etabliert hat sich die Planung der Recherche auf Basis des PICO-Schemas (Patient-Intervention-Comparison-Outcome). Zu überlegen ist danach, welche Patientengruppe (P) und welche tatsächliche Intervention (I) betrachtet werden sollen, womit diese Intervention verglichen werden soll (C) und welche Ergebnisse oder Endpunkte (O) entscheidend sein sollen. Im AWMF-Regelwerk (AWMF 2020, 26) lautet eine „suchtaugliche" Frage, ob eine Intervention bei Patienten mit einer bestimmten Erkrankung (die nach Stadium oder Schweregrad differenziert werden kann) in einem bestimmten Versorgungssetting zu erhöhten oder verminderten Endpunkten (z.B. erwünschte oder unerwünschte Ergebnisse) im Vergleich zu einer Kontrollbehandlung führt.

Der letzte Schritt der Planung besteht in der **Erklärung von Interessen** und im **Umgang mit Interessenskonflikten**. Dabei geht es darum sicherzustellen, dass das professionelle Urteilsvermögen der Mitglieder der Entwicklungsgruppe nicht durch eigene Interessen (z.B. finanzieller, akademischer oder persönlicher Art) beeinflusst wird. Die Mitglieder der Entwicklungsgruppen gehen unterschiedlichen Aufgaben und Tätigkeiten nach, die einen Interessenskonflikt nach sich ziehen können. Dieser bedeutet nicht immer eine Beeinflussung, aber es ist mittlerweile gängige Praxis, mögliche Interessenskonflikte offenzulegen und transparent zu machen.

Nach Abschluss der Planungsphase erfolgt dann die Anmeldung der Leitlinie beim **AWMF-Leitlinienregister**. Die Anmeldung dient dazu, den Entwicklungsprozess transparent zu machen und gibt anderen Fachgesellschaften die Möglichkeit, sich am Prozess zu beteiligen. Der dritte Schritt des Prozesses, die eigentliche Leitlinienentwicklung, beginnt mit dem konstituierenden Treffen der Entwicklungsgruppe zur Abstimmung und Festlegung der gemeinsamen Vorgehensweise. Den Schwerpunkt des Entwicklungsprozesses bildet die systematische Recherche, Auswahl, Bewertung und Aufarbeitung der verfügbaren Evidenz zu den im Rahmen der

Planung festgelegten Fragestellungen. Dazu werden im Regelwerk sehr umfangreiche Hinweise gegeben.

Im Ergebnis werden auf Basis der Literaturrecherche Empfehlungen formuliert. Anders als bei Expertenstandards werden diese **Empfehlungen graduiert**. Das bedeutet, dass Empfehlungen hinsichtlich ihrer Stärke unterschiedlich bewertet werden. Die Stärke einer Empfehlung richtet sich nach der im Rahmen der Recherche identifizierten Evidenz und soll als Ergebnis einer Nutzen-Schaden-Abwägung erfolgen.

Wie bei der Klassifizierung der Leitlinien erwähnt, ist die strukturierte Konsensfindung ein wesentliches Merkmal von S2k- und S3-Leitlinien. Das Regelwerk sieht keinen einheitlichen, sondern unterschiedliche Formen der strukturierten Konsensfindung vor, die von den Entwicklungsgruppen genutzt werden können.

Der vierte Schritt des Entwicklungsprozesses besteht in der Redaktion der Leitlinie. Dabei geht es um die **Klarheit und die Aufbereitung der Empfehlungen**. Die Zielsetzung besteht darin, diese eindeutig zu formulieren, ansprechend zu präsentieren und dafür zu sorgen, dass sie für die Anwender*innen der Leitlinie leicht zu identifizieren sind.

Vor der Veröffentlichung sollen Leitlinien nach Möglichkeit extern begutachtet werden, um Unklarheiten und offene Fragen zu erkennen und zu vermeiden. Erst danach erfolgt eine Gesamtverabschiedung durch die Entwicklungsgruppe und die Verbreitung der Leitlinie. Die eigentliche Veröffentlichung erfolgt in unterschiedlichen Formaten. Für professionelle Anwender*innen kann es Lang- und Kurzfassungen der Leitlinie geben. Zudem wird ein **Leitlinienreport** verfasst, in dem das methodische Vorgehen und die im Rahmen der Entwicklung erfolgten Entscheidungen transparent gemacht werden. Da Leitlinien nicht nur die professionelle Entscheidungsfindung unterstützen sollen, sondern ebenso die von Patientinnen und Patienten, wird im AWMF-Regelwerk die Veröffentlichung der Leitlinie in laienverständlichem Format empfohlen.

Anders als bei Expertenstandards erfolgt bei Leitlinien keine regelhafte modellhafte Implementierung, deren Erkenntnisse dann veröffentlicht werden. Zum Entwicklungsprozess gehört es jedoch, Strategien für die Implementierung und Evaluation zu benennen, die dann von Personen und Institutionen aufgegriffen und umgesetzt werden können.

Bezüglich der Aktualität gelten für Leitlinien auch die Notwendigkeit der Überprüfung des Wissenstandes und die Aktualisierung. Die AWMF ist an dieser Stelle strenger als das DNQP. Als maximale **Gültigkeitsdauer einer Leitlinie** ist ein Zeitraum von fünf Jahren festgelegt. Sollte danach keine Aktualisierung durch eine Fachgesellschaft angemeldet sein, wird die Leitlinie aus dem Informationssystem der AWMF entfernt.

3.1.3 Andere Qualitätsinstrumente

Expertenstandards und Leitlinien können als die derzeit wichtigsten Qualitätsinstrumente in der gesundheitlichen und pflegerischen Versorgung angesehen werden. Aus diesem Grund wurden die Verfahren zu ihrer Entwicklung auf den vorhergehenden Seiten ausführlich beschrieben. Sie sind die wesentlichen Instrumente, über die die Berufsgruppen ihren Beitrag zur Qualitätsentwicklung leisten, indem sie in methodisch anspruchsvollen Verfahren die verfügbare Evidenz zu einem Thema identifizieren und handlungsorientiert aufbereiten. **Expertenstandards und Leitlinien** enthalten daher die fachlich zu setzenden Anforderungen in der gesundheitlichen und pflegerischen Versorgung. Diese gilt es für eine gute Qualität zu erfüllen und sich an ihnen zu orientieren.

Es existieren darüber hinaus aber noch vielfältige andere Qualitätsinstrumente, in denen grundlegende Anforderungen zum Ausdruck kommen und die in unterschiedlichen Praxisbereichen sehr hilfreich sein können. Dazu gehören unterschiedliche Formen der **Standardisierung** sowie **dezentrale und einrichtungsinterne Ansätze** zur Qualitätsentwicklung.

Dezentrale und einrichtungsinterne Ansätze: Elsbernd et al. (2010, 53 ff.) haben eine Vielzahl von möglichen **Qualitätsinstrumenten** identifiziert. Diese lassen sich systematisieren in Instrumente zur Nutzung im Rahmen des Pflegeprozesses, zur Festlegung professioneller Leistungsniveaus, zur Unterstützung von interdisziplinären Abläufen sowie zur Bewertung, zum Vergleich oder zur Steuerung von Leistungen.

Instrumente zur Nutzung bei der Gestaltung von Pflegeprozessen können Einschätzungs-, Planungs- Durchführungs- oder Evaluationsinstrumente sein. Ihre Zielsetzung besteht darin, die einzelnen Schritte des Pflegeprozesses zu unterstützen und somit zu einer guten Versorgungsqualität beizutragen. Die Unterstützung der Einschätzung im Rahmen des Pflegeprozesses kann in Anlehnung an ein pflegetheoretisches Modell erfolgen. Sie kann sich an einrichtungsrelevanten Kriterien orientieren oder auf der Nutzung bestimmter Instrumente für einzelne Pflegeaspekte basieren, wie z.B. der Nutzung eines Instruments zur Schmerzeinschätzung. Die Zielsetzung ist es dabei, möglichst umfassende und relevante Informationen für die weitere Gestaltung des Pflegeprozesses zu erhalten und diese im weiteren Verlauf nutzen zu können. Wie bereits ausgeführt, leisten Expertenstandards dabei zu den spezifischen Themen der Expertenstandards eine gute Hilfestellung. Da es jedoch vielfältige, über die Themen der Expertenstandards hinausgehende Fragestellungen gibt, mit denen sich Pflegende in der Praxis befassen, ist es sinnvoll, Hilfestellungen für die Einschätzung der Bedarfslagen der im jeweiligen Setting angesprochenen Zielgruppe zu nutzen.

Die Festlegung eines Leistungsniveaus ist per Definition Anliegen der Expertenstandards des DNQP. Möglich und sinnvoll ist die Festlegung von Leistungsniveaus daneben aber auch für einrichtungsbezogene Fragestellungen. Solche oftmals als **Praxisstandards** bezeichneten Festlegungen bedürfen ebenfalls einer methodisch transparenten Entwicklung. Sie benötigen die Überprüfung der relevanten Literatur ebenso wie sie eine strukturierte Konsensfindung erforderlich machen. Das DNQP hat für diese Form der so genannten dezentralen Qualitätsentwicklung vor dem Hintergrund internationaler Ansätze Erfahrungen mit der **stationsgebundenen Qualitätsentwicklung** gemacht (Schiemann/Moers 2004). Dabei wurden einrichtungs- bzw. abteilungsspezifische Standards für die Mobilisation von Langzeitpatienten auf der Intensivstation, für die Schmerzeinschätzung auf einer operativen Einheit sowie für die Medikamentenschulung nach Transplantation erarbeitet. In einem Projekt zur Qualitätsentwicklung in Einrichtungen der stationären Altenhilfe wurden verschiedene Standards für diesen Bereich entwickelt (Elsbernd et al. 2010). Dazu gehörten u.a. Praxisstandards zur:

1. Unterstützung des Einlebens in ein Pflegeheim,
2. Förderung eines erholsamen Nachtschlafs und Vermeidung von Schlafstörungen,

3. Unterstützung von Bewohnerinnen und Bewohnern mit einer Sehbeeinträchtigung sowie
4. Förderung der Beschäftigung und Aktivierung von schwer bettlägerigen Bewohnerinnen und Bewohnern.

Die Beispiele zeigen, dass entsprechende Prozesse zu einer Vielzahl von Themen möglich sind. Der positive Aspekt daran ist, dass die Entwicklung von Qualitätsinstrumenten nicht nur auf nationaler Ebene erfolgen kann, sondern auch in einzelnen Einrichtungen. Sinnvoll ist es jedoch, zunächst immer nach vorhandenen Instrumenten zu suchen. Die Entwicklung einrichtungsspezifischer Ansätze und Instrumente steht vor ähnlichen Herausforderungen wie die Entwicklung von Instrumenten mit einem übergeordneten Anspruch. Sie kann sehr viel spezifischer und konkreter erfolgen, weil der Anwendungsbereich überschaubarer ist. Methodisch sind jedoch ähnlich hohe Anforderungen zu stellen, damit Praxisstandards und dezentrale Ansätze den Anspruch eines praxistauglichen und evidenzbasierten Instruments erfüllen.

Standardisierung: Für sämtliche Ansätze der Qualitätsentwicklung spielt der Aspekt der **Standardisierung** eine bedeutende Rolle. Hensen (2019) befasst sich intensiv mit der Methode der Standardisierung und ihren Anwendungsbereichen. Standardisierung ist ausgerichtet auf die **Gleichheit und Richtigkeit von Tätigkeiten** sowie auf die Gleichheit von Kommunikation oder den Gebrauch von Gegenständen. Jedwede Form der Standardisierung basiert auf der Annahme, dass sich professionelle Aufgaben wiederholen und Verfahren, die sich bei der Bewältigung dieser Aufgaben bewährt haben, festgeschrieben und zum Maßstab des Handelns werden sollten. Dabei ist es zunächst einmal unerheblich, ob es sich um Tätigkeiten, Kommunikationsfragen oder die Nutzung von Gegenständen handelt. Alle Aspekte spielen auch für die Pflege eine sehr bedeutende Rolle.

Nicht selten ruft der Begriff der Standardisierung in der Pflege Widerstand hervor, weil die meisten Pflegenden den Anspruch einer individuellen Pflege haben. Standardisierung wird vor diesem Hintergrund als Widerspruch zu einer individuellen (teilweise auch als ganzheitlich bezeichneten) Pflege betrachtet. Eine sachlichere Betrachtungsweise zeigt jedoch, dass es in den unterschiedlichen Pflegesettings wiederkehrende pflegerische Aufgaben gibt, für die eine Orientierung an Festlegungen im Sinne von Standardisierungen sehr sinnvoll sein kann. Zudem bedeutet die Standardisierung keinesfalls, dass eine Berücksichtigung individueller Bedürfnisse dadurch ausgeschlossen ist.

Hensen (2019) benennt unterschiedliche Arten, **Formen und Intentionen der Standardisierung**. Zu den Intentionen zählen:

1. die Vermeidung von Fehlern,
2. die Vermeidung von Qualitätsschwankungen,
3. das Erreichen einer anforderungsgerechten Qualität,
4. die Absicherung der eigenen Arbeit,
5. die Schonung eigener Ressourcen,
6. die Einarbeitung neuer Mitarbeiter*innen,
7. das unternehmensinterne Wissensmanagement oder
8. ein einheitliches Erscheinungsbild.

Diese Aufzählung möglicher Intentionen, die mit der Standardisierung verbunden sein können, zeigt, dass ein Widerspruch zu einer individuellen Pflege keinesfalls bestehen muss und dass die Verständigung auf Standards in diesem Sinne sehr sinnvoll sein kann.

Hinsichtlich der Arten von Standards unterscheidet Hensen (2019) **Struktur-, Begriffs-, Leistungs- und Prozessstandards**. Struktur- und Prozessstandards sind bereits in vorherigen Kapiteln angesprochen worden (Kap 1.3). In Strukturstandards werden strukturelle Aspekte festgelegt. Diese können baulicher, technischer oder anderer Art sein. Prozessstandards beziehen sich auf die tatsächliche Durchführung von Aufgaben und Tätigkeiten und kommen beispielsweise in Behandlungspfaden oder Verfahrensanweisungen vor. **Begriffsstandards** werden verwendet, wenn es um die Stabilität und sichere Anwendung von Sprache und die Bedeutung von Fachausdrücken geht. Diese sind vor allem dann von Bedeutung, wenn auf Klassifikationen oder Begriffssysteme Bezug genommen wird, wie z.B. die Internationale Klassifikation der Krankheiten (ICD – International Classification of Diseases) oder die Internationale Klassifikation der Funktionsfähigkeit, Behinderung und Gesundheit (ICF – International Classification of Functioning, Disability and Health). Leistungsstandards geben oftmals Ziel- oder Ergebniswerte (z.B. in Form von Höchst- oder Niedrigwerten) vor. Die **Formen der Standardisierung** sind sehr vielfältig und umfassen:

1. Checklisten,
2. Protokolle,
3. Verhaltensregeln,
4. Vorschriften,
5. Verfahrensanweisungen,
6. Arbeitsanweisungen,
7. Leitlinien oder
8. Richtlinien.

Standardisierung sollte in der Qualitätsentwicklung kein Selbstzweck sein. Ihre Anwendung ist nur sinnvoll, wenn eine der genannten Intentionen verfolgt wird und es berechtigten Grund zur Annahme einer Qualitätsverbesserung gibt. Das Unbehagen mit der Standardisierung in der Pflege hängt vielfach mit der alltäglichen Auseinandersetzung mit sehr unterschiedlichen Lebensrealitäten und Vorstellungen zusammen, für die es schwierig zu sein scheint, eine standardisierte Vorgehensweise zu entwickeln. Ein genauerer Blick in verfügbare Standards zeigt jedoch, dass diese sich auf sehr klar definierte Aufgaben und Fragen beziehen und keinesfalls die Absicht verfolgen, einer individuell ausgerichteten Versorgung entgegenzustehen.

> Dass es zwischen standardisierten Vorgehensweisen und individuellen Interessen oder Wünschen Widersprüche geben kann, hat die Corona-Pandemie verdeutlicht. Dem Ziel der Vermeidung weiteren Infektionen in Krankenhäusern, Pflegeeinrichtungen und der häuslichen Pflege stand der Wunsch nach Kontakt und Teilhabe am Leben entgegen. Für die Infektionsvermeidung konnten standardisierte Richtlinien, Verfahrensanweisungen und Verhaltensregeln vorgegeben werden. Diese hatten oftmals die Konsequenz von Kontaktverboten pflegebedürftiger Menschen zu ihren Angehörigen zur Folge. Erst nach und nach ist es gelungen, die unterschiedlichen Intentionen der Infektionsvermeidung und der Gewährleistung sozialer Kontakte und gesellschaftlicher Teilhabe besser aufeinander abzustimmen, wobei immer noch einige Fragen ungelöst sind.

Diese Problematik verdeutlicht noch einmal die am Beginn dieses Buches dargestellte Ansiedlung der Qualität der Pflege auf einem Kontinuum zwischen der subjektiven Perspektive der Adressatinnen und Adressaten der Pflege und den objektiv gestellten Anforderungen zu zentralen Qualitätsbereichen. Die Standardisierung kann die möglichen Spannungen zwischen den beiden Polen nicht auflösen. Sie kann aber zu größerer Handlungssicherheit beitragen und Möglichkeiten aufzeigen, wie vor dem Hintergrund konkreter objektiver Anforderungen so vorzugehen ist, dass individuelle Gesichtspunkte nicht unberücksichtigt bleiben.

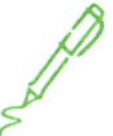

Testen Sie Ihr Wissen!

1. Was sind Expertenstandards? Nennen Sie zudem einige Ihrer zentralen Eigenschaften.
2. Skizzieren Sie das Vorgehen bei der modellhaften Implementierung von Expertenstandards.
3. Was sind Leitlinien? Was bedeutet die Klassifikation von Leitlinien?
4. Leitlinien mit einem pflegerischen Bezug finden sich am ehesten, wenn die Deutsche Gesellschaft für Pflegewissenschaft (DGP) an der Entwicklung beteiligt war. Suchen Sie auf der Internetseite der AWMF in der Leitlinien-Suche nach Leitlinien, an denen die DGP beteiligt war. Suchen Sie sich eine der Leitlinien zu einem Thema heraus, zu dem Sie bereits Erfahrungen sammeln konnten oder das Sie besonders interessiert. Suchen Sie zunächst in der Kurzfassung nach den Empfehlungen für das pflegerische Handeln. Prüfen Sie, inwieweit Sie die Umsetzung der Empfehlungen bereits in der Praxis erlebt haben und welche Veränderungen erforderlich wären, um den Empfehlungen der Leitlinie zu entsprechen.
5. Nennen Sie drei Intentionen der Standardisierung im Gesundheitswesen und in der Pflege, und geben Sie drei Beispiele für Standardisierungen.

3.2 Qualitätsmessung und -bewertung

Die im ersten Teil dieses Kapitels dargestellten Instrumente dienen der Qualitätsentwicklung. Sie helfen einzelnen Pflegenden, aber auch einzelnen Stationen, Abteilungen oder Wohnbereichen sowie ganzen Einrichtungen bei der Überprüfung und Weiterentwicklung der Qualität der Pflege. Der zweite Teil des Kapitels ist der Frage gewidmet, wie sich **Qualität messen und bewerten** lässt. Die Anwendung von oder Orientierung an Qualitätsinstrumenten ist ein wichtiger Schritt der Qualitätsentwicklung. Sie bietet allein jedoch keine Gewähr dafür, dass das angestrebte Qualitätsniveau tatsächlich erreicht wird. Ob und bis zu welchem Grad Qualitätsziele erreicht wurden, kann letztlich nur durch Mess- und Bewertungsverfahren bestimmt werden. Einige dieser Verfahren werden in diesem Kapitel vorgestellt. Zunächst wird auf die Bedeutung von **Kennzahlen** eingegangen, bevor dann eine ausführliche Darstellung von **Qualitätsindikatoren** erfolgt. Ihnen kommt eine immer wichtigere Rolle bei der Messung und Bewertung der Qualität zu. Sie sind aber bei weitem nicht das einzige Verfahren. Auch **Benchmarks**, **Auditverfahren** und **Qualitätsprüfungen** können zur Messung und Bewertung von Qualität zum Einsatz kommen.

3.2.1 Kennzahlen

Die Messung und Bewertung der Qualität benötigen Daten, vor allem quantitative Daten in Form von Zahlen und Relationen. Qualitative Daten in Form von Einschätzungen und Erfahrungen haben auch eine Bedeutung in der Evaluation der Qualität der Pflege, für die Messung kommen jedoch eher Zahlen in Betracht. Vereinfacht gesagt dienen Zahlen dazu, Aussagen darüber treffen zu können, wie groß ein bestimmtes Problem ist, wie viele Menschen davon betroffen sind und wie sich diese Anzahl im Laufe eines bestimmten Zeitraums verändert hat. Die Ermittlung von Zahlen kann durch mehr oder weniger groß angelegte wissenschaftliche Untersuchungen erfolgen. Einfacher und kostengünstiger ist es jedoch, wenn Daten fortlaufend im pflegerischen Alltag erhoben werden, damit dann im Bedarfsfall, z.B. zur Messung und Bestimmung der Qualität, darauf zugegriffen werden kann. Es sollte daher gut überlegt werden, welche Daten man erhebt. Diese Frage lässt sich nicht für alle Bereiche der Pflege gleichermaßen beantworten. Die Antwort richtet sich vielmehr nach den Anforderungen, die in den unterschiedlichen Bereichen der Pflegepraxis gestellt werden. So ist es für eine stationäre Pflegeeinrichtung gut zu wissen, wie viele der Bewohner*innen einen Dekubitus entwickelt haben, wie viele an Demenz erkrankt sind und wie viele die Übersiedlung aus der häuslichen Umgebung in die Einrichtung gut angenommen haben. Dies sind nur drei Beispiele unter vielen anderen. Auf der chirurgischen Abteilung eines Krankenhauses könnten Zahlen zum Dekubitus und zu Stürzen ebenfalls wichtig sein. Vermutlich ist es dort aber ebenso wichtig zu wissen, wie viele Patientinnen und Patienten akute Schmerzen oder Probleme mit der Wundversorgung haben. Auf einer Palliativstation oder in einem Hospiz spielen wiederum vollkommen andere Aspekte eine Rolle und so ließen sich die verschiedenen Bereiche der Pflegepraxis durchgehen. Im Rahmen der **externen Qualitätssicherung** von Krankenhäusern und Pflegeeinrichtungen (Kap. 1.4) gibt es einige Vorgaben zu pflegerischen Handlungen, zu denen Daten erhoben werden und vorliegen sollen. Unabhängig von diesen externen Anforderungen empfiehlt es sich aber für jede Einrichtung, sich Gedanken darüber zu machen, welche Daten regelmäßig erhoben und für die **interne Qualitätsentwicklung** genutzt werden sollen. Aufgrund der externen Vorgaben für Krankenhäuser und stationäre Pflegeeinrichtungen wäre es im ersten Schritt empfehlenswert, die in diesem Zusammenhang ohnehin zu erhebenden Daten für die interne Qualitätsentwicklung zu nutzen.

Als Beispiel kann auf die externe Qualitätssicherung der Krankenhäuser verwiesen werden. Die Krankenhäuser sind verpflichtet, Daten zur Dekubitusprophylaxe an das Institut für Qualitätssicherung und Transparenz im Gesundheitswesen (IQTiG; Kap. 1.5.1) zu senden. Dort werden die Daten aufbereitet und zusammengeführt, sodass abgelesen werden kann, wie viele Druckgeschwüre innerhalb eines Jahres in den deutschen Krankenhäusern entstanden sind. Da diese Daten an das IQTiG geliefert werden müssen und daher gesichert vorliegen, ist es naheliegend, sie auch für die interne Qualitätsentwicklung in den einzelnen Krankenhäusern zu nutzen. In einem Praxisprojekt des DNQP (DNQP 2019c) hat sich jedoch gezeigt, dass diese Nutzung keinesfalls regelmäßig erfolgt. Damit wird eine Chance zur Qualitätsentwicklung vertan, weil umfangreiche Daten nicht genutzt werden, um die Qualität der eigenen Arbeit zu evaluieren oder Erkenntnisse für Qualitätsverbesserungsprozesse zu nutzen.

Wenn die Frage geklärt wurde, welche Daten sinnvollerweise regelmäßig erhoben werden sollen, müssen als nächstes die Fragen beantwortet werden, **wer** die Daten erhebt, **wie**, in **welcher Form** und **wann** sie erhoben werden und **wo** sie festgehalten und dokumentiert werden. Da jede Form der **Datenerhebung** mit einem bestimmten Aufwand einhergeht, ist es wichtig, angesichts der fast überall nur begrenzt vorhandenen Personalressourcen, diesen Aufwand so überschaubar wie möglich zu halten. Am einfachsten ist eine Datenerhebung dann, wenn sie Bestandteil der alltäglichen

Dokumentation ist. Zusammengeführt und verarbeitet werden die Daten am besten, wenn sie in **elektronischer Form** vorliegen und in elektronischer Form gesammelt und aufbereitet werden. Um unnötigen Dokumentationsaufwand zu vermeiden, sollten Daten nicht einfach auf bloßen Verdacht gesammelt werden, sondern zielgerichtet zu den Fragestellungen, die für die Qualitätsentwicklung in der Einrichtung von Bedeutung sind.

Sehr hilfreich für die Qualitätsentwicklung ist die **Verfügbarkeit von Daten** zum Vorkommen und zum Neuauftreten bestimmter Phänomene. Das Vorkommen und das Neuauftreten dieser Sachverhalte werden oft durch die epidemiologischen Begriffe der **Prävalenz und Inzidenz** ausgedrückt. Die Prävalenz drückt die Krankheitshäufigkeit zu einem bestimmten Zeitpunkt aus. Das bedeutet, dass eine Krankheit, ein Symptom oder ein spezielles Problem betrachtet und gezählt wird (z.B. ein Dekubitus oder akute Schmerzen oder die Anzahl von Bewohnerinnen und Bewohnern eines Pflegeheims, die sich ohne fremde Hilfe nicht von einem Ort zum anderen bewegen können). Im Anschluss wird die ermittelte Zahl in Beziehung zu allen möglichen Patient*innen und Bewohner*innen gesetzt. Der dabei ermittelte Wert ist die Prävalenz. Wenn sich von 100 Bewohnerinnen und Bewohnern eines Pflegeheims 25 nicht ohne fremde Hilfe von einem Ort zum anderen bewegen können, dann liegt die Prävalenz dieser Mobilitätsbeeinträchtigung bei 25 %. Wenn 130 von 2000 Patientinnen und Patienten eines Krankenhauses einen Dekubitus aufweisen, dann beträgt die Dekubitusprävalenz 6,5 %. In dieser Form lässt sich die Prävalenz für verschiedene relevante Fragen bestimmen.

Nicht immer ist die Prävalenz jedoch der geeignetste Wert für die Qualitätsentwicklung. Oft sind einige der individuell bestehenden Risiken bereits eingetreten, bevor jemand ins Krankenhaus kommt, in ein Pflegeheim einzieht oder ein ambulanter Pflegedienst die Versorgung übernimmt. In diesem Fall hat die Einrichtung im Rahmen ihrer Qualitätsentwicklung und -sicherung keine Gelegenheit, die Entstehung eines Risikos zu verhindern. Wenn jemand bereits im Pflegeheim einen Dekubitus entwickelt hat und sich einer Krankenhausbehandlung unterziehen muss, dann erhöht sich durch diesen Krankenhauspatienten die Anzahl der Dekubitus in dem Krankenhaus, obwohl die Mitarbeiter*innen des Krankenhauses nichts gemacht haben, was die Entstehung verursacht oder befördert haben könnte. Gleiches gilt natürlich auch umgekehrt, wenn beispielsweise ein Mensch nach einem operativen Eingriff im Krankenhaus einen Dekubitus entwickelt hat und nicht nach Hause, sondern in eine stationäre Pflegeeinrichtung entlassen wird. Auch in diesem Fall liegt es nicht im Verantwortungsbereich der Pflegeeinrichtung, dass der Dekubitus entstanden ist, obwohl die Anzahl der Bewohner*innen mit einem Druckgeschwür steigt, zumindest statistisch. Ähnliches trifft auf das andere genannte Beispiel der Mobilitätsbeeinträchtigung zu. Ob diese bereits vor der Versorgung im Krankenhaus oder Pflegeheim vorhanden war oder erst dort entstanden ist, macht für die Bewertung der Qualität der eigenen Arbeit einen entscheidenden Unterschied.

Aus diesem Grund ist für die Qualitätsentwicklung neben der Prävalenz die oft wichtigere Kennzahl die Inzidenz, also die Neuerkrankungsrate in einem bestimmten Zeitraum. Der Zeitraum kann dabei unterschiedlich gewählt sein, sollte jedoch maximal den Zeitraum umfassen, in dem ein Mensch in einem Krankenhaus behandelt oder in einer Pflegeeinrichtung versorgt wird. Nur in diesem Zeitraum besteht die Möglichkeit für die Beschäftigten einer Einrichtung, durch gezielte Maßnahmen das Eintreten eines Risikos, in diesem Fall eines Dekubitus, zu verhindern. Die **Inzidenzrate** gibt also an, wie viele Personen seit ihrem Einzug in ein Pflegeheim oder seit ihrer Aufnahme in ein Krankenhaus einen Dekubitus entwickelt haben. In der Regel liegt die Inzidenzrate unter der Prävalenz. So kann es in einem Krankenhaus eine Prävalenz von 5 % für das Vorkommen eines Dekubitus geben, aber eine Inzidenz von nur 2 %. Das würde bedeuten, dass 5 % der Patientinnen und Patienten einen Dekubitus haben, aber nur 2 % diesen Dekubitus im Krankenhaus entwickelt haben. Es ließe sich sicherlich einwenden, dass diese Unterscheidung für die Arbeitsbelastung der Pflegenden in diesem Krankenhaus unerheblich ist, weil sie sich auch um die Patientinnen und Patienten kümmern müssen, die ihren Dekubitus „mitgebracht" haben und nicht nur um die, bei denen er erst während des Krankenhausaufenthalts entstanden ist. Auch für die Situation der Patientinnen und Patienten ist der Zeitpunkt der Entstehung nicht das zentrale Kriterium, weil sie die mit der Situation verbundenen Schmerzen und weiteren Probleme unabhängig vom Zeitpunkt ihrer Entstehung ertragen müssen. Beide Einwände sind zweifellos richtig, für die Qualitätsentwicklung jedoch nicht die wesentlichen Kriterien. Für die Frage, an welchen Stellen **Qualitätsverbesserungen** ansetzen sollten, ist es sehr wichtig zu wissen, wie sich die Qualität im eigenen Einflussbereich darstellt. Dieser erstreckt sich auf den Zeitraum der Versorgung in der eigenen Einrichtung bzw. in der ambulanten Pflege auf die Zeit im Haushalt pflegebedürftiger Menschen.

Ziel der Qualitätsentwicklung kann es sein, die Anzahl an neu entstandenen Dekubitus zu begrenzen oder zu reduzieren. Zu diesem Zweck sollten, in Anlehnung an den Expertenstandard „Dekubitusprophylaxe in der Pflege“ (DNQP 2017), Pflegende intensiver fortgebildet, ihre Beratungskompetenzen zur Vermeidung eines Dekubitus gestärkt, der Einsatz druckverteilender Hilfsmittel gefördert und angemessene Positionierungstechniken angewendet werden. Sofern es über diesen Weg im Sinne des PDCA-Zyklus (Kap. 1.4) gelingt, das Neuauftreten von Dekubitus – die Inzidenz – zu reduzieren, dann ist das ein gutes Anzeichen für eine **erfolgreiche Qualitätsentwicklung oder Qualitätsverbesserung**.

Eine Beurteilung der Qualitätsentwicklung kann nur vor dem Hintergrund entsprechender Bewertungen der eingesetzten Maßnahmen in Bezug auf ihre Zielsetzungen erfolgen. Die Aufgabe des Qualitätsmanagements einer Einrichtung ist es, Empfehlungen zu geben und Entscheidungen zu treffen, zu welchen pflegerischen (und natürlich auch nichtpflegerischen) Aspekten regelmäßig Daten erhoben werden sollen und in welcher Form.

Überlegen Sie, welche Informationen zur Pflege sie regelmäßig erheben und dokumentieren. Prüfen Sie dann für eine beliebige Station / einen beliebigen Bereich, in dem Sie tätig waren, ob dort Daten zu bestimmten Qualitätsrisiken vorliegen und für die Beurteilung der eigenen Arbeit genutzt werden. Nehmen Sie davon ausgehend eine Einschätzung vor, welche Informationen für die Qualitätsentwicklung in dem von Ihnen gewählten Bereich sinnvoll wären und wie diese Informationen erhoben werden könnten.

3.2.2 Qualitätsindikatoren

Die Nutzung von Kennzahlen spielt in der Qualitätsentwicklung und -sicherung eine zunehmend wichtige Rolle. Diese werden dabei jedoch oftmals nicht als Kennzahlen, sondern als **Indikatoren** oder **Qualitätsindikatoren** bezeichnet. Es gibt verschiedene Definitionen zu Qualitätsindikatoren. Zunächst einmal ist ein Indikator ein Hinweis oder ein Anzeichen für etwas. So kann die Verkaufszahl dieses Buches ein Indikator dafür sein, wie wichtig das Thema der Qualität der Pflege für Studierende und Auszubildende in der Pflege ist. Die Verkaufszahl kann aber genauso gut ein Hinweis darauf sein, ob das Buch für gut oder für schlecht befunden wird. Der Indikator „Verkaufszahl" kann daher ein Hinweis auf unterschiedliche Aspekte sein. Dies spiegelt sich auch in einer im deutschen Gesundheitswesen oft verwendeten Definition von Qualitätsindikatoren wider:

> „Ein Qualitätsindikator dient der Bewertung, ob ein Qualitätsziel erreicht wird. Ein Indikator ist kein direktes Maß für Qualität. Er ist ein Werkzeug, das zur Leistungsbewertung dient und das die Aufmerksamkeit auf Problembereiche lenken kann, die einer intensiven Überprüfung innerhalb einer Organisation bedürfen." (BQS 2008, 12)

Wichtig an dieser Definition ist die Aussage, dass es sich bei Indikatoren um **Werkzeuge zur Leistungsbewertung** handelt. Sie sind ein Hinweis auf etwas, das einer genaueren Betrachtung bedarf. Sie selbst sagen nur bedingt etwas darüber aus, ob etwas gut oder schlecht ist oder – um in der Qualitätssprache zu bleiben – ob ein Satz inhärenter Merkmale die erforderlichen Anforderungen erfüllt oder die Qualität im Sinne möglicher Betrachter ist (Kap. 1.1). Um dazu etwas aussagen zu können, ist es notwendig, die Kennzahl oder den Indikator in Beziehung zu setzen.

Stellen Sie sich vor, Sie sollen die folgenden drei ermittelten Werte für Indikatoren im Hinblick auf die dahinter stehende Qualität der Pflege bewerten:

a. Die Inzidenz von Dekubitus der 120 Bewohner*innen Ihres Pflegeheims liegt bei 5 %.

b. 10 % der befragten pflegenden Angehörigen haben auf die Frage eines ambulanten Pflegedienstes, ob sie mit seiner Arbeit zufrieden sind, mit „nein" geantwortet, 90 % mit „ja".

c. Bei den jährlich 5000 im Krankenhaus behandelten Patient*innen ist es bei 3 % zu Fehlern bei der Medikamentengabe gekommen.

Es zeigt sich, dass Indikatoren einen guten Überblick über Entwicklungen geben und sowohl dem Qualitätsmanagement einer Einrichtung als auch einzelnen Pflegenden bei der Beurteilung der Qualität der eigenen Arbeit helfen können. Soweit die Theorie, aber **welche Indikatoren sollen in der Praxis zum Einsatz kommen?**

Es gibt unterschiedliche Arten von Indikatoren (ÄZQ 2009). Neben aggregierten Indikatoren gibt es Sentinel-Event-Indikatoren. **Aggregierte Indikatoren** liegen vor als Raten oder Proportionen von bestimmten Versorgungsaspekten. Dabei wird in der Regel die Anzahl der Personen mit einem bestimmten Problem (z.B. Infektionen, Schmerzen, kognitiven Beeinträchtigen) in Beziehung gesetzt zur Gesamtzahl der in einer Einrichtung oder Abteilung versorgten Personen. **Sentinel-Event-Indikatoren** werden deutlich seltener verwendet. Sie bezeichnen ein „Warnereignis" („sentinel event"), das als sehr schwerwiegend eingeschätzt wird und eigentlich nicht vorkommen sollte. Die Neuentstehung eines Dekubitus der Kategorie 4 kann als ein solches Ereignis bewertet werden. Entscheidend ist dabei nicht die Inzidenz, die für dieses Ereignis hoffentlich generell sehr niedrig liegt. Entscheidend ist, dass ein solches Ereignis verhindert werden soll und wenn es doch vorkommt, in jedem Fall geprüft werden muss, wie es dazu kommen konnte. Manchmal stellt es sich dann heraus, dass das Ereignis nicht verhindert werden konnte. Dies lässt sich aber immer erst im Nachhinein beurteilen. Das Vorkommen solcher Ereignisse stellt daher große Anforderungen an die Qualitätsverantwortlichen in Gesundheits- und Pflegeeinrichtungen.

An **Listen möglicher Indikatoren** mangelt es nicht. Bereits vor längerer Zeit hat das Zentrum für Qualität in der Pflege (ZQP) eine Übersicht von Qualitätsindikatoren zur Messung der Versorgungsqualität für die ambulante Pflege veröffentlicht (ZQP 2011). Auch der GKV-Spitzenverband hat eine Datenbank zu Qualitätsindikatoren erstellt, die jedoch mittlerweile nicht mehr zugänglich ist. Ein möglicher Grund dafür, dass diese oder ähnliche Listen nicht kontinuierlich geführt und weiterentwickelt werden, legt darin, dass die Nutzung von Indikatoren nicht beliebig erfolgen kann und passende Indikatoren nicht ohne weiteres aus Listen entnommen werden können.

Indikatoren im internen Qualitätsmanagement und auf der Basis von Expertenstandards und Leitlinien: Die Nutzung von Indikatoren folgt einem bestimmten Zweck und im Zusammenhang mit der Qualität der Versorgung liegt dieser Zweck in der Regel entweder in der **Qualitätskontrolle** oder der **Qualitätssteuerung**. Die Qualitätskontrolle kann grundsätzlich durch das interne Qualitätsmanagement erfolgen, geschieht jedoch in der Regel im Rahmen der externen Qualitätssicherung (Kap. 1.4). Qualitätsindikatoren werden dabei genutzt, um die Qualität eines Krankenhauses oder einer stationären Pflegeeinrichtung zu bewerten und mit der Qualität anderer Einrichtungen zu vergleichen. Im Rahmen des internen Qualitätsmanagements werden Indikatoren genutzt, um die Qualität der eigenen Arbeit zu steuern. Das bedeutet, dass die über Indikatoren erhobenen Informationen analysiert, die üblichen Vorgehensweisen geprüft und im Bedarfsfall so verändert werden, dass eine Verbesserung hinsichtlich des über einen Indikator abgebildeten Versorgungsbereichs erfolgen kann.

Besonders hilfreich sind Indikatoren für die **Qualitätssteuerung** dann, wenn sie nicht nur Hinweise auf bestehende Qualitätsprobleme geben, sondern wenn die Nutzung von Indikatoren dazu führt, diese Probleme auch beheben zu können. Dies ist in der Regel dann möglich, wenn die Indikatoren auf der Basis von Festlegungen über Qualitätsziele oder Leistungsniveaus wie den in Kap. 3.1 dargestellten Qualitätsinstrumenten Expertenstandards oder Leitlinien entwickelt wurden (Elsbernd 2017). Eine **Bewertung von Leistungen** ist nur schwerlich möglich, wenn das geplante Leistungsziel oder Leistungsniveau in Form von Soll-Werten nicht bekannt ist (ÄZQ 2009). Mittels Qualitätsindikatoren werden demnach Leistungen vor dem Hintergrund vorab festgelegter Qualitätsziele und Qualitätsniveaufestlegungen, wie sie in Expertenstandards oder in Leitlinien erfolgen, bewertet und gesteuert. Entsprechend hängt die **Zuverlässigkeit von Indikatoren** nicht nur davon ab, ob sie richtig konstruiert wurden, sondern auch, ob die damit verbundenen Leistungsniveaufestlegungen zuverlässig sind (Schrappe 2004; ÄZQ 2009). Wie gezeigt wurde, zeigen Expertenstandards und Leitlinien auf, welche Qualitätsziele erreicht werden können und welches Qualitätsniveau erwartet werden kann. Sie sind daher gut geeignet, als **Maßstab der Qualitätsmessung und -bewertung** zu dienen und es liegt nahe, sie zur Ableitung und Entwicklung von Qualitätsindikatoren zu nutzen. Diese Vorgehensweise wird bereits seit längerem praktiziert und es liegen mittlerweile auch Empfehlungen zur Entwicklung von Qualitätsindikatoren auf der Basis von S3-Leitlinien vor (Deckert et al. 2021).

Für die Pflege hat das Deutsche Netzwerk für Qualitätsentwicklung in der Pflege (DNQP) im Rahmen der regelmäßigen Aktualisierungen der Expertenstandards ebenfalls damit begonnen, Indikatoren für das interne Qualitätsmanagement auf der Basis der aktualisierten Expertenstandards abzuleiten (DNQP 2019c). Dieser Schritt erfolgte zuerst bei der zweiten Aktualisierung des Expertenstandards zur „Dekubitusprophylaxe in der Pflege“. Mittlerweile erfolgt die Entwicklung und Ableitung von Indikatoren regelhaft im Rahmen der zweiten Aktualisierung der Expertenstandards. Methodisch wurde eine Recherche zu **Qualitätsindikatoren zur Dekubitusprophylaxe** vorgenommen (Lichterfeld-Kottner et al. 2020). Dabei wurden insgesamt 146 Indikatoren identifiziert, die in nationalen und internationalen Studien zur Dekubitusprophylaxe Anwendung fanden. 26 Indikatoren konnten der Strukturqualität, 71 der Prozessqualität und 49 der Ergebnisqualität zugeordnet werden. In einem zweiten Schritt wurden die Indikatoren durch die Expertenarbeitsgruppe zur Aktualisierung des Expertenstandards (Kap. 3.1) im Hinblick auf ihre **Eignung zur Qualitätssteuerung** auf Basis des Expertenstandards bewertet. In einem dritten Schritt wurden die vier folgenden Indikatoren und untergeordnete Kennzahlen definiert. Zudem wurden Hinweise zur Erhebung der notwendigen Daten gegeben, bevor die Nutzung der Indikatoren in einem Praxisprojekt erprobt wurde:

1. Neu-Auftreten (Inzidenz) von Dekubitus.
2. Wissen von Patientinnen und Patienten/Bewohner*innen um das Dekubitusrisiko.
3. Interventionen zur Dekubitusprophylaxe.
4. Qualifikation der Mitarbeiter*innen.

Die **Inzidenz von Dekubitus** wurde als sinnvoller Indikator aufgenommen, weil das Ziel des Expertenstandards lautet „Der Patient/Bewohner hat keinen Dekubitus". Jeder entstandene Dekubitus steht der Erreichung dieses Ziels entgegen und es ist daher naheliegend, über den Indikator „Inzidenz" zu erheben, bis zu welchem Grad die Zielsetzung erreicht werden konnte. Allerdings ist Inzidenz nicht gleich Inzidenz in der Dekubitusprophylaxe. In der Literaturrecherche konnten 42 Indikatoren zur Dekubitusinzidenz identifiziert werden. Die Vielzahl der Möglichkeiten verdeutlicht einmal mehr die Notwendigkeit, für die **Nutzung von Indikatoren** begründete Entscheidungen zu treffen. Für das Praxisprojekt und die Erprobung wurden fünf einzelne Kennzahlen ausgewählt:

- Die Häufigkeit von neu aufgetretenen Dekubitus der Kategorie 2, 3 und/oder 4 innerhalb einer Woche: Mit dieser Kennzahl lässt sich relativ einfach und fortlaufend aufzeigen, wie viele Dekubitus bei den Menschen entstanden sind, die in der Einrichtung versorgt wurden. Es zeigt sich zudem, ob die Anzahl gleichbleibend ist oder es Wochen gibt, in denen die Anzahl besonders hoch oder besonders niedrig ist. Jeder „Ausreißer" ist zunächst einmal nicht schlimm, benötigt aber Aufmerksamkeit und die Überlegung, woran es liegen könnte, dass in einer Woche die Zahl so stark angestiegen ist. Nicht immer handelt es sich um ein Qualitätsproblem, sondern es kann sich ebenso um die Tatsache handeln, dass in der entsprechenden Woche mehr Personen als üblich mit einem erhöhten Dekubitusrisiko versorgt wurden.
- Die zweite Kennzahl, der Anteil an Patientinnen und Patienten/Bewohner*innen mit einem neu aufgetretenen Dekubitus der Kategorie 2, 3 und/oder 4 in einem bestimmten Zeitraum an allen in diesem Zeitraum versorgten Personen ist ähnlich wie die erste Kennzahl, setzt die Anzahl aber in Beziehung zu allen versorgten Personen.

- Einen anderen Fokus hat die dritte Kennzahl, die Anzahl der Patientinnen und Patienten/Bewohner*innen mit einem Dekubitus der Kategorie 2, 3 und/oder 4 an einer Prädilektionsstelle. Prädilektionsstellen sind Körperstellen, an denen das Dekubitusrisiko aufgrund des geringeren Anteils an Fettgewebe größer ist, z.B. an der Ferse, am Sakrum und am Hinterkopf (insbesondere bei Säuglingen). Die Nutzung dieser Kennzahl kann sinnvoll sein, wenn das Augenmerk darauf liegt, ob die prophylaktischen Maßnahmen an den besonders gefährdeten Stellen angewendet werden und zum Ziel führen oder gerade dort oft ein Dekubitus entsteht.
- Die vierte Kennzahl, die Anzahl der Patientinnen und Patienten/Bewohner*innen mit einem neu aufgetretenen Dekubitus der Kategorie drei an allen Patientinnen und Patienten/Bewohner*innen, konzentriert sich auf Dekubitus mit sehr schwerwiegenden und teils irreparablen Hautschädigungen. Dieser Schwerpunkt kann sinnvoll sein, wenn es Anzeichen gibt, dass gerade diese schwerwiegende Form öfter aufgetreten ist.
- Die fünfte Kennzahl, die Anzahl von Kindern mit einem durch Hilfsmittel hervorgerufenen Dekubitus, ist vor allem für den Bereich der Pädiatrie sinnvoll, weil sie sich auf ein dort sehr relevantes Problem bezieht.

Für den zweiten Indikator, das **Wissen der Patientinnen und Patienten sowie der Bewohner*innen um das Dekubitusrisiko**, wurde nur eine Kennzahl ausgewählt, die die Anzahl der Personen, die um das Risiko wissen in Beziehung setzt zu allen Personen mit einem Dekubitusrisiko. Eingeschlossen werden sollten zudem nur Personen ohne kognitive Beeinträchtigungen. Die Begründung für die Auswahl dieses Indikators lag darin, dass es für die Vermeidung eines Dekubitus sehr hilfreich ist, wenn die Personen mit einem Risiko um dieses Risiko wissen und zudem noch wissen, wie sie selbst (z.B. durch regelmäßige Lage- oder Positionswechsel) zur Vermeidung eines Dekubitus beitragen können. Entsprechend sieht der Expertenstandard die Information und Beratung zum Dekubitusrisiko vor und formuliert als Ergebniskriterium, dass der Patient/Bewohner und gegebenenfalls seine Angehörigen die Dekubitusgefahr sowie die geplanten Maßnahmen kennen und im Rahmen ihrer Möglichkeiten an deren Umsetzung mitwirken.

Für den Indikator **Interventionen zur Dekubitusprophylaxe** wurden fünf Kennzahlen erprobt. Sie orientieren sich an den Ergebniskriterien des Expertenstandards,

- dass die Patientinnen und Patienten/Bewohner*innen und gegebenenfalls ihre Angehörigen die Dekubitusgefahr sowie die geplanten Maßnahmen kennen und auf der Basis ihrer Möglichkeiten an deren Umsetzung mitwirken,
- dass die Eigenbewegung der Patientinnen und Patienten/Bewohner*innen gefördert ist und gefährdete Körperstellen entlastet sind und
- dass sich die Patientinnen und Patienten/Bewohner*innen unverzüglich auf einem für sie geeigneten druckverteilenden Hilfsmittel befinden.

Die Begründung für diesen Indikator liegt darin, dass für die **Beurteilung der Dekubitusprophylaxe** wichtig ist, ob und in welchem Ausmaß bei den Personen, bei denen ein Dekubitusrisiko vorliegt, auch entsprechende Maßnahmen erfolgen. Ist dies nicht der Fall, kann es beispielsweise sein, dass zwar eine gute Risikoeinschätzung erfolgt, die jedoch ohne entsprechende Maßnahmen nicht zum angestrebten Ziel führt. Als Kennzahlen für diesen Indikator wurden vorgeschlagen:

- der Anteil der Patient*innen und Bewohner*innen (ohne kognitive Beeinträchtigungen) mit einem Dekubitusrisiko, mit denen ein Beratungsgespräch geführt wurde, an allen Patientinnen und Patienten/Bewohner*innen (ohne kognitive Beeinträchtigungen) mit einem Dekubitusrisiko),
- der Anteil der Patientinnen und Patienten/Bewohner*innen, bei denen geplante Interventionen tatsächlich umgesetzt werden (Prüfung von z.B. Fersenfreilagerung oder Bewegungsförderungsplänen) an allen Patientinnen und Patienten/Bewohner*innen mit einem Dekubitusrisiko,
- die Häufigkeit des Einsatzes von Hilfsmitteln (z.B. Matratzen oder Kissen) im Verhältnis zu allen Personen mit einem Dekubitusrisiko,
- der Anteil der Patientinnen und Patienten/Bewohner*innen mit einem Dekubitusrisiko, die positioniert wurden, an allen Personen mit einem Dekubitusrisiko und

- der Anteil der Patientinnen und Patienten/Bewohner*innen mit einem druckverteilenden Hilfsmittel an allen Personen mit einem Dekubitusrisiko.

Als vierter Indikator wurde ohne nachgeordnete Kennzahlen die **Anzahl der Mitarbeiter*innen, die im vergangenen Jahr an einer Fortbildung zum Thema Dekubitusprophylaxe teilgenommen haben**, an allen Mitarbeiter*innen aufgenommen. Die Begründung dafür bestand darin, dass der Expertenstandard das Wissen, die Fähigkeiten und die Kompetenzen der Pflegenden als Voraussetzung für eine am aktuellen Stand des Wissens orientierte Dekubitusprophylaxe ansieht.

> In dem vom DNQP begleiteten **Praxisprojekt** zeigte sich, dass die Indikatoren „durchgeführte Interventionen" und „Inzidenz" am häufigsten angewendet wurden. Die **Inzidenz von Dekubitus** lässt sich gut über eine oder mehrere der genannten Kennzahlen erheben. Empfehlenswert ist die kontinuierliche Nutzung, da sich darüber Verläufe besser abbilden lassen und Verfahren der statistischen Prozesskontrolle Möglichkeiten der unmittelbaren Steuerung im Rahmen des internen Qualitätsmanagements bieten.

Hinzu kam für die beteiligten Krankenhäuser, dass die Erhebung der Dekubitusinzidenz für die externe Qualitätssicherung (Kap. 3.2.4) ohnehin erforderlich ist und daher keinen allzu großen zusätzlichen Aufwand bedeutet. Die beteiligten Krankenhäuser konnten die erforderlichen Informationen aus den Krankenhausinformationssystemen entnehmen. Neu war jedoch, dass diese Informationen für interne Steuerungszwecke genutzt werden konnten. Eine ähnliche Entwicklung ist für die stationären Pflegeeinrichtungen zu erwarten, bei denen Angaben zur Dekubitusprophylaxe ebenso Gegenstand der externen Qualitätssicherung sind (Kap. 3.2.5).

Der **Indikator zu den geplanten Interventionen** wurde generell als sehr wichtig erachtet. Allerdings verursacht dieser Indikator den höchsten Erhebungsaufwand. In vielen Einrichtungen musste geklärt werden, wie und wo die Daten gewonnen werden sollten. Viele Einrichtungen entschlossen sich, insbesondere die Kennzahl zur Umsetzung geplanter Interventionen und zur Positionierung am Patienten-/Bewohnerbett zu erheben. Das bedeutete einen zeitlich höheren Aufwand als eine Erhebung aus der Patientendokumentation. Die beiden anderen Kennzahlen zum Hilfsmitteleinsatz waren deutlich einfacher zu erheben, da die Informationen aus der Dokumentation gewonnen werden konnten.

Deutlich wurde, dass diese Kennzahlen nicht für eine einrichtungsweite Erhebung, sondern eher für Stichprobenerhebungen empfohlen werden sollten. Für die interne Steuerung ist das Verhältnis von festgestelltem Risiko und geplanten sowie durchgeführten Interventionen von ganz hoher Bedeutung. Neben dem **Erhebungsaufwand** besteht jedoch ein weiteres Problem in der **Akzeptanz** bei den Mitarbeiter*innen, wenn die Umsetzung geplanter Interventionen geprüft wird. Eine solche Erhebung hinterlässt bei vielen den Eindruck, dass ihnen nicht getraut wird und sie kontrolliert werden.

Der **Indikator zum Wissen der Patientinnen und Patienten/Bewohner*innen** hat viele Herausforderungen mit sich gebracht. So wurde in vielen Einrichtungen festgestellt, dass bislang viel zu wenig darauf geachtet wurde, ob die Zielsetzung und Intention von Informations- und Beratungsgesprächen tatsächlich vermittelt werden konnte. Gezeigt hat sich bei diesem Indikator auch, dass es Unterschiede in den Praxisbereichen gibt. In der Langzeitpflege war es weniger die Frage, ob die Bewohner*innen um ein bestehendes Risiko wussten, sondern vielmehr, ob sie sich daran erinnern, dass ein Risiko besteht. Der Indikator zur Qualifikation der Mitarbeiter*innen hat sich in dem Projekt nicht bewährt, da er insgesamt zu allgemein formuliert war.

Die ausführliche Schilderung des Prozesses der Entwicklung und Nutzung von Indikatoren für das interne Qualitätsmanagement sollte verdeutlichen, wie Indikatoren sinnvoll zur Qualitätsmessung und -bewertung genutzt werden können. Der Bezug zu einem Qualitätsinstrument wie einem Expertenstandard ist dabei hilfreich, weil dadurch die Verbindung zu einem beschriebenen Leistungsniveau und Qualitätsziel hergestellt wird. Dadurch besteht die Möglichkeit, bei festgestellten Auffälligkeiten durch die Nutzung des Expertenstandards an der Behebung der festgestellten Probleme zu arbeiten. Die Schilderung sollte darüber hinaus aufzeigen, dass es eigener Entscheidungen im Qualitätsmanagement bedarf, um Indikatoren für die Steuerung zu nutzen, dass diese Entscheidungen aber auch möglich sind. Auf den folgenden

Seiten werden weitere Beispiele für den Einsatz und die Nutzung von Indikatoren aufgezeigt.

Indikatoren zur Pflegequalität im Krankenhaus: Eine Auseinandersetzung mit Qualitätsindikatoren findet nicht nur in Deutschland statt, sondern auch in anderen Ländern. Wie so häufig, lässt sich durch eine Beschäftigung mit anderen Ansätzen einiges lernen, auch wenn diese nicht unmittelbar übertragen werden (können). Für die Entwicklung, Erprobung und Anwendung von Qualitätsindikatoren in der Pflege lohnt sich ein Blick auf die Nationale Datenbank von pflegerischen Qualitätsindikatoren (**National Database of Nursing Quality Indicators – NDNQI®**) aus den USA.

Die Entwicklung von Indikatoren wurde durch den amerikanischen Pflegeverband – die **American Nurses Association (ANA)** – angestoßen. Die Datenbank der pflegerischen Qualitätsindikatoren gehört mittlerweile einem privaten Anbieter, der Patientenbefragungen und andere Leistungen für Krankenhäuser anbietet. Die Zielsetzung der Indikatorenentwicklung bestand zum einen in der **Bereitstellung von vergleichenden Informationen**, die zur Qualitätsentwicklung in Krankenhäusern genutzt werden können, und zum anderen in der **Entwicklung eines nationalen Datensatzes zum Zusammenhang von Pflegepersonalausstattung und Patientenergebnissen** (Simon/Dunton 2017, 219). Die Teilnahme an dem System ist freiwillig, wird aber in den USA mittlerweile von mehr als 2000 Krankenhäusern genutzt. Erhoben werden Struktur-, Prozess- und Ergebnisdaten auf der Stationsebene, nicht auf der Krankenhausebene. Damit können sehr detailliert Prozesse und Ergebnisse mit bestehenden Strukturen in Verbindung gebracht werden, und es liegen gut **nutzbare Informationen für das Qualitätsmanagement** vor. Auf der Strukturebene werden beispielsweise folgende Daten erhoben:

- Anzahl der Pflegestunden pro Patiententag,
- Prozentsatz der Versorgung durch Registered Nurses,
- Prozentsatz an Pflegenden mit einem Bachelor oder höherem akademischem Grad und Prozentsatz der Registered Nurses,
- Fluktuationsrate der Pflegenden,
- Berufserfahrung der Registered Nurses in den USA und auf der Station.

Als Ergebnisindikatoren werden z.B. Informationen erhoben zu:

- Sturzhäufigkeit (gemessen als Anzahl der Stürze pro 1000 Patiententage),
- Dekubitusinzidenz,
- beatmungsassoziierten Pneumonien pro 1000 Beatmungstage,
- durch zentrale Venenkatheter (ZVK) assoziierte Infektionen pro 1000 Tage mit ZVK,
- katheterassoziierten Harnwegsinfektionen pro 1000 Patiententage.

Auf Basis solch umfangreicher Daten, die regelmäßig erhoben werden, lassen sich **Entwicklungen im Zeitverlauf** auf einer Station nachvollziehen, aber auch zwischen unterschiedlichen Stationen eines oder verschiedener Krankenhäuser **Vergleiche** anstellen. Interessant ist es vor allem, die Zusammenhänge zwischen Personalsituation und ausgewählten Ergebnissen herstellen zu können.

Von einer vergleichbaren Datengrundlage zur Pflegequalität ist die Situation in Deutschland sehr weit entfernt. Die Diskussion um Personaluntergrenzen in Krankenhäusern zeigt, wie weit es noch ist, bis zu einer differenzierten Erhebung von Qualifikation, Erfahrung und Skill-Mix in der Pflege.

Aber auch hinsichtlich möglicher Ergebnisindikatoren für die Pflege im Krankenhaus ist die Datengrundlage schwach. Im Rahmen der **gesetzlich vorgesehenen externen Qualitätssicherung der Krankenhäuser**, für die der Gemeinsame Bundesausschuss (G-BA) die konkreten Regelungen beschließt und das Institut für Qualitätssicherung und Transparenz im Gesundheitswesen (IQTiG) die entsprechenden Verfahren entwickelt (Kap. 1.5), ist lediglich ein Indikator vorgesehen, über den Aspekte der Pflegequalität betrachtet werden. Es handelt sich dabei um den so genannten Generalindikator Dekubitusprophylaxe.

Die Krankenhäuser in Deutschland sind verpflichtet, jährlich Daten zur Inzidenz von Dekubitus an das IQTiG zu melden. Dort werden die Daten zusammengeführt und gehen in den jährlichen Bericht zur Qualitätssicherung der Krankenhäuser ein (Kap. 5.2). Ursprünglich wurden die dafür notwendigen Datenerhebungen durch Pflegende durchgeführt. Mittlerweile werden die Daten über Routinedaten gewonnen. Als „Routinedaten“ werden Abrechnungsdaten, also Daten, die die Krankenhäuser zur Abrechnung ihrer Leistungen mit den Kostenträgern nutzen, verstanden. Im Fall der Krankenhäuser werden die Codes der International Classification of Diseases (ICD), mit denen ein Dekubitus abgebildet wird, genutzt, um Informationen über das Vorkommen eines Dekubitus im Krankenhaus zu erhalten. Bei der Einführung der **Datenerhebung über Routinedaten** wurde darüber diskutiert, ob die Erhebung durch die Pflegenden nicht sinnvoller sei, weil diese damit sensibler mit dem Dekubitusrisiko und der Vermeidung von Dekubitus umgehen würden. Die Gegenargumentation lautete, dass die Erhebung über Routinedaten ebenso verlässlich ist, weil die Krankenhäuser keinen Grund hätten, einen Dekubitus zu verschweigen, sondern eher im Gegenteil ein Interesse daran haben müssten, korrekte Erhebungen durchzuführen. Zudem würden die Pflegenden von Dokumentationsaufgaben entlastet werden. Die Diskussion zeigt vor allem, dass die Frage, wer wann welche Daten erhebt, bei der Nutzung von Qualitätsindikatoren von hoher Bedeutung ist. Vollkommen unabhängig davon ist es jedoch kaum akzeptabel, dass die Pflegequalität im Krankenhaus im Rahmen der externen Qualitätssicherung lediglich durch einen Indikator abgebildet wird. Die Herausforderung für das interne Qualitätsmanagement besteht darin, den pflegerischen Beitrag zur Versorgungsqualität auch in den anderen Bereichen zu erkennen und Wege zur Qualitätsbewertung und -messung zu finden.

Indikatoren zur Pflegequalität in der stationären Langzeitpflege: Die Nutzung von **Qualitätsindikatoren in der stationären Langzeitpflege** wird seit längerem diskutiert. Seit 2019 ist sie fester Bestandteil der externen Qualitätssicherung stationärer Pflegeeinrichtungen im Rahmen der Pflegeversicherung. Die umfassende Einführung wurde durch die Corona-Pandemie verzögert, das Verfahren jedoch durch den **Qualitätsausschuss Pflege**, der dafür in der Pflegeversicherung verantwortlich ist, beschlossen. Die Nutzung von Indikatoren zur **Erfassung der Ergebnisqualität in der stationären Pflege** ist eingebettet in ein Verfahren der Qualitätsprüfung und -darstellung, das insgesamt aus drei Teilen besteht. Dazu gehören die Qualitätsprüfung durch die Medizinischen Dienste, die Erfassung von Ergebnisqualität über Qualitätsindikatoren und die Erfassung und Darstellung weiterer einrichtungsbezogener Informationen zu wichtigen Aspekten der Versorgung.

Die im Verfahren genutzten Indikatoren haben einen langen

und aufwändigen Entwicklungsprozess durchlaufen (BMG/ BMFSFJ 2011; Wingenfeld et al. 2018). Neben methodischen Anforderungen hinsichtlich ihrer Eignung zum Qualitätsvergleich war der Grundgedanke, dass es durch die Indikatoren zu einer besseren Verzahnung von interner Qualitätsentwicklung und externer Qualitätssicherung kommen soll (Wingenfeld et al. 2018). Es sollte verhindert werden, dass Datenerhebungen ausschließlich zum Zweck der externen Prüfung erfolgen und nicht für die interne Qualitätsentwicklung genutzt werden. Aus diesem Grund baut die Datenerhebung auf Informationen auf, die im Rahmen der regulären Pflegedokumentation ohnehin erhoben werden (sollten). Zusätzlich sind Einschätzungen zur individuellen Selbständigkeit der Bewohner*innen erforderlich, die einen geringen zusätzlichen Zeitaufwand erfordern. Sie sind ebenso nicht nur für die Erfassung der Ergebnisqualität für die externe Qualitätssicherung erforderlich, sondern auch für die **interne Qualitätsentwicklung** von Bedeutung.

Die Indikatoren zur Erfassung der Ergebnisqualität sind beschrieben in den Maßstäben und Grundsätzen für die Qualität, Qualitätssicherung und Qualitätsdarstellung in der vollstationären Pflege sowie für die Entwicklung eines einrichtungsinternen Qualitätsmanagements nach §113 SGB XI (Geschäftsstelle Qualitätsausschuss Pflege 2021). Sie sind **drei Qualitätsbereichen** zugeordnet:

- Erhalt und Förderung von Selbständigkeit,
- Schutz vor gesundheitlichen Schädigungen und Belastungen sowie
- Unterstützung bei spezifischen Bedarfslagen.

Dem Qualitätsbereich **Erhalt und Förderung von Selbständigkeit** sind die folgenden Indikatoren zugeordnet:

1. Erhaltene Mobilität: Dieser Indikator bezeichnet den Anteil der Bewohner*innen, deren Mobilität sich innerhalb eines Zeitraums von sechs Monaten verbessert oder nicht verschlechtert hat. Eingeschätzt wird die Mobilität auf Basis des Moduls „Mobilität“ des Begutachtungsinstruments zur Feststellung der Pflegebedürftigkeit. Differenziert wird zwischen Bewohner*innen ohne oder mit nur geringen kognitiven Beeinträchtigungen und Bewohner*innen mit mindestens erheblichen kognitiven

Beeinträchtigungen. Das Vorhandensein und Ausmaß kognitiver Beeinträchtigungen wird mit dem Modul „Kognitive und kommunikative Beeinträchtigungen" des Begutachtungsinstruments zur Feststellung der Pflegebedürftigkeit bestimmt.
2. Erhaltene Selbständigkeit bei alltäglichen Verrichtungen (z.B. Körperpflege): Mit diesem Indikator wird der Anteil der Bewohner*innen erfasst, bei denen sich die Selbständigkeit bei alltäglichen Verrichtungen innerhalb eines Zeitraums von sechs Monaten verbessert oder nicht verschlechtert hat. Eingeschätzt wird die Selbständigkeit mithilfe des Moduls „Selbstversorgung" des Begutachtungsinstruments zur Feststellung der Pflegebedürftigkeit. Auch bei diesem Indikator findet eine Differenzierung zwischen Bewohner*innen mit und ohne kognitive Beeinträchtigungen statt.
3. Erhaltene Selbständigkeit bei der Gestaltung des Alltagslebens und sozialer Kontakte: Dieser Indikator bezieht sich auf den Anteil der Bewohner*innen, bei denen sich die Selbständigkeit in diesem Bereich innerhalb eines Zeitraums von sechs Monaten verbessert oder nicht verschlechtert hat.

Dem Qualitätsbereich **Schutz vor gesundheitlichen Schädigungen und Belastungen** sind drei Indikatoren zugeordnet:

1. Dekubitusentstehung: Dieser Indikator bezeichnet den Anteil der Bewohner*innen, die innerhalb der letzten sechs Monate in einer Einrichtung einen Dekubitus der Kategorie 2 oder höher entwickelt haben. Differenziert wird zwischen Bewohner*innen mit einem geringen und einem hohen Dekubitusrisiko. Die Differenzierung wird vorgenommen auf Basis einer Einschätzung des Moduls „Mobilität" aus dem Begutachtungsinstrument zur Feststellung der Pflegebedürftigkeit.
2. Stürze mit gravierenden Folgen: Dieser Indikator bezeichnet den Anteil der Bewohner*innen, bei denen es in den vergangenen sechs Monaten in der Einrichtung zu einem Sturz mit gravierenden Folgen gekommen ist (z.B. Frakturen, ärztlich behandlungsbedürftige Wunden oder erhöhter Hilfebedarf bei Alltagsverrichtungen oder der Mobilität). Differenziert wird bei diesem Indikator nach dem Ausmaß kognitiver Beeinträchtigungen (s. Indikator „erhaltene Mobilität")
3. Unbeabsichtigter Gewichtsverlust: Anteil der Bewohner*innen

mit einer nicht intendierten Gewichtsabnahme von mehr als 10 % ihres Köpergewichts in den vergangenen sechs Monaten. Die Differenzierung erfolgt bei diesem Indikator ebenso nach dem Ausmaß der kognitiven Beeinträchtigungen.

Der dritte Qualitätsbereich **Unterstützung bei spezifischen Bedarfslagen** umfasst vier Qualitätsindikatoren:

1. Integrationsgespräch nach dem Einzug: Der Indikator bezieht sich auf den Anteil der in den letzten sechs Monaten eingezogenen Bewohner*innen, bei denen frühestens sieben Tage und spätestens acht Wochen nach dem Einzug ein Integrationsgespräch durchgeführt, ausgewertet und dokumentiert wurde.
2. Anwendung von Gurten bei kognitiv beeinträchtigten Bewohner*innen: Dieser Indikator bezieht sich auf den Anteil der Bewohner*innen mit kognitiven Beeinträchtigungen, bei denen in einem Zeitraum von vier Wochen vor dem Erhebungstag Gurtfixierungen angewendet wurden.
3. Anwendung von Bettseitenteilen bei kognitiv beeinträchtigten Bewohner*innen: Dieser Indikator bezeichnet den Anteil der Bewohner*innen mit kognitiven Beeinträchtigungen, bei denen in einem Zeitraum von vier Wochen vor dem Erhebungstag durchgehende Bettseitenteile angewendet wurden.
4. Aktualität der Schmerzeinschätzung: Anteil der Bewohner*innen mit bestehender Schmerzsymptomatik, für die eine Schmerzeinschätzung vorliegt, die nicht älter als drei Monate ist und für die mindestens Angaben zur Schmerzintensität und zur Schmerzlokalisation vorliegen.

Anforderungen an die Nutzung von Indikatoren: Auf den vorhergehenden Seiten wurden einige grundsätzliche Aspekte zur **Nutzung von Indikatoren** beschrieben und einige Beispiele für pflegerische Qualitätsindikatoren für die interne Qualitätsentwicklung und die externe Qualitätssicherung gegeben. Zusammenfassend werden hier noch einmal einige wesentliche Aspekte herausgegriffen und hinsichtlich ihrer Chancen und Gefahren beleuchtet.

Im Rahmen der **externen Qualitätssicherung** ist der Aspekt der **Vergleichbarkeit der Qualität** sehr wichtig. Dazu werden Indikatoren benötigt, die einen solchen Vergleich auch tatsächlich ermöglichen. Ein Vergleich der Qualität von Krankenhäusern oder stationären Pflegeeinrichtungen ist nur möglich, wenn Aspekte verglichen werden, auf die die Einrichtungen einen Einfluss haben. Ein Einfluss besteht nur dann, wenn eine Person im Verantwortungsbereich der Einrichtung versorgt wird. Die genannten Indikatoren aus dem Krankenhausbereich und der stationären Langzeitpflege haben alle gemeinsam, dass sie Aspekte umfassen, bei denen ein Einfluss der Pflegenden aus den Einrichtungen möglich ist.

Es ist deutlich schwieriger, Indikatoren zu finden, mit denen die Qualität der ambulanten Pflege zu vergleichen ist. Ambulante Pflege spielt sich in den Haushalten pflegebedürftiger Menschen ab, die sehr unterschiedlich geprägt sind und in denen ambulante Pflegedienste in der Regel nur eine sehr begrenzte Zeit des Tages präsent sind. Ihr Einfluss ist daher deutlich geringer als der in stationären Einrichtungen.

Ein zweiter wichtiger Aspekt des Vergleichs ist, dass die Risiken für das Auftreten eines Ereignisses unterschiedlich verteilt sind. Aus diesem Grund wird oftmals – wie bei den Indikatoren für die stationäre Langzeitpflege – eine Differenzierung zwischen unterschiedlichen Gruppen oder Bedingungen vorgenommen, die **Risikoadjustierung** genannt wird. Bei den dargestellten Indikatoren wird eine Differenzierung bezüglich der kognitiven Beeinträchtigung der Bewohner*innen vorgenommen, und es finden Vergleiche nur innerhalb der genannten Gruppen statt. Dahinter steht die Einschätzung, dass beispielsweise der Erhalt und die Förderung der Mobilität bei Bewohner*innen mit kognitiven Beeinträchtigungen mit anderen Anforderungen einhergeht wie bei denjenigen ohne diese Beeinträchtigungen. Entsprechend werden diese beiden Gruppen getrennt voneinander betrachtet. Auch das Beispiel des Indikators zur Dekubitusentstehung differenziert zwischen den Risikogruppen mit geringem und hohem Dekubitusrisiko.

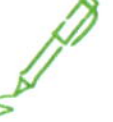

Sehen Sie sich die Indikatoren zur Erfassung der Ergebnisqualität in der stationären Langzeitpflege noch einmal genau an und überlegen Sie, welche Chancen, aber auch Gefahren in der Nutzung dieser Indikatoren liegen können.

3.2.3 Benchmarking

Das Benchmarking ist ein viel diskutierter Ansatz im Qualitätsmanagement in vielen Bereichen, vor allem auch außerhalb des Gesundheitswesens. Es handelt sich dabei um einen **Prozess des Messens und Vergleichens** der eigenen Leistung mit der von anderen, die als Marktführer oder als besonders gut angesehen werden. Benchmarking bedeutet in diesem Sinne die Orientierung an denjenigen, die für bestimmte Prozesse oder Ergebnisse als die besten angesehen werden.

Es lassen sich drei Arten des Benchmarkings unterscheiden (Kamiske/Brauer 2011): das interne, das wettbewerbsorientierte und das funktionale Benchmarking. Beim **internen Benchmarking** geht es um den Vergleich innerhalb einer Organisation. Dieser kann zwischen unterschiedlichen Häusern desselben Trägers, aber auch zwischen unterschiedlichen Abteilungen oder Stationen innerhalb eines Hauses erfolgen. Ein internes Benchmarking kann sinnvoll sein, wenn die Auffassung besteht, dass einzelne Abteilungen oder Einrichtungen ein besonders gelungenes Beispiel für die Umsetzung und Erreichung übergreifender Qualitätsziele sind, z.B. bei der Arbeit mit Expertenstandards. Eine Gefahr besteht darin, interne Konkurrenz statt Kooperation zu befördern. Zudem bleibt der Blick auf die Binnenperspektive begrenzt und eine Auseinandersetzung mit Ansätzen außerhalb der eigenen Organisation findet nicht statt. Diese steht im Mittelpunkt des **wettbewerbsorientierten Benchmarkings**, bei dem es um den Vergleich mit Organisationen und Einrichtungen mit dem gleichen Leistungsspektrum und in vergleichbarer Größenordnung geht. Die Herausforderung dabei besteht zum einen darin, die tatsächliche Vergleichbarkeit zu gewährleisten und die eigene Leistung und Qualität nicht mit der von Einrichtungen zu vergleichen, von denen aufgrund ihrer Größe und Struktur deutlich bessere oder nicht so gute Leistungen erwartet werden können wie von der eigenen. Das **funktionale Benchmarking** ist die dritte mögliche Form. Dabei geht es weniger um den Vergleich mit Organisationen innerhalb der eigenen Branche, sondern um die Suche nach Organisationen oder Unternehmen, die bestimmte Prozesse besonders gut beherrschen, die für die eigene Organisation von Nutzen sein können. Die Herausforderung besteht vor allem darin, wirkungsvolle Methoden in anderen Branchen zu erkennen und die Anwendungsmöglichkeiten für die eigenen Prozesse zu erkennen. Für die Pflege gibt es für dieses Vorgehen nicht allzu viele Beispiele. Allerdings zeigt die Orientierung zur Gewährleistung von Patientensicherheit beispielsweise im Operationssaal oder der Anästhesie an Verfahren aus der Luft- und Raumfahrt, dass durchaus das Lernen aus anderen Branchen möglich ist und sinnvoll sein kann. Hensen (2019) bezeichnet das wettbewerbsorientierte Benchmarking als **externes Benchmarking** und fügt den drei Arten als vierte Variante noch das Award Model Benchmarking hinzu, bei dem es um den Vergleich auf der Basis von Kriterien zur Erlangung eines Qualitätspreises geht.

Nach Kamiske/Brauer (2011) durchläuft ein Benchmarking – egal welcher Art – insgesamt fünf Prozessschritte:

- In der **Planungsphase** geht es darum, zu identifizieren, um welches Benchmarking-Objekt (Produkt, Prozess oder Ergebnis) es gehen und mit wem der Vergleich stattfinden soll (intern, externe Organisation o.a.). Darüber hinaus muss entschieden werden, welche Daten zur Ermittlung der eigenen Leistung oder Qualität erhoben oder verwendet werden sollen. Sofern Daten erhoben werden müssen, gehört dieser Schritt zur Planungsphase.
- In der **Analysephase** werden die eigenen Leistungslücken (im Vergleich zur Vergleichseinheit) identifiziert und die zukünftig zu erreichenden Leistungsstandards festgelegt.
- In der **Integrationsphase** werden die Ergebnisse des Benchmarkings kommuniziert, daraus abzuleitende Ziele formuliert, und es wird um Akzeptanz geworben, weil die oftmals notwendigen Maßnahmen zur Verbesserung der eigenen Leistung mit einigen Veränderungen einhergehen können.
- In der **Umsetzungsphase** wird ein Plan zur Erreichung der angestrebten Ziele entwickelt und umgesetzt. Während der Umsetzung werden Fortschritte beobachtet und die Benchmarking-Ergebnisse regelmäßig überprüft.
- In der **Reifephase** geht es darum, im Vergleich eine Spitzenposition hinsichtlich der Ergebnisse anzustreben und die durch das Benchmarking veränderten und etablierten Prozesse dauerhaft zu integrieren.

Als Methode des Qualitätsmanagements in der Pflege ist die Bedeutung des Benchmarkings überschaubar. Dies liegt vor allem daran, dass das Bestreben, zu den besten in der Pflege zu gehören, vielfach nicht eine explizite Zielsetzung von Einrichtungen der gesundheitlichen und pflegerischen Versorgung ist. Dennoch kann die Methode des Benchmarkings und die Suche nach Beispielen guter Praxis, an denen sich die eigene Arbeit orientieren kann, ein sinnvoller Baustein für die Qualitätsentwicklung und **Maßstab für die Bewertung der eigenen Qualität** sein. Dies trifft insbesondere dann zu, wenn der Vergleich mit der Qualität anderer Auslöser für eigene Qualitätsverbesserungsaktivitäten ist und es nicht allein bei der Feststellung von Abweichungen oder Unterschieden der festgestellten Qualität bleibt.

3.2.4 Audits

Als Audit wird die **systematische und objektive Prüfung und Bewertung** des Erfüllungsgrades von Anforderungen bezeichnet (Hensen 2019), die sich auf Ergebnisse, Prozesse, Dienstleistungen oder anderes beziehen kann. Wie in Kap. 1 dargelegt, ist Qualität der Grad, in dem ein Satz inhärenter Merkmale Anforderungen erfüllt. Das Audit ist das Instrument, mit dem festgestellt wird, bis zu welchem Grad Anforderungen erfüllt sind, und in welchem Maß Qualitätsverbesserungsmaßnahmen umgesetzt werden konnten. Das Wort „Audit“ stammt ab vom lateinischen „audire“, was so viel wie hören, nachhorchen bedeutet. Durch ein Audit wird **rückblickend evaluiert**, inwieweit Qualitätsziele erreicht und Maßnahmen zur Qualitätsverbesserung durchgeführt werden konnten.

Durchgeführt werden Audits durch **unabhängige Auditorinnen und Auditoren**. Wann jemand als unabhängig gilt, kann durchaus unterschiedlich bewertet werden. Als Grundsatz gilt aber, dass niemand ein Audit zur eigenen Tätigkeit durchführen sollte, weil dabei erhebliche Zweifel hinsichtlich der Objektivität aufkommen würden. Nach Hensen (2019, 220) zeichnen sich Qualitätsaudits durch folgende Merkmale aus:

- systematische Vorgehensweise,
- Dokumentation der Ergebnisse nach Durchführung des Audits,
- gemeinsames Durchsprechen der Ergebnisse mit den beteiligten Personen,
- Diskussion von Ursachen und Festlegung von Maßnahmen,

- Festlegung von Terminen zur Umsetzung der Maßnahmen sowie
- Überwachung der eingeleiteten Veränderungsmaßnahmen.

Auditverfahren sind eng verknüpft mit Qualitätsmanagementverfahren, in denen sie regelhaft durchgeführt werden. In der Pflege werden sie im Rahmen der modellhaften und nachhaltigen Implementierung von Expertenstandards seit langem eingesetzt. **Das standardisierte Auditinstrument** und das angewandte Verfahren des DNQP (2019b) werden im Folgenden beispielhaft dargestellt.

Das Auditverfahren bildet den Abschluss der Projekte zur Implementierung von Expertenstandards. Dazu wurde ein standardisiertes Auditinstrument entwickelt, das für jeden implementierten Expertenstandard themenspezifisch angepasst wird.

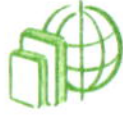

Die jeweils aktuellen Auditinstrumente stehen auf der Homepage des DNQP zur Verfügung: www.dnqp.de/expertenstandards-und-auditinstrumente

Im Rahmen des Audits werden alle Kriterienebenen eines Expertenstandards überprüft und es wird auf drei **Datenquellen** zurückgegriffen: die Pflegedokumentation, eine Befragung der Nutzer*innen und eine Befragung der Pflegenden der Bereiche, in denen der Expertenstandard eingeführt wurde. Darüber hinaus erfolgt eine Befragung von verantwortlichen Personen der Organisationen, die sich an der Implementierung beteiligt haben.

Im Rahmen des Audits sind unterschiedliche Fragen zu beantworten, die sich unmittelbar auf die Kriterien des Expertenstandards beziehen.

Im Expertenstandard „Schmerzmanagement in der Pflege" (DNQP 2020, 27) lauten die Strukturkriterien auf der dritten Ebene:
„Die Pflegefachkraft verfügt über die Kompetenz zur Information, Schulung und Beratung in Bezug auf Schmerzen und schmerzbedingte Probleme" und „Die Einrichtung stellt sicher, dass Information, Schulung und Beratung unter Wahrung personeller Kontinuität umgesetzt werden können und stellt die notwendigen Ressourcen zur Verfügung." Die Prozesskriterien lauten:
„Die Pflegefachkraft informiert, schult und berät den Menschen mit

Schmerzen und ggf. seine Angehörigen in enger Abstimmung mit den an der Versorgung beteiligten Berufsgruppen und auf Basis der vereinbarten Ziele zu seiner Schmerzsituation und trägt zur Stärkung seiner Selbstmanagementkompetenzen bei" und „Die Pflegefachkraft zieht bei speziellem Informations-, Schulungs- und Beratungsbedarf eine pflegerische Schmerzexpertin/einen pflegerischen Schmerzexperten hinzu." Schließlich lautet das Ergebniskriterium: „Der Mensch mit Schmerzen und ggf. seine Angehörigen sind individuell über die Schmerzsituation informiert, geschult und beraten. Das schmerzbezogene Selbstmanagement ist unterstützt und gefördert."
Im Auditverfahren werden unterschiedliche Fragen zu diesen Kriterien gestellt. Im patienten-/bewohnerbezogenen Audit wird hinsichtlich der Dokumentation gefragt:
„Wurden Information, Schulung und Beratung zur Schmerzsituation angeboten?" und „Wurde bei speziellem Informations-, Schulungs- und Beratungsbedarf eine pflegerische Schmerzexpertin/ein pflegerischer Schmerzexperte hinzugezogen?"
Die zuständige Pflegefachkraft wird gefragt: „Konnten Sie den Menschen mit Schmerzen und ggf. seine Angehörigen zu seiner Schmerzsituation beraten?" Schließlich wird der Mensch mit Schmerzen gefragt: „Wurde Ihnen Beratung zu Ihrer Schmersituation angeboten?"
Im personalbezogenen Audit wird gefragt, wie die Pflegefachkräfte ihr Wissen/ihre Kenntnisse zur Information, Schulung und Beratung von Menschen mit Schmerzen zu Schmerzen und schmerzbedingten Problemen einschätzen. Abschließend wird im einrichtungsbezogenen Audit gefragt, ob Informations-, Schulungs- und Beratungsmaterialien zur Verfügung stehen.

Somit wird durch verschiedene Fragen und aus verschiedenen Perspektiven evaluiert, ob und bis zu welchem Grad die **Kriterien des Expertenstandards** erreicht werden konnten. Nicht zu allen Kriterien werden so viele Fragen gestellt wie zur Information, Schulung und Beratung. Das Prinzip des Auditverfahrens ist es jedoch, den **Zielerreichungsgrad** nicht nur aus einer, sondern aus mehreren Perspektiven einzuschätzen.

Die Fragen sind so formuliert, dass sie mit „Ja“ oder „Nein“ beantwortet werden können. In Ausnahmefällen kann auch die Antwort „nicht anwendbar“ gewählt werden. Sie sollte jedoch mit einem Kommentar versehen werden, warum aus Sicht der auditierenden Person eine Frage als „nicht anwendbar“ beantwortet wurde.

Es wird empfohlen, 40 Personen in das Audit einzubeziehen, die in der Einrichtung bzw. durch den Dienst versorgt werden. Diese Zahl erlaubt Einschätzungen, die über Einzelfälle hinausgehen. Zudem ist der Aufwand für die Durchführung des Audits überschaubar. Für die Erfassung der Ergebnisse steht auf der Internetseite des DNQP ein **Ergebnisprotokoll** zur Verfügung. Damit lassen sich die Antworten auf die einzelnen Auditfragen gut zusammenfassend erheben. Als gültige Antworten gelten alle „Ja"- oder „Nein"-Antworten. „Nicht anwendbar"-Antworten gelten als ungültig. Der Zielerreichungsgrad wird ermittelt, indem der Anteil der „Ja"-Antworten an den gültigen Antworten errechnet wird. Haben beispielsweise 32 von 40 Menschen mit Schmerzen die Frage, ob ihnen eine Beratung zu ihrer Schmerzsituation angeboten wurde, mit „Ja" beantwortet, dann liegt der Zielerreichungsgrad bei 80 %.

Das personalbezogene Audit sollte bei allen Pflegefachpersonen in den an der Implementierung beteiligten Pflegebereichen durchgeführt werden. Die Zahl der Teilnehmenden kann dadurch in verschiedenen Einrichtungen sehr unterschiedlich sein. Die Auswertung erfolgt genauso wie im nutzerbezogenen Audit. Das personalbezogene Audit fragt vor allem nach dem Wissensstand und bestehendem Fortbildungsbedarf.

Die Ergebnisse des Audits geben einen Einblick in den Entwicklungsstand der Pflege zum Thema des implementierten Expertenstandards und bieten eine gute Grundlage für die weitere Qualitätsentwicklung in der Einrichtung. Im Rahmen der modellhaften Implementierungen der Expertenstandards werden die Auditergebnisse zusammengefasst, in der Veröffentlichung der Expertenstandards publiziert und im Rahmen von Netzwerk-Workshops präsentiert. Sie geben Hinweise darauf, welche Empfehlungen eines Expertenstandards hohe Zielerreichungsgrade aufweisen und welche eher niedrige. Da die Ausgangsbedingungen in den einzelnen Einrichtungen jedoch sehr unterschiedlich sein können, bilden die Ergebnisse keinen wirklichen Durchschnitt ab. Sie können für die **interne Qualitätsentwicklung** jedoch Hinweise geben, ob geringe oder hohe Zielerreichungsgrade in der eigenen Einrichtung zu einzelnen Empfehlungen auch in anderen Einrichtungen zu finden sind.

Eine Übersicht zu den **Auditergebnissen aus den modellhaften Implementierungen des DNQP** zeigt, dass diese vielfach dazu beigetragen haben, der Arbeit von Pflegenden eine positive Wertschätzung entgegenzubringen, pflegerische Leistungen sichtbar zu machen und als Grundlage für Qualitätsverbesserungen genutzt zu werden (Moers et al. 2017). So zeigten sich über die verschiedenen Expertenstandards hinweg hohe **Zielerreichungsgrade** bezüglich der Einschätzung der unterschiedlichen Qualitätsprobleme und Risiken. Auch die Empfehlungen zur Koordinationsfunktion von Pflegenden, zur Planung und Durchführung sowie zur Evaluation von Maßnahmen haben recht hohe Zielerreichungsgrade erhalten. Als schwieriger erwies sich themenunabhängig die Umsetzung von Empfehlungen zur **Information, Schulung und Beratung**, bei der die Zielerreichungsgrade in der Regel niedriger als bei den anderen Empfehlungen waren. Dies kann zum einen daran liegen, dass diese Aufgabe eher implizit während anderer Pflegehandlungen bewältigt wurde, es kann aber auch darauf hindeuten, dass Information, Schulung und Beratung nur bedingt als pflegerische Aufgabe wahrgenommen werden und es daher einen Nachholbedarf bei der Herausbildung einer entsprechenden Kompetenz und Etablierung in der Alltagspraxis gibt.

Das Auditverfahren ist entstanden als Bestandteil der modellhaften Implementierung von Expertenstandards. Es ist jedoch nicht nur zur Überprüfung der modellhaften Implementierung geeignet, sondern ebenso als Instrument, mit dem in regelmäßigen Abständen innerhalb von Einrichtungen überprüft werden kann, wie die Zielerreichungsgrade im Hinblick auf festgelegte Qualitätsziele sind.

Für Audits zu Expertenstandards gilt, was zu Beginn dieses Unterkapitels für alle Audits ausgeführt wurde. Die Ergebnisse sollten nicht geheim bleiben, sondern mit denjenigen besprochen werden, deren Arbeit bzw. deren Bereich Gegenstand des Audits war. Die Ergebnisse können dabei als **positives Feedback** eingesetzt werden oder **Hinweise auf verbesserungswürdige Aspekte** geben. Ist dies der Fall, dann sollten konkrete Vereinbarungen getroffen werden, wie und bis wann eine Verbesserung angestrebt werden soll. Ein wichtiger Aspekt ist – wie bei allen Messungen und Bestimmungen der Qualität – dass Ergebnisse, die nicht den Erwartungen entsprechen, nicht dazu genutzt werden sollten, nach schuldigen Personen zu suchen. Sie sollten stattdessen Grundlage der Analyse sein, warum angestrebte Ziele nicht in erwünschtem Ausmaß erreicht werden konnten.

3.2.5 Qualitätsprüfungen

Als Mittel zur Messung und Bestimmung von Qualität haben für die pflegerische Versorgung Qualitätsprüfungen seit Einführung der Pflegeversicherung eine enorme Bedeutung erhalten. Sie sind für Pflegende in ambulanten, teilstationären und stationären Pflegeeinrichtungen allgegenwärtig. Die gesetzlichen Grundlagen wurden bereits in den Kap. 1.5.2 und Kap. 2.2.1 dargestellt. An dieser Stelle soll das tatsächliche Vorgehen bei den Qualitätsprüfungen etwas näher beschrieben werden.

Durchgeführt werden die Qualitätsprüfungen durch die **Medizinischen Dienste (MD)**, die auf Landesebene organisiert sind und die eng mit dem Medizinischen Dienst des Spitzenverbandes Bund der Krankenkassen (MDS) zusammenarbeiten. Sie erhalten nach §114 SGB XI einen Prüfauftrag durch die Landesverbände der Pflegekassen. 10 % der Prüfungen werden durch den Prüfdienst des Verbandes der privaten Krankenversicherung durchgeführt. Die Prüfungen erfolgen als **Regelprüfung, Anlassprüfung oder Wiederholungsprüfung**.

Qualitätsprüfungen sind ein Instrument zur Bestimmung und Messung der Qualität. Für die geprüften Pflegeeinrichtungen und -dienste ist es sehr wichtig zu wissen, welche **Kriterien bei der Prüfung** gelten und welche Aspekte geprüft werden. Diese sind festgelegt in den jeweils geltenden Qualitätsprüfungsrichtlinien (QPR), die vom GKV-Spitzenverband unter Einbeziehung der Medizinischen Dienste und des Prüfdienstes der privaten Krankenversicherung entwickelt und durch das Bundesministerium für Gesundheit genehmigt werden. Es liegen Richtlinien für die vollstationäre Pflege, die Tagespflege, ambulante Pflegedienste und ambulante Betreuungsdienste vor. Durch das zweite Pflegestärkungsgesetz von 2016 wurden die Qualitätsprüfverfahren auf eine neue Grundlage gestellt. Auf Basis wissenschaftlicher Vorarbeiten wurden die Kritikpunkte an der sehr dokumentationslastigen Qualitätsprüfung und der darauffolgenden Qualitätsdarstellung aufgenommen und bei der Entwicklung neuer Verfahren überwunden. Für die Qualitätsprüfungen in der vollstationären und Tagespflege wurden die Neuentwicklungen in neuen **Qualitätsprüfrichtlinien** umgesetzt (MDS/GKV-Spitzenverband 2019, 2021). Für die ambulante Pflege steht diese Entwicklung noch aus, sodass weiterhin die bisherigen Qualitätsprüfrichtlinien und die Pflege-Transparenzvereinbarung gelten (MDS/GKV-Spitzenverband 2020).

Allen Qualitätsprüfungen liegt entsprechend der Richtlinien ein **beratungsorientierter Prüfansatz** zugrunde. Das bedeutet, dass nicht nur ein Prüfergebnis festgestellt werden soll, sondern im Rahmen der Prüfung eine Einheit aus Beratung, Prüfung und Empfehlung von Maßnahmen angestrebt wird. Wichtige Instrumente des beratungsorientierten Prüfauftrags sind das **Fachgespräch** der Prüfer*innen mit den Mitarbeiter*innen der Pflegeeinrichtung sowie das **Abschlussgespräch** mit den Leitungskräften der Einrichtung. Die Pflegeeinrichtungen sind verpflichtet, den Prüfer*innen Zugang zur Einrichtung zu gewähren. Die Prüfung wird einen Tag vorher angekündigt. Durchgeführt wird die Prüfung von Prüfteams, die aus Pflegefachkräften bestehen. Sofern ein Prüfgebiet es erfordert, können aber auch Ärzte und Ärztinnen die Prüfung durchführen.

Bei der Entwicklung des neuen Prüfverfahrens wurden sechs Grundsätze berücksichtigt, die bei der Prüfung zum Ausdruck kommen sollen (Wingenfeld 2020):

1. Konzentration auf die pflegebedürftige Person und die Ergebnisqualität,
2. Nutzung des seit 2017 geltenden Pflegebedürftigkeitsbegriffs als fachlicher Bezugsrahmen,
3. Vermeidung einer einseitigen Ausrichtung der Prüfung auf die Pflegedokumentation und andere Dokumente,
4. Aufwertung des fachlichen Dialogs als Informationsquelle,
5. differenzierte Bewertungen auf Basis einer vierstufigen Bewertungssystematik und
6. eindeutige Bewertungen.

Durch diese Vorgehensweise sollen die Probleme mit dem vorher bestehenden System der Qualitätsprüfungen überwunden und dem Ansatz des beratungsorientierten Prüfverfahrens Rechnung getragen werden. Diese Grundsätze sollen auch im Verfahren zur Qualitätsprüfung in der ambulanten Pflege Anwendung finden (Büscher/Wingenfeld 2020).

Die **Prüfinhalte** in der stationären und Tagespflege sind in sechs Qualitätsbereiche gegliedert, zu denen jeweils verschiedene Qualitätsaspekte gehören:

1. Unterstützung bei der Mobilität und Selbstversorgung (dazu gehören Unterstützung im Bereich der Mobilität, bei der Ernährung und Flüssigkeitsversorgung, bei Kontinenzverlust und Kontinenzförderung sowie bei der Körperpflege),
2. Unterstützung bei der Bewältigung von krankheits- und therapiebedingten Anforderungen und Belastungen (medikamentöse Therapie, Schmerzmanagement, Wundversorgung, Unterstützung bei besonderen medizinisch-pflegerischen Bedarfslagen sowie Unterstützung bei der Bewältigung von sonstigen therapiebedingten Anforderungen),
3. Unterstützung bei der Gestaltung des Alltagslebens und der sozialen Kontakte (Unterstützung bei Beeinträchtigungen der Sinnwahrnehmung, bei der Tagesstrukturierung, Beschäftigung und Kommunikation sowie Unterstützung bei der nächtlichen Versorgung),
4. Unterstützung in besonderen Bedarfs- und Versorgungssituationen (Unterstützung bei der Eingewöhnungsphase nach dem Einzug, Überleitung bei Krankenhausaufenthalten, Unterstützung bei als herausfordernd erlebtem Verhalten und psychische Problemlagen sowie freiheitsentziehende Maßnahmen),
5. bedarfsübergreifende fachliche Anforderungen (Abwehr von Risiken und Gefährdungen, biografieorientierte Unterstützung, Einhaltung von Hygieneanforderungen, Hilfsmittelversorgung, Schutz von Persönlichkeitsrechten und Unversehrtheit) und
6. einrichtungsinterne Organisation und Qualitätsmanagement (Qualifikation und Aufgabenwahrnehmung der verantwortlichen Pflegefachkraft, Begleitung Sterbender und ihrer Angehörigen).

Im Gegensatz zum alten Prüfverfahren, bei dem in der Regel auf Basis der Pflegedokumentation geprüft wurde, ob bestimmte und abschließend definierte Kriterien erfüllt waren, soll der neuere Prüfansatz die Qualität der Versorgung direkt bewerten und beurteilen, ob bei den Bewohner*innen **negative Folgen** entstanden sind. Als solche sind unmittelbare gesundheitliche Schädigungen (z.B. durch einen Dekubitus, Dehydration oder Wundinfektionen) ebenso anzusehen wie die Feststellung einer nicht bedarfsgerechten (z.B. durch fehlende Mobilisierung mobilitätsbeeinträchtigter Personen oder fehlende Unterstützung bei der Nutzung von Hilfsmitteln) oder nicht bedürfnisgerechten Versorgung (z.B. durch die

Verweigerung von Selbstbestimmung oder Missachtung explizit geäußerter Wünsche, deren Erfüllung machbar gewesen wäre) anzusehen (Wingenfeld 2020).

Vor dem Hintergrund dieses Verständnisses negativer Folgen wird die Qualität anhand folgender **Bewertungskategorien** bewertet:

A. keine Auffälligkeiten oder Defizite,
B. Auffälligkeiten, die keine Risiken oder negativen Folgen für die versorgte Person erwarten lassen,
C. Defizit mit Risiko negativer Folgen für die versorgte Person und
D. Defizit mit eingetretenen negativen Folgen für die versorgte Person.

Zu beachten sind bei der Prüfung die **Einwirkungsmöglichkeiten der Einrichtung** auf das Ergebnis der Versorgung. In die Bewertung können nur die Aspekte eingehen, bei denen tatsächlich für die Einrichtung bzw. die dort tätigen Mitarbeiter*innen die Möglichkeit besteht, sie zu beeinflussen. Grenzen dieser Einwirkungsmöglichkeiten bestehen z.B. aufgrund einer fehlenden Bereitschaft oder Fähigkeit von Bewohner*innen, Hilfen anzunehmen und dabei zu kooperieren. Auch die Versorgung durch nicht zur Einrichtung gehörende Personen (wie z.B. Ärzte und Ärztinnen) oder unrealistische Erwartungen von Bewohner*innen und Angehörigen stellen Grenzen für die Einwirkungsmöglichkeiten der Einrichtung dar.

Als **Informationsgrundlagen** im Rahmen der Prüfung kommen verschiedene Quellen in Betracht:

- das Gespräch mit Bewohner*innen und die Inaugenscheinnahme,
- das Fachgespräch mit Mitarbeiter*innen der Einrichtung,
- die Pflegedokumentation und weitere Unterlagen,
- Beobachtungen während der Prüfung,
- gesonderte Dokumentationen, die die Einrichtung im Rahmen des internen Qualitätsmanagements erstellt hat,
- einrichtungsinterne Konzepte oder Verfahrensanweisungen,
- Informationen über Bewohner*innen, die aus der letzten Ergebniserfassung stammen und von der Einrichtung bei Besuch der Prüfer*innen zur Verfügung gestellt wurden.

Die **Stichprobe für die Qualitätsprüfung** umfasst neun Personen und setzt sich zusammen aus sechs Bewohner*innen mit Beeinträchtigungen der Mobilität und/oder der kognitiven Fähigkeiten sowie drei weiteren, die aus einer Liste der Bewohner*innen der Einrichtung mithilfe von Zufallszahlen erhoben werden.

Im **Prüfbericht**, der innerhalb von drei Wochen nach der Qualitätsprüfung erstellt werden soll, ist das Ergebnis der Prüfung ausgewiesen. Auf Basis der Bewertungen bei einzelnen Bewohner*innen zu den einzelnen Qualitätsaspekten erfolgt eine **Beurteilung** durch folgende Bewertungen:

- keine oder geringe Qualitätsdefizite,
- moderate Qualitätsdefizite,
- erhebliche Qualitätsdefizite und
- schwerwiegende Qualitätsdefizite.

Diese Bewertungen sind neben anderen Aspekten Gegenstand der **Qualitätsdarstellung** (Kap. 5). Für die **ambulante Pflege** steht die Neu- bzw. Weiterentwicklung der neuen Qualitätsprüfverfahren zum Zeitpunkt der Fertigstellung dieses Buches noch aus. In den wissenschaftlichen Vorarbeiten wurde jedoch darauf geachtet, die Grundsätze und Verfahrensweisen bei den Prüfungen in der stationären und ambulanten Pflege weitgehend zu harmonisieren. Unterschiede bestehen jedoch hinsichtlich der **Prüfinhalte**. Anders als in der stationären Pflege handelt es sich bei der ambulanten Pflege nicht um eine 24-stündige Vollversorgung. Stattdessen gibt es zwischen den Pflegehaushalten und den ambulanten Pflegediensten Vereinbarungen über das, was während der Besuche der Pflegedienste geschehen soll, d.h. welche Leistungen erbracht werden sollen. In die Prüfung sollen vor allem die Aspekte einbezogen werden, zu denen eine solche Vereinbarung besteht. Vor diesem Hintergrund wurden für die Qualitätsprüfung in der ambulanten Pflege fünf **Qualitätsbereiche** mit verschiedenen Qualitätsaspekten entwickelt:

1. Bei den unabhängig von vereinbarten Leistungen zu prüfenden Qualitätsaspekten handelt es sich um Themen, die in jeder häuslichen Pflegesituation eine Rolle spielen können und daher auch geprüft werden. Dazu zählen das Aufnahmemanagement, die Erfassung von und Reaktion auf Risiken und Gefahren

sowie die Erfassung von und Reaktion auf Anzeichen einer Destabilisierung der Versorgungssituation.

2. Der zweite Bereich umfasst die Versorgung im Rahmen der individuell vereinbarten Leistungen. Er umfasst Unterstützung im Bereich der Mobilität, bei beeinträchtigter Kognition, im Bereich der Kommunikation, bei Verhaltensauffälligkeiten und psychischen Problemlagen, bei der Körperpflege, bei der Nahrungs- und Flüssigkeitsaufnahme, bei der Ausscheidung, bei der Gestaltung des Alltagslebens sowie der Aufrechterhaltung und Förderung sozialer Kontakte, bei der Anleitung und Beratung pflegender Angehöriger oder des pflegebedürftigen Menschen sowie beim Schmerzmanagement.
3. Der dritte Bereich besteht aus den ärztlich verordneten Maßnahmen der häuslichen Krankenpflege. Eine Vielzahl von pflegerischen Handlungen, z.B. bei der Medikamentengabe oder Wundversorgung, bedarf der ärztlichen Verordnung. Diese Maßnahmen sind in einem eigenen Qualitätsbereich zusammengefasst.
4. Als vierter Bereich wurden sonstige Qualitätsaspekte zusammengefasst, zu denen die Zusammenarbeit mit Angehörigen und die Erfassung von und Reaktion auf Anzeichen von Gewalt, Vernachlässigung und Unterversorgung gehören.
5. Als fünften und letzten Bereich umfasst die Prüfung einrichtungsbezogene Qualitätsaspekte, zu denen das interne Qualitätsmanagement, die Hygiene sowie die Qualifikation und Aufgabenwahrnehmung der Pflegedienstleitung gehören.

Die **Ergebnisse der Qualitätsprüfungen** werden regelmäßig alle zwei Jahre in einem Bericht des MDS zusammengefasst und veröffentlicht. Diese Berichte geben einen Einblick in die im Rahmen der Qualitätsprüfungen auffälligen Qualitätsaspekte.

Die Qualitätsprüfungen haben im Rahmen der Pflegeversicherung eine erhebliche Auswirkung auf das **Qualitätsmanagement** in den Pflegediensten und -einrichtungen gehabt. Sie stellen für diese eine sehr präsente Form der Definition „Qualität ist der Grad, in dem ein Satz inhärenter Merkmale Anforderungen erfüllt“ dar. Die Anforderungen sind in den QPR deutlich formuliert. Werden sie nicht erfüllt, zieht dies im Rahmen des beratungsorientierten Prüfauftrags zunächst **Empfehlungen und Hinweise** nach sich, kann aber auch zu deutlichen **Aufforderungen zur Qualitätsverbesserung** führen und im schlimmsten Fall bei längerdauernder Nichterfüllung eine Kündigung des Versorgungsvertrages nach sich ziehen. Im Sinne der Zielsetzung, die Bevölkerung vor unsachgemäßer Pflege zu schützen (Kap. 1.5), ist das verständlich. Zweifel sind hingegen angebracht, ob allein die extern verpflichtenden Prüfungen die Qualität der Pflege garantieren können. Grundsätzlich besteht Einigkeit, dass ohne Anstrengungen im internen Qualitätsmanagement und bei der internen Qualitätsentwicklung keine gute Pflegequalität zu erreichen ist. Der Anspruch der neuen Qualitätsprüfverfahren ist es daher auch, die Themen und Inhalte der externen Prüfungen besser auf die in den Einrichtungen erforderlichen Maßnahmen zur Qualitätsverbesserung und -sicherung abzustimmen. Ob dies gelingt, wird kontinuierlich zu beobachten und irgendwann zu bewerten sein.

3.2.6 Zertifizierungen

Bei den Qualitätsprüfungen handelt es sich um eine verpflichtende Form der externen Qualitätssicherung, über die eine Messung und Bewertung der Qualität erfolgen soll. Daneben gibt es eine **freiwillige Form der externen Qualitätssicherung**, die sich im Erwerb von Zertifikaten ausdrückt. Das Prinzip zur **Bewertung der Qualität** ist ähnlich wie bei der verpflichtenden Form der externen Qualitätssicherung durch die Qualitätsprüfungen: Es werden Kriterien durch eine externe Organisation festgelegt, die eine Einrichtung erfüllen soll. Wird die Erfüllung durch eine externe Prüfung oder Begehung festgestellt, dann wird ein entsprechendes **Zertifikat** für einen bestimmten Zeitraum vergeben. Der Unterschied zur Qualitätsprüfung liegt somit vor allem im Element der **Freiwilligkeit**. Im Rahmen der Pflegeversicherung wurde eine Vielzahl unterschiedlicher Zertifikate entwickelt, deren Bedeutung jedoch angesichts der steigenden Bedeutung der Qualitätsprüfungen durch die Medizinischen Dienste deutlich gesunken ist. Es ist daher nicht verwunderlich, dass Zertifikate eher im Krankenhausbereich weiterhin hohe Bedeutung haben. Zwar beteiligen sich auch Krankenhäuser an Maßnahmen der externen Qualitätssicherung und können grundsätzlich auch geprüft werden, aber sie werden nicht in gleicher Regelmäßigkeit durch eine externe Organisation geprüft wie Pflegeeinrichtungen und -dienste.

Zertifizierungen können sich auf unterschiedliche Aspekte der Qualität in der Krankenhausversorgung beziehen. Einige bewerten Qualitätsmanagementsysteme als Ganzes, andere richten sich auf Teilaspekte wie beispielsweise die Qualität einzelner Zentren. Nach Hensen (2019) verlaufen trotz aller Unterschiedlichkeit **Zertifizierungsverfahren** nach folgenden Verfahrensschritten ab:

- Im ersten Schritt findet eine einrichtungsinterne Auseinandersetzung mit den Qualitätsanforderungen statt, die erfüllt sein müssen, um das angestrebte Zertifikat zu erhalten. Sind die Anforderungen hinreichend bekannt, wird eine **Selbstbewertung** vorgenommen, ob und in welchem Ausmaß die Anforderungen tatsächlich erfüllt sind. Diese Selbstbewertung erfolgt in strukturierter Art und Weise und oftmals vergibt die zertifizierende Stelle Hinweise, wie eine solche Selbstbewertung durchgeführt werden sollte. Sollten bei der Selbstbewertung Lücken identifiziert werden, durch die die zu erfüllenden Anforderungen nicht erfüllt werden können, dann geht es zunächst darum, die Ursachen für diese Lücken zu identifizieren und sie zu schließen, bevor der zweite Schritt gegangen werden kann.
- Der zweite Schritt besteht in der **Fremdbewertung** der Einrichtung im Hinblick auf die zu erfüllenden Anforderungen durch unparteiische Dritte, die von der das Zertifikat vergebenden Stelle ausgewählt werden. Die Fremdbewertung ist somit die eigentliche externe Bestimmung und Bewertung der Qualität. Kommt die Fremdbewertung zu dem Ergebnis, dass die Anforderungen nicht erfüllt werden, erfolgen konkrete Hinweise, in welchen Bereichen Nachbesserungen erforderlich sind. Zur Behebung der Lücken wird in der Regel ein bestimmter Zeitraum zur Verfügung gestellt. Nach Ablauf dieses Zeitraums findet eine **erneute Begutachtung** statt.
- Erfüllt die Einrichtung die Anforderungen – bei der ersten oder wiederholten Fremdbewertung – dann wird das angestrebte **Zertifikat** ausgestellt. Neben dem Datum der Zertifikatsausstellung finden sich darauf in der Regel auch Hinweise zum Gültigkeitszeitraum. Nach Ablauf dieses Zeitraums bedarf es einer erneuten Fremdbewertung, bevor das Zertifikat erneut ausgestellt werden kann.

Um das durch die Zertifizierung angestrebte und tatsächlich erreichte Qualitäts- oder Leistungsniveau zu erhalten, empfiehlt es sich, die damit verbundenen Anforderungen auch im Rahmen von Selbstbewertungen vor Ablauf des Gültigkeitszeitraums zu prüfen, um möglichst frühzeitig Maßnahmen ergreifen zu können, wenn die Anforderungen nicht erfüllt werden. Unabhängig von dem Erhalt des Zertifikats ist dies auch im Rahmen der internen Qualitätsentwicklung von Bedeutung. Der Erwerb eines Zertifikats ist mit einem hohen Aufwand in der Vorbereitung und zudem mit erheblichen Kosten verbunden. Diese **Investitionen** sind nur dann sinnvoll, wenn dadurch eine **Qualitätsverbesserung** erreicht wird oder die ohnehin in der Einrichtung bestehende Qualität nach außen sichtbar gemacht werden kann. Es besteht also ein gewisses Eigeninteresse und es wäre nicht plausibel, wenn dieses Eigeninteresse nach Erhalt des Zertifikats verschwinden würde.

Angesichts der Vielzahl **unterschiedlicher Zertifizierungsverfahren im Gesundheitswesen** fällt es schwer, einen Überblick zu geben. Kurz genannt und skizziert werden im Folgenden vier Verfahren, die jedoch häufig anzutreffen sind (Hensen 2019; Hahne 2011):

1. **DIN EN ISO 9001**: Die Abkürzungen DIN EN ISO stehen für das Deutsche Institut für Normung, Europäische Norm und International Organization of Standardization. Die Norm bezieht sich auf das Qualitätsmanagementsystem einer Organisation. Ein entsprechendes Zertifikat sagt somit nichts über die Qualität der Einrichtung, sondern darüber, ob das vorhandene Qualitätsmanagementsystem geeignet ist, in der Organisation gute Qualität „herzustellen“. Die DIN EN ISO 9001 wurde nicht speziell im Hinblick auf das Gesundheitswesen entwickelt.
2. **KTQ®-Zertifizierungsverfahren**: KTQ steht für „Kooperation für Transparenz und Qualität im Gesundheitswesen“. Das Verfahren wurde explizit im Hinblick auf die Qualität in Gesundheitseinrichtungen entwickelt. Die Anforderungen sind als fachliche Kriterien für unterschiedliche Versorgungsbereiche formuliert und auch im Hinblick auf das Qualitätsmanagement für das Gesundheitswesen durch die Aufnahme von Aspekten wie Hygiene, Patientensicherheit oder Datenschutz konkretisiert. Zu den Kriterien gehören Aspekte wie Patien-

tenorientierung, Mitarbeiterorientierung, Sicherheit – Risikomanagement, Informations- und Kommunikationswesen, Unternehmensführung und Qualitätsmanagement (Hensen 2019; Prölß et al. 2019).

3. **JCI-Akkreditierungsverfahren**: Für Einrichtungen, denen durch ein Zertifikat die internationale Sichtbarkeit wichtig ist und die sich eher an internationalen Kriterien orientieren wollen, kann eine Akkreditierung durch die JCI (Joint Commission International) sinnvoll sein. Das Verfahren basiert auf den Standards der JCAHO (Kap. 1.3). Ähnlich wie KTQ basiert es auf fachlichen Standards und Kriterien.
4. **EFQM-Exzellenz-Modell**: EFQM steht für European Foundation for Quality Management und bezeichnet eine Organisation, die einen jährlichen Preis auslobt, den European Excellence Award. Der Preis wird vergeben, wenn umfangreiche Kriterien in den Bereichen Führung, Politik und Strategie, Mitarbeiter, Partnerschaften und Ressourcen, Prozesse, Produkte und Dienstleistungen, kundenbezogene Ergebnisse, mitarbeiterbezogene Ergebnisse, gesellschaftsbezogene Ergebnisse und Schlüsselergebnisse erfüllt werden (Hahne 2011).

Testen Sie Ihr Wissen!

1. Was bedeuten die Begriffe Prävalenz und Inzidenz?
2. Was ist ein Indikator? Wie können Indikatoren im Rahmen der internen Qualitätsentwicklung und der externen Qualitätssicherung genutzt werden?
3. Was ist das Prinzip des Benchmarkings?
4. Welche Anforderungen sind an ein Auditverfahren zu stellen?
5. Welche Gemeinsamkeiten und Unterschiede bestehen zwischen Qualitätsprüfungen und Zertifizierungen?

3.3 Instrumente zur Einbeziehung der Nutzerperspektive

In Kap. 2 wurde die Perspektive der Nutzer*innen auf die Qualität der Pflege ausführlich dargelegt. An dieser Stelle geht es nun um die Frage, mit welchen Instrumenten und Verfahren sichergestellt werden kann, dass diese Perspektive zum Ausdruck gebracht und bei der Bestimmung und Messung der Qualität berücksichtigt werden kann. Neben einigen grundsätzlichen Anmerkungen werden in diesem Kapitel das Instrument der Befragung von Patientinnen und Patienten/Nutzer*innen und Angehörigen, das Beschwerdemanagement und die partizipative Qualitätsentwicklung kurz dargestellt.

Bei den Definitionen zur Qualität in der Pflege (Kap. 1.) wurde bereits auf die Bedeutung der subjektiven, durch die Adressatinnen und Adressaten der pflegerischen Versorgung geprägten Wahrnehmung zur Qualität hingewiesen, die vereinfacht durch den Satz „Qualität entsteht im Auge des Betrachters oder der Betrachterin“ zum Ausdruck kommt. Es gibt eine Reihe von Gründen, der **Nutzerperspektive** bei der Bestimmung und Messung von Qualität eine verstärkte Aufmerksamkeit zu widmen. Wingenfeld (2003) fasst die Diskussionslinien dazu zusammen und zeigt auf, dass sowohl im Hinblick auf die Definitionshoheit zur Qualität, auf Rechte von Patientinnen und Patienten und Interessen der Verbraucher*innen sowie unter Marketinggesichtspunkten die Nutzerperspektive eine hohe Bedeutung hat.

Nutzerbefragungen: Vor diesem Hintergrund ist es nicht verwunderlich, dass Patienten-, Nutzer- oder Kundenbefragungen durchgeführt werden, um ein genaueres Bild über die Bewertung der Qualität aus Sicht der Nutzer*innen zu erhalten.

Für den Krankenhausbereich findet seit 2012 der **Patients Experience Questionnaire (PEQ)** breite Anwendung, der durch die Bertelsmann Stiftung in Kooperation mit dem Schweizer „Verein Outcome“ entwickelt wurde (Gehrlach et al. 2010). Dabei handelt es sich um einen Kurzfragebogen mit 15 Fragen, der Patientinnen und Patienten, die den Einschlusskriterien entsprechen, nach dem Krankenhausaufenthalt zugesendet wird. Die Fragen beziehen sich auf vier **Zufriedenheitsdimensionen**:

1. **Zufriedenheit mit der ärztlichen Behandlung**. Dazu gehören die Fragen, ob die eigenen Wünsche und Bedenken in der ärztlichen Behandlung berücksichtigt wurden, wie der Umgang der Ärzte und Ärztinnen mit einem war, ob man angemessen informiert wurde, und wie die Qualität der medizinischen Versorgung im Krankenhaus insgesamt eingeschätzt wird.
2. **Zufriedenheit mit der pflegerischen Betreuung**. Zur pflegerischen Betreuung werden die gleichen Fragen wie zur ärztlichen Behandlung, allerdings mit Bezug auf die Pflegekräfte gestellt.
3. **Zufriedenheit mit Organisation und Service**. Dazu gehören Fragen zu Wartezeiten während der Krankenhausbehandlung, zum Ablauf der Aufnahme, zur Sauberkeit, Essensversorgung sowie zur Entlassung aus dem Krankenhaus.
4. **Weiterempfehlung**. Als vierte Qualitätsdimension erfolgt eine Frage danach, ob die Nutzer das Krankenhaus ihrem besten Freund oder ihrer besten Freundin empfehlen würden.

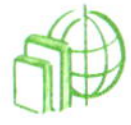

Die Ergebnisse der Befragung werden gemeinsam mit anderen Qualitätsinformationen über unterschiedliche **Portale zur Krankenhaussuche** veröffentlicht, z. B. über:
www.weisse-liste.de
www.aok.de/gp/gesundheitsnavigator

Bei der Suche nach einem Krankenhaus ist es darüber möglich, Informationen zu den Ergebnissen der Patientenbefragungen zu erhalten. Mithilfe einer Illustration von drei Sternen lässt sich sehr schnell erkennen, in welchem Maße eine Weiterempfehlung durch andere Patientinnen und Patienten erfolgen würde oder nicht. Bei Bedarf besteht die Möglichkeit, die zusammengefassten Einschätzungen zu allen vier Qualitätsdimensionen und auch zu jeder einzelnen der fünfzehn Fragen einzusehen.

Im Rahmen der **externen Qualitätssicherung der Krankenhäuser** durch das Institut für Qualitätssicherung und Transparenz im Gesundheitswesen (IQTiG) spielen Patientenbefragungen ebenso eine wichtige Rolle. In diesem Zusammenhang sind sie jedoch spezifisch auf einzelne, für die Qualitätssicherung wichtige Bereiche zugeschnitten. Die Entwicklung von Patientenbefragungen durch das IQTiG erfolgt durch eine Beauftragung durch den Gemeinsamen Bundesausschuss (G-BA). Beauftragt wurden **Patientenbefragungen** für Patientinnen und Patienten:

- mit Nierenersatztherapie,
- mit einer Herzkatheteruntersuchung, Stenteinlage oder Ballonerweiterung der Gefäße am Herzen,
- bei denen eine Erkrankung aus dem Formenkreis der Schizophrenie festgestellt wurde,
- die eine ambulante Psychotherapie in Anspruch genommen haben und
- die aus einer Krankenhausbehandlung in die ambulante Versorgung entlassen wurden.

Die Ergebnisse dieser Befragungen fließen in die Verfahren zur externen Qualitätssicherung der Krankenhäuser ein (Kap. 1.5)

Auch im Rahmen der Pflegeversicherung finden groß angelegte Befragungen pflegebedürftiger Menschen statt. Als Teil der **Pflege-Transparenzvereinbarungen** (Kap. 1.5, 3.2 und 5) wurden diese durch die Medizinischen Dienste im Rahmen der Qualitätsprüfungen durchgeführt. Die Ergebnisse wurden – wie die anderen Ergebnisse der Qualitätsprüfung – in einer **Schulnote** ausgedrückt. Den Bewohnerinnen und Bewohnern stationärer Pflegeeinrichtungen wurden insgesamt 18, den pflegebedürftigen Menschen, die zuhause von einem Pflegedienst versorgt werden, 12 Fragen gestellt, die sich auf die Wahrnehmung der erhaltenen pflegerischen Versorgung beziehen. Recht schnell zeigte sich, dass die im Rahmen dieser Befragung erhobenen Informationen und die sich daraus errechneten Schulnoten eine sehr hohe Zufriedenheit widerspiegelten. Die bundesweit ermittelten Durchschnittsnoten bewegten sich zwischen 1,0 und 1,2. Diese guten Ergebnisse wurden jedoch nicht als Ausdruck einer besonders guten Pflegequalität angesehen, sondern riefen erhebliche Zweifel zur Angemessenheit dieser Befragungsform hervor. Im Rahmen der neuen Verfahren zur Qualitätsprüfung und -darstellung (Kap. 3.2) ist eine explizite Nutzerbefragung daher nicht mehr vorgesehen. Die Frage, wie die Perspektive pflegebedürftiger Menschen ansprechend berücksichtigt werden kann, wird somit weiter Diskussionsgegenstand bleiben.

Die **Problematik hoher Zufriedenheitswerte** bei Nutzerbefragungen wurde bereits von Wingenfeld (2003) aufgezeigt. Dabei geht es nicht darum, grundsätzlich anzuzweifeln, dass Nutzer*innen mit der Versorgung zufrieden sein können. Es geht vor allem darum, aufmerksam gegenüber möglichen Gründen für die Zufriedenheit zu sein. So kann beispielsweise die Befürchtung, bei negativen

Antworten Nachteile zu erleiden, ebenso eine Rolle spielen wie die gerade bei Pflegebedürftigkeit bestehende Dankbarkeit, überhaupt Hilfe zu erhalten. Der Einsatz von Nutzerbefragungen zur Bestimmung der Pflegequalität sollte daher mit Bedacht und nur nach gründlicher Überlegung erfolgen.

Beschwerdemanagement: Eine weitere Möglichkeit zur Einbeziehung der Nutzerperspektive bei der Bestimmung und Messung der Qualität besteht durch ein Beschwerdemanagement. Dem liegt der Gedanke zugrunde, dass Beschwerden **Ausdruck von Unzufriedenheit** der Nutzer*innen sind und Hinweise auf bestehende Fehler, Schwachstellen oder Risiken geben, die aufgegriffen werden sollten. Eine Beschwerde ist zunächst einmal eine subjektive Unzufriedenheitsäußerung mit einem oder mehreren Versorgungsaspekten, die unterschiedliche Ursachen haben kann. Beschwerden aufzunehmen und ihnen nachzugehen, kann wichtige **Impulse für Qualitätsverbesserungen** in einer Einrichtung geben. Nach Hensen (2019, 336) ist jede Beschwerde für die Organisation eine kostenlose Beratung und potenzieller Ansatzpunkt für Qualitätsverbesserungen.

Der Aufbau und die Durchführung eines patientenorientierten Beschwerdemanagements sind seit 2013 durch das **Patientenrechtgesetz** für Krankenhäuser verpflichtend (Hensen 2019). Aber auch in Pflegeeinrichtungen spielt das Beschwerdemanagement eine wichtige Rolle. Das Beschwerdemanagement kann als Teil des Risiko- und/oder Qualitätsmanagements in Einrichtungen der gesundheitlichen und pflegerischen Versorgung integriert sein. Der **Beschwerdemanagementprozess** wird unterteilt in einen direkten, auf die beschwerdeführende Person bezogenen, und einen indirekten Beschwerdemanagementprozess, der sich auf die organisationsinternen Maßnahmen zur Qualitätsverbesserung ohne direkten Bezug zur Person, die die Beschwerde vorgebracht hat, bezieht (Hensen 2019; Poser/Pross-Löhner 2004). Zum direkten Beschwerdemanagementprozess gehören:

- **Beschwerdestimulierung.** Damit ist gemeint, dass den Nutzer*innen deutlich gemacht werden soll, dass Beschwerden ausdrücklich erwünscht sind und aufgenommen werden. Dies kann durch die Benennung einer entsprechenden Stelle oder Person erfolgen. Es können aber auch Beschwerde- oder Vorschlagboxen aufgestellt, in Gesprächen explizit nach Beschwerden gefragt oder entsprechende Fragen in Nutzerbefragungen aufgenommen werden.

- **Beschwerdeannahme**. Die Annahme bezieht sich auf die Erfassung der Beschwerdeinhalte und den Kontakt der Einrichtung mit der Person, die eine Beschwerde äußert. Die Annahme kann schriftlich, mündlich, telefonisch oder über Online-Kommunikationswege erfolgen.
- Die **Beschwerdebearbeitung** bezieht sich auf die Schritte, die zur Bearbeitung der vorgebrachten Beschwerde gegangen werden, und ihre Kommunikation mit der beschwerdeführenden Person. Für die Bearbeitung von Beschwerden sollte innerhalb der Organisation ein standardisiertes Vorgehen im Hinblick auf Zuständigkeiten und Verfahrensweisen entwickelt und etabliert werden.
- Den Abschluss des direkten Beschwerdemanagementprozesses bildet die **Beschwerdereaktion** gegenüber der sich beschwerenden Person. Diese ist wichtig, auch wenn das dargelegte Problem nicht gelöst werden konnte oder durch die Organisation auch nach ausführlicher Prüfung als unberechtigt wahrgenommen wird. Zum indirekten Beschwerdemanagementprozess gehören:
- Im Rahmen der **Beschwerdeauswertung** werden eingegangene Beschwerden gesammelt und analysiert. Hilfreich für die Analyse ist die Kategorisierung von Beschwerden anhand wiederkehrender oder für besonders relevant erachteter Themen. Die Beschwerdeauswertung soll Auskunft darüber geben, wie viele Beschwerden eingegangen sind, auf welche Themen sie sich beziehen und welche Hinweise auf mögliche Verbesserungen damit verbunden sind.
- Im Rahmen des **Beschwerdemanagementcontrollings** wird ermittelt, ob es durch das Beschwerdemanagement gelungen ist, Prozesse sowie die generelle Zufriedenheit der Nutzer*innen zu verbessern. Es ist Teil der allgemeinen Managementfunktionen einer Einrichtung.
- Im **Beschwerdereporting** wird über alle Aspekte des Beschwerdemanagements berichtet, sowohl über die Art der eingegangenen Beschwerden wie auch über die Art und Weise, wie damit umgegangen wurde. Die Berichterstattung richtet sich sowohl nach innen an die Mitarbeiter*innen wie auch an die

Nutzer*innen, um zu zeigen, dass Beschwerden ernstgenommen werden und welche Veränderungen daraus erwachsen können.

- Der letzte Schritt besteht in der **Beschwerdeinformationsnutzung** für die weitere Qualitätsplanung und Prozessgestaltung der Organisation.

Eine **Untersuchung zur Einführung des Beschwerdemanagements** in knapp 900 Krankenhäusern (Aqua-Institut 2017) hat gezeigt, dass es in vielen Krankenhäusern gelungen ist, ein Beschwerdemanagement einzuführen und strukturierte Prozessbeschreibungen zu entwickeln. In den beteiligten Krankenhäusern wurden im Schnitt mehr als 240 Beschwerden von jeweils etwas mehr als einer 50-%-Stelle bearbeitet. Zu den Hauptgründen für Beschwerden zählten Aspekte der Organisation wie lange Wartezeiten, Zeitmangel des ärztlichen oder pflegerischen Personals, die Kommunikation mit Ärzten und Ärztinnen oder Pflegenden sowie das Essen und die Gebäude-/Zimmerausstattung.

Partizipative Qualitätsentwicklung: Weitergehend als Befragungen und Beschwerdemanagement sind Prozesse der partizipativen Qualitätsentwicklung, bei denen die Nutzerperspektive nicht nur punktuell oder auf Basis konkreter Beschwerden einbezogen wird, sondern Nutzer*innen am gesamten Prozess der Formulierung von Qualitätsmaßstäben und deren Umsetzung beteiligt sind.

Bislang fand das Konzept der partizipativen Qualitätsentwicklung zu gesundheitlichen und pflegerischen Fragestellungen vor allem im Kontext der **Gesundheitsförderung und Prävention** Anwendung. Die hinter dem Ansatz stehende grundlegende Annahme ist, dass professionelle Akteurinnen und Akteure vor Ort über spezifisches Wissen lokaler Rahmenbedingungen und die Bedarfe der Zielgruppe verfügen, welche durch **partizipative Methoden** nicht nur nutzbar gemacht werden, sondern in die Verbesserung von Maßnahmen einfließen können (Wright 2010). Zentrales Merkmal ist die Beteiligung aller Akteure und Akteurinnen, die für die Planung, Umsetzung und Evaluation/Auswertung von Bedeutung sind (Wright et al. 2013). Der Grad der Partizipation ist nicht immer gleich. Wright (2010) hat ein **Stufenmodell der Partizipation** entwickelt. Die beiden ersten Stufen „Instrumentalisierung" sowie „Erziehen und Behandeln" werden darin als Nicht-Partizipation bezeichnet. Als Vorstufen der Partizipationen gelten

„Information“, „Anhörung“ und „Einbeziehung“. Die eigentliche Partizipation beginnt dort, wo „Mitbestimmung“ erfolgt, eine „teilweise Entscheidungskompetenz“ oder gar „Entscheidungsmacht“ besteht. Weit über die Partizipation hinaus geht die „selbstständige Organisation“.

Der Ansatz der partizipativen Qualitätsentwicklung geht davon aus, dass in der Beziehung zwischen Zielgruppe, professionellen Akteurinnen und Akteuren und Rahmenbedingungen ein **hierarchisches Gefälle** besteht, in dem vor allem die finanziellen Rahmenbedingungen Entscheidungen bestimmen. Die Zielgruppe verfügt demgegenüber über geringe Ressourcen, ihre Interessen in Entscheidungsprozesse einzubringen. Dieses hierarchische Gefälle soll durch die gezielte Partizipation der Zielgruppe, an die sich die pflegerische Versorgung richtet, aufgebrochen werden. Dadurch werden Angebote passgenauer und können durch ihren spezifischen Zuschnitt auf die jeweiligen Kontextbedingungen einen höheren Wirkungsgrad in der Zielgruppe erreichen.

Im Rahmen eines **Projekts zur partizipativen Qualitätsentwicklung** in der Pflegeberatung (Büscher et al. 2018) wurde eine Arbeitshilfe entwickelt, die für unterschiedliche Prozesse der partizipativen Qualitätsentwicklung genutzt werden kann. Vorgesehen sind darin sechs Schritte:

1. Definition der zu beteiligenden Akteure,
2. Festlegung und Organisation der Zusammenarbeit,
3. Erfassung der Erwartungen an die Beratung,
4. Formalisierung der Qualitätsziele,
5. Formulierung von Evaluationskriterien und
6. Konsentierung des Qualitätsmaßstabs.

Die beiden ersten Schritte sind zur Vorbereitung einer partizipativen Qualitätsentwicklung erforderlich. Der Ansatz geht von einer **gleichberechtigten Zusammenarbeit** derjenigen aus, die ein Interesse an einer Weiterentwicklung einer Maßnahme oder einer Verständigung über die Qualität haben. In der Regel handelt es sich dabei um professionelle Akteure und Akteurinnen, die aus Mitarbeiter*innen der jeweiligen Einrichtung bestehen. Daneben geht es um die Adressaten und Adressatinnen der pflegerischen Versorgung und um die für die Rahmenbedingungen Verantwortlichen, die sowohl aus der Leitungsebene einer Einrichtung wie aber auch von Kostenträgern wie Kranken- oder Pflegekasse kommen können. Neben oder statt der Adressat*innen können auch deren An- und Zugehörige in die partizipative Qualitätsentwicklung einbezogen werden. Da insbesondere die Gruppen der Mitarbeiter*innen und Adressaten und Adressatinnen aus vielen Personen bestehen, die nicht alle mitwirken können, muss überlegt werden, welche Personen ihre Gruppe sinnvollerweise in dem Prozess vertreten können. Dabei können Fragen der Parität zwischen den Geschlechtern, des Alters, der Erfahrung mit dem Gesundheits- und Pflegesystem, der Erfahrung mit der Arbeit in Gruppen und viele andere Aspekte eine Rolle spielen. Sinnvoll ist es, wenn diejenigen, die eine partizipative Qualitätsentwicklung anstoßen, potenzielle Teilnehmer*innen direkt ansprechen und zur Mitarbeit ermutigen.

Im zweiten Schritt geht es darum, die **Art und Weise der Zusammenarbeit** zu organisieren und festzulegen. Sinnvoll ist das Zusammenkommen aller Beteiligten als Arbeitsgruppe. Dabei sollte eine klare Regelung zur Moderation bestehen und diese von Personen durchgeführt werden, die über Moderationserfahrungen verfügen.

Nach diesen Vorbereitungen beginnt eine **gemeinsame Arbeitsphase**, in der in einem ersten Schritt die Erwartungen an die Qualität der Pflege in dem jeweiligen Bereich erfasst werden sollten. Sinnvoll ist es, wenn diese Erwartungen in einer Form abgefragt und erfasst werden, die allen Beteiligten die Möglichkeit gibt, ihre Sichtweisen einzubringen. Dies kann beispielsweise durch eine Kartenabfrage erfolgen, bei der die Beteiligten gebeten werden, ihre Ansichten zu offenen Fragen aufzuschreiben, z. B. „Am wichtigsten an der Pflege ist mir …“, „Besonders geholfen hat mir …“ oder „Wenn ich etwas ändern könnte, dann wäre das …“.

Als nächster Schritt müssen aus diesen Erwartungen zur Pflege **Qualitätsziele** abgeleitet und formuliert werden, die dann in der Arbeitsgruppe diskutiert und konsentiert werden müssen. Die Aufgabe der Ableitung und Formulierung dieser Ziele obliegt denjenigen, die den Prozess initiiert haben. Zu überlegen und entscheiden ist an dieser Stelle zudem, in welcher Form die Qualitätsziele verfasst sein sollen, z. B. als „Entscheidungsbaum“, in dem unterschiedliche Entscheidungsmöglichkeiten visualisiert werden, oder in Form der Expertenstandards in der Pflege (Kap. 3.1.1) anhand eines Prozesses mit Beschreibung von Struktur-, Prozess und

Ergebniskriterien. Dieser Schritt im Rahmen der partizipativen Qualitätsentwicklung ist anspruchsvoll, weil er eine gute Balance zwischen Berücksichtigung der Äußerungen der Mitglieder der Arbeitsgruppe und einer allgemeinen Formulierung erfordert. Zudem müssen die Vorschläge zur Formulierung von Qualitätszielen mit der Arbeitsgruppe besprochen und konsentiert werden.

Sobald sich eine Einigung abzeichnet, sollten Kriterien formuliert werden, anhand derer sich die **Qualitätsziele evaluieren** lassen. Dazu gehören Überlegungen, ob bestimmte Informationen ohnehin vorliegen oder durch alltägliche Dokumentation kontinuierlich entstehen oder ob eigene Befragungen durchgeführt werden müssen. Der letzte Schritt besteht dann in der abschließenden Konsentierung des Qualitätsmaßstabs durch die Arbeitsgruppe und der Überlegung, wann er eingeführt und erstmals evaluiert werden soll.

Ein Prozess der partizipativen Qualitätsentwicklung ist aufwändig und zeitintensiv, kann im Ergebnis aber eine sehr grundsätzliche Weiterentwicklung der Qualität mit sich bringen, an der aufgrund des hohen Eigenanteils an der Erarbeitung der Maßstäbe alle Beteiligten einen wesentlichen Anteil haben.

3.4 Instrumente der internen Qualitätsentwicklung

Neben der Einbeziehung der Nutzer*innen in die Bestimmung und Messung der Qualität empfiehlt sich im Rahmen des internen Qualitätsmanagements, auch die **Perspektive der Mitarbeiter*innen auf die Qualität** zu berücksichtigen und Wege zu entwickeln, die Expertise einzelner Mitarbeiter*innen und ganzer Teams zur gezielten Qualitätsentwicklung zu nutzen. In diesem Kapitel werden dazu die Instrumente der **Mitarbeiterbefragung**, der **Pflegevisite** und der **kollegialen Beratung** dargestellt.

Befragung der Mitarbeiter*innen: Die Befragung der Mitarbeiter*innen ist ein wichtiges Instrument der internen Qualitätsentwicklung. Die Gründe für die Durchführung einer solchen Befragung können sehr grundsätzlicher Natur sein, aber auch mit einem spezifischen Interesse erfolgen. Inwiefern eine Befragung zur internen Qualitätsentwicklung genutzt wird, hängt sehr stark von der Intention und der Nutzung der Befragung durch die Leitung einer Organisation ab.

Im Rahmen der **Audits** zur Evaluation des Zielerreichungsgrads bei der Implementierung von Expertenstandards (Kap. 3.2) dient die Befragung der Mitarbeiter*innen der gezielten Ermittlung ihrer Perspektive zur Erreichung von festgesetzten Qualitätszielen. Dabei wird gefragt, ob sie Empfehlungen aus einem Expertenstandard umsetzen konnten und sich ausreichend zum Thema des Standards fortgebildet fühlen. Eine Befragung in diesem Zusammenhang ist sehr spezifisch und orientiert sich immer an den im Expertenstandard explizit formulierten Zielsetzungen zur Qualitätsentwicklung oder -verbesserung. Sie kann sich auch auf andere Maßnahmen zur Qualitätsverbesserung beziehen wie beispielsweise den Einsatz neuer Instrumente zur Einschätzung von Pflegefragen, zur Nutzung von Pflegehilfsmitteln oder Pflegeprodukten oder zur Implementierung neuer Vorgehensweisen und Prozesse. Eine Befragung von Mitarbeiter*innen in diesem Zusammenhang dient der gezielten Erfassung von Wahrnehmungen und Einschätzungen und gibt Auskunft über die Erreichung konkreter Qualitätsziele.

Weniger spezifisch sind Befragungen der Mitarbeiter*innen, die nach generellen Einschätzungen und Bewertungen fragen. Einige Organisationen führen jährlich oder jedes zweite Jahr Befragungen der Mitarbeiter*innen durch, um einen Einblick zur grundsätzlichen Zufriedenheit mit der Arbeit, zur Organisation oder zu anderen Fragen zu erhalten. Für die interne Qualitätsentwicklung sind solche Befragungen hilfreich. Sie können Einblicke in die Organisationskultur, in Bereiche, die von Mitarbeiterinnen und Mitarbeitern als gut oder problematisch bewertet werden, oder in Ideen zur Verbesserung der Arbeitsgestaltung oder der Arbeitsatmosphäre geben. Für die Befragung zu Aspekten wie der individuell wahrgenommenen Arbeitsfähigkeit, bestehenden physischen, psychischen oder anderen Belastungen oder auch der Wahrnehmung der eigenen Wertschätzung und Anerkennung liegen verschiedene etablierte Instrumente vor, die eingesetzt werden können (Simon et al. 2005).

Für jede Befragung der Mitarbeiter*innen gilt, dass sie gut vorbereitet sein sollte. Die Durchführung und die Absicht der Befragung sollten gut kommuniziert werden. Es sollte klar sein, in welchem Zeitraum die Befragung durchgeführt wird, wer sich beteiligen soll und in welcher Form eine Beteiligung möglich ist. Ebenso wichtig ist es, dass innerhalb eines überschaubaren Zeitraums eine Kommunikation zu den Ergebnissen erfolgt. Dabei sollte auch angesprochen werden, ob und in welcher Form die Ergebnisse genutzt werden. Im Fall der spezifischen Befragung zu Qualitätszielen bietet es sich an, etwas zur Fortsetzung oder Veränderung der eingeleiteten Maßnahmen zur Qualitätsentwicklung zu sagen. Bei den allgemeiner angelegten Befragungen ist es für die Teilnehmenden interessant zu erfahren, ob und wie **Vorschläge zur Verbesserung der Arbeitssituation** aufgegriffen werden, oder was die Leitung der Organisation im Hinblick auf festgestellte Probleme zu tun gedenkt.

Sollte der Eindruck entstehen, dass die Ergebnisse einer Befragung irgendwo versanden und in weiteren Überlegungen keine Rolle spielen, wird das die Motivation bei weiteren Aktivitäten in dieser Richtung senken. Zudem ist es auch aus grundsätzlichen Überlegungen heraus wenig sinnvoll, Zeit und Arbeit in eine Befragung zu stecken und ihre Ergebnisse im Nachgang nicht zu nutzen. Ein weiterer wichtiger Aspekt bei der Befragung der Mitarbeiter*innen ist die Gewährleistung der Anonymität der Teilnehmenden. Je kleiner die befragte Gruppe ist, umso schwieriger ist diese Aufgabe. Um aber die Gelegenheit zu nutzen, auch kritische Rückmeldungen zu erhalten, müssen diejenigen, die eine Befragung nutzen möchten, um Kritik zu äußern, sicher sein können, dass diese Kritik keine negativen Auswirkungen für sie hat.

Pflegevisite: Ein intensiver diskutiertes und genutztes Instrument zur internen Qualitätsentwicklung in der Pflege ist die Pflegevisite. Sie kann in allen Bereichen der pflegerischen Versorgung durchgeführt werden. Die Definition der Pflegevisite ist je nach Setting und Autor*in ein wenig unterschiedlich (Habermann/Biedermann 2007). Aber im Kern lässt sich die Pflegevisite beschreiben als ein **geplanter und strukturierter Besuch** bei Personen, die der Pflege bedürfen, mit dem Ziel der **Evaluation des individuellen Pflegeprozesses und der Pflegequalität.** In die Beurteilung fließen sowohl die Perspektive der Nutzer*innen wie auch die Perspektive der Pflegenden mit ein. Auch die Berücksichtigung fachlicher Standards und Festlegungen ist fester Bestandteil der Pflegevisite. Auf diesem Weg wird dem Anspruch Rechnung getragen, subjektive

Wahrnehmungen ebenso einbeziehen zu können wie objektive Bewertungen einer Situation.

Im Grundverständnis dient die Pflegevisite als **Hilfestellung zur Evaluation** von pflegerischen Leistungen und deren Qualität im Rahmen des Pflegeprozesses. Die Evaluation ist ein fester Bestandteil des Pflegeprozesses. Diese kann in unterschiedlicher Art und Weise erfolgen. Die Pflegevisite ist eine Form, die ausdrücklich die **Einbeziehung der Perspektive der Nutzer*innen** betont. Um diesem Anspruch gerecht zu werden, sollte sie als Gespräch mit dem/der jeweiligen Nutzer*in angelegt sein und einen Zeitrahmen vorsehen, der es erlaubt, Einschätzungen aus den unterschiedlichen Perspektiven zu hören. Grundsätzlich wäre auch eine Pflegevisite allein auf Basis der Pflegedokumentation denkbar. Sie könnte in dieser Form aber nicht den Anspruch erheben, die Perspektive der Nutzer*innen einbezogen zu haben. Zur **Vorbereitung der Pflegevisite** gehört die Auseinandersetzung mit der im Rahmen der Ersteinschätzung festgestellten Ausgangssituation, den vorliegenden pflegerischen Problemlagen und den auf Basis dieser Einschätzung geplanten und vereinbarten pflegerischen Maßnahmen.

Umfang und inhaltlicher Fokus einer Pflegevisite können je nach Bereich sehr voneinander abweichen. Sie sollten innerhalb eines Arbeitsbereiches jedoch nach einem eindeutigen Verfahren und im Rahmen einer eindeutigen Struktur erfolgen. **Ausgangspunkt ist die vereinbarte Pflegeplanung.** Den Nutzerinnen und Nutzern sollte die Gelegenheit gegeben werden, eine Rückmeldung zur bisherigen pflegerischen Versorgung zu geben. Aus professioneller Sicht sollte eine Beurteilung erfolgen, ob die Problemeinschätzung nach wie vor zutreffend ist und die durchgeführten Maßnahmen angemessen und im Hinblick auf zu erreichende Ziele oder Ergebnisse sinnvoll sind. Bestehen Zweifel daran oder erweisen sich Vereinbarungen als nicht realisierbar, erfolgt eine Anpassung der Planung und eine Vereinbarung, wann diese erneut evaluiert werden soll.

Getroffene Vereinbarungen sollten schriftlich festgehalten und im Rahmen der weiteren Evaluationen des Pflegeprozesses ausgewertet werden.

Als Instrument der internen Qualitätsentwicklung sollten Pflegevisiten in festen und transparenten Zeitabständen durchgeführt werden, die sich je nach Setting unterscheiden können. Pflegevisiten sind in den Bereichen der Pflege ein sinnvolles Instrument, in denen die Versorgung einen gewissen Zeitraum umfasst. Angesichts immer kürzerer Verweildauern bei vielen Krankenhausbehandlungen sind Pflegevisiten auf vielen Stationen nicht das erste Mittel der Wahl. Zur Nutzung der Pflegevisite als Instrument der internen Qualitätsentwicklung ist es sinnvoll, festzulegen, wer regelhaft neben den für die jeweiligen Pflegeprozesse verantwortlichen Pflegefachpersonen an Pflegevisiten beteiligt ist. Eine kollegiale Beteiligung (s. nächstes Unterkapitel „Kollegiale Beratung") ist dabei ebenso denkbar wie die Beteiligung von Qualitätsbeauftragten oder Leitungen.

Der Einsatz der Pflegevisite ist nur vor dem Hintergrund einer intensiven Auseinandersetzung mit der **professionellen Gestaltung des Pflegeprozesses** sinnvoll. Sie ist kein Instrument, das davon losgelöst betrachtet werden kann. Heering (2004) zeigt diese Zusammenhänge sehr eindeutig auf und zeigt Wege, wie die Pflegevisite in unterschiedlicher Art und Weise genutzt werden kann (z.B. als Dienstübergabe, Führungsinstrument, Qualitätssicherungsinstrument oder Instrument zur Einbeziehung der Perspektive der Nutzer*innen).

Als eher ernüchternd sind die Ergebnisse einer Untersuchung zur Pflegevisite in der ambulanten Pflege zu bezeichnen (Habermann/Biedermann 2007), die zeigen, dass die Durchführung der Pflegevisite oftmals als externe Qualitätsanforderung wahrgenommen wird, die abgeprüft wird. Die Potenziale im Rahmen der internen Qualitätsentwicklung wurden insgesamt weniger gesehen. Diese Ergebnisse zeigen die bereits an anderer Stelle angesprochenen Probleme, die entstehen, wenn Anforderungen der externen Qualitätssicherung die interne Qualitätsentwicklung vollständig überlagern und in den Hintergrund drängen.

Kollegiale Beratung: Als drittes Instrument soll im Folgenden die kollegiale Beratung kurz dargestellt werden. Sie wird zum Teil in einem engen Zusammenhang mit der Pflegevisite gesehen, hat sich aber vor einem anderen Hintergrund außerhalb der Pflege entwickelt. Die kollegiale Beratung ist gut geeignet für Aspekte der internen Qualitätsentwicklung, reicht in ihrer Bedeutung jedoch weit darüber hinaus und findet bei verschiedenen anderen Fragestellungen Anwendung. Kollegiale Beratung ist definiert als

„…strukturiertes Beratungsgespräch in einer festen Gruppe beruflich Gleichgestellter, in dem ein Teilnehmer von den übrigen Teilnehmern nach einem festgelegten Ablauf mit verteilten Rollen beraten wird." (Kocks et al. 2012, 7).

Sie betont die Bedeutung der Kommunikation und Verständigung über die Qualität der eigenen Arbeit und bietet eine Methode zur lösungsorientierten Bearbeitung von Themen aus der Alltagspraxis, bei Veränderungen oder bestehenden Problemen. Das Ziel besteht in der Entwicklung von Lösungen sowie in der **Reflexion der beruflichen Tätigkeit und beruflichen Rolle.** Nach Tietze (2003) ist die kollegiale Beratung daher besonders geeignet, wenn neue Aufgaben zu bewältigen sind, wie z.B. die Implementierung neuer Instrumente oder Verfahrensweisen. Sie kann aber auch im Rahmen laufender Projekte angewendet werden, wenn sich beispielsweise abzeichnet, dass angestrebte Ziele oder Veränderungen nicht erreicht werden und nach Gründen dafür gesucht wird. Auch bei insgesamt gestörten Arbeitsabläufen kann die kollegiale Beratung hilfreich sein.

Nicht geeignet ist die kollegiale Beratung, wenn alle Teilnehmenden ein identisches Problem feststellen und beklagen. Ebenso eignet sich der Ansatz nicht, wenn Konflikte und Spannungen zwischen den Teilnehmenden bestehen, die besser mit anderen Mitteln zu bearbeiten sind.

Kollegiale Beratung wird in Gruppen von 5–10 Personen durchgeführt (Tietze 2003), die dabei unterschiedliche Rollen einnehmen, ohne dass sich an der grundsätzlichen **Gleichrangigkeit zwischen den Teilnehmenden** etwas ändert. Die Rollen können je nach Beratungsanlass und Thema wechseln. Unterschieden werden fünf Rollen (Kocks et al. 2012):

1. Fallerzähler*in: Ausgangspunkt der kollegialen Beratung ist die Schilderung eines Falls und einer damit verbundenen Schlüsselfrage, zu der im Rahmen der kollegialen Beratung eine Antwort gegeben werden soll. Fall und Frage werden im Rahmen der Gruppe präsentiert.
2. Moderation: Aufgabe der Moderation ist die Strukturierung und Leitung der Diskussion. Dazu gehört es, auf die Einhaltung von Diskussions- und Gesprächsregeln zu achten, Diskussionsstränge zu bündeln und zusammenzufassen sowie den roten Faden in Bezug auf die Ausgangssituation und darin aufgeworfene Frage im Auge zu behalten.
3. Berater*innen: Alle anderen Teilnehmenden übernehmen eine beratende Funktion, indem sie Fragen zur Ausgangssituation stellen, sich in die Situation hineindenken und versuchen, Antworten auf die Schlüsselfrage zu finden.
4. Die Rolle des Protokollierenden besteht darin, die wesentlichen Inhalte und Schritte der Beratung festzuhalten und zusammenzufassen, sodass im Anschluss an die Beratung darauf zurückgegriffen werden kann. Wer das Protokoll führt, gehört jedoch unabhängig davon auch zur Gruppe der Berater*innen.
5. Als fünfte Rolle kommt die der Prozessbeobachtung in Betracht, bei der es um ein Gesamtfeedback am Ende der kollegialen Beratung geht.

Das Grundprinzip der kollegialen Beratung liegt in der Gleichrangigkeit und Gleichwertigkeit der Beteiligten. Sie nutzt damit das Prinzip, dass Pflegende untereinander in der Lage sind, sich gegenseitig bei der **Problemlösung** zu helfen. Auf Basis ihrer kollektiven Fachexpertise und persönlichen Erfahrung mit relevanten Fragen der Pflegepraxis können sie sich lösungsorientiert auseinandersetzen.

Da die kollegiale Beratung ohne externe Beratung auskommt, bestehen grundsätzlich gute Voraussetzungen zu ihrer Einführung (Kocks et al. 2012). Für die Einführung in einer Einrichtung sollte zunächst die Gruppe bestimmt werden, die sich kollegial berät. Sie kann aus den Pflegenden einer Station oder Abteilung bestehen, kann aber auch Stations- oder Abteilungsleitungen umfassen. Die entsprechende Gruppe sollte ein grundsätzliches Interesse mitbringen und nicht durch andere Aufgaben überlastet sein. Zu Beginn sollte eine geeignete Person mit der Gestaltung beauftragt werden und dafür die notwendigen zeitlichen Ressourcen erhalten. Zur Vorbereitung kann es sinnvoll sein, Unterstützung einer bereits etablierten Gruppe in Anspruch zu nehmen.

Während der ersten Treffen der Gruppe geht es darum festzustellen, welche **Kommunikationskompetenzen** bereits in der Gruppe vorhanden sind und welche darüber hinaus erworben werden sollten. Die Erfahrungen und Erkenntnisse aus der kollegialen Beratung sollten festgehalten und mit der Leitungsebene kommuniziert werden. Bei guten Erfahrungen kann der Ansatz auf weitere Gruppen innerhalb der Einrichtung ausgedehnt werden.

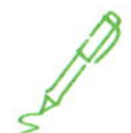

Testen Sie Ihr Wissen!

1. Erläutern Sie die wesentlichen Aspekte des Beschwerdemanagements.
2. Beschreiben Sie Möglichkeiten zum Einsatz der Pflegevisite oder der kollegialen Beratung bei der Bestimmung der Qualität der Pflege.

4 Qualität in der Pflege als Organisationsaufgabe

In diesem Kapitel werden einige Aspekte zu den Voraussetzungen für die Qualitätsentwicklung in Organisationen aufgegriffen und Hinweise zur Einbettung der Qualitätsentwicklung in die Organisationsstruktur aufgegriffen und dargelegt. Da Qualitätsentwicklung oftmals die Einführung beziehungsweise Implementierung von Neuerungen, Verfahrensweisen, Innovationen oder anderem erfordert, sind Ansätze aus der Implementierungsforschung und -wissenschaft von Bedeutung, die bei der Planung und Durchführung von Implementierungsprojekten wertvolle Hilfestellungen geben können. Einige Modelle zur Implementierung von Innovationen in der gesundheitlichen und pflegerischen Versorgung werden im Rahmen dieses Kapitels vorgestellt. Den Abschluss bilden Ausführungen zum Verhältnis der Qualitätsentwicklung und -sicherung zu anderen Organisationsaufgaben wie dem Risikomanagement, der Patientensicherheit und der Praxisentwicklung, die alle Schnittstellen zur Qualität der Versorgung aufweisen.

In den bisherigen Ausführungen ist bereits angeklungen, dass die Entwicklung und Sicherung der Qualität der Pflege und Versorgung nicht nur Kompetenzen auf der individuellen Ebene verlangen, sondern auch mit Anforderungen an die Organisationen der gesundheitlichen und pflegerischen Versorgung verbunden sind. Ohne eine Verankerung und gezielte Unterstützung der Qualitätsentwicklungs- und -sicherungsbemühungen in der Organisation wird die Qualität der Pflege nicht gelingen. Sie ist daher vor allem eine **Organisationsaufgabe**. Sämtliche Ansätze zum Qualitätsmanagement gehen von dieser Grundannahme aus und unterstreichen die Notwendigkeit entsprechender organisationsinterner Überlegungen und Maßnahmen. Die in den Kap. 1.5 und Kap. 2.2 angesprochenen Vereinbarungen zwischen Kostenträgern und Leistungserbringern im Krankenhaus wie im Langzeitpflegebereich unterstreichen aus diesem Grund die **Bedeutung des**

internen Qualitätsmanagements für die Qualität der Versorgung. Die Bedeutung wird zudem dadurch verdeutlicht, dass ein internes Qualitätsmanagement für Krankenhäuser und Pflegeeinrichtungen und -dienste bereits seit einiger Zeit auch gesetzlich verbindlich ist. Hinsichtlich der Ausgestaltung bestehen dabei Spielräume, aber die Notwendigkeit des Vorhandenseins eines internen Qualitätsmanagements steht nicht zur Diskussion.

4.1 Voraussetzungen für die Qualitätsentwicklung in Organisationen

Damit Qualitätsentwicklung in Organisationen der gesundheitlichen und pflegerischen Versorgung gelingen kann, bedarf es einiger Voraussetzungen. Zunächst gehört ein eigenes **Qualitätsverständnis** dazu, das bestenfalls den Beitrag der eigenen Organisation zur Entwicklung, Verbesserung und Sicherung von Qualität anerkennt und zu gestalten sucht. Wird innerhalb der Organisation die Qualitätsentwicklung allein als externe Forderung gesehen, die es zu erfüllen gilt, dann wird es schwerfallen, eigene Qualitätsziele zu formulieren und eigene Wege zu deren Erreichung zu beschreiten.

Eine weitere wichtige Voraussetzung ist das Vorhandensein von Ressourcen für das Qualitätsmanagement und die Qualitätsentwicklung in Form von Personen. Die Anzahl dieser Personen ist von der Größe der Organisation abhängig. In jedem Fall sollten diese **Personen für das Qualitätsmanagement** gut qualifiziert sein, z. B. durch ein Studium oder eine Weiterbildung mit entsprechenden Inhalten. Hinsichtlich der Auswahl der Personen und der Ausrichtung des Qualitätsmanagements haben die Organisationen einen gewissen Gestaltungsspielraum. Aus diesem Grund sind die Haltung und Unterstützung der obersten Leitungsebene wichtige Faktoren für die **Ausgestaltung des Qualitätsmanagements**. Wie bereits dargelegt (Kap. 3) hängt die Herstellung und Entwicklung der Versorgungsqualität sehr von organisationsinternen Entscheidungen und Verfahrensweisen ab. Externe Maßnahmen der Qualitätssicherung können interne Überlegungen bestenfalls auslösen oder positiv beeinflussen, sie jedoch nicht ersetzen. Die hohe Anforderung an die Organisationen der pflegerischen Versorgung besteht daher darin, einerseits eigene Wege und Herangehensweisen zur Verbesserung der Qualität für die von ihnen versorgten

Personen zu beschreiten und andererseits den extern gestellten Anforderungen gerecht zu werden.

Viele der Maßnahmen zur Verbesserung der Versorgung haben damit zu tun, bestehende Prozesse einer kritischen Reflexion zu unterziehen und auf der Basis gesicherten neuen Wissens Veränderungen anzustreben. Sie hängen somit eng mit Fragen des Wissenstransfers bzw. des **Transfers wissenschaftlicher Erkenntnisse** in die Praxis zusammen. Wissenschaftliche Erkenntnisse geben nicht auf alle Fragen eine Antwort und können auch nicht alle Probleme lösen. Dies hat nicht zuletzt die Corona-Pandemie gezeigt. Oftmals hilft die Auseinandersetzung mit wissenschaftlichen Erkenntnissen jedoch bei der Entwicklung von Problemlösungsansätzen, bei der Formulierung realistischer Qualitätsziele und der Konzeption von Ansätzen zur Qualitätsverbesserung. Dieses Verständnis muss jedoch Bestandteil der **Organisationskultur** und nicht nur die Überzeugung von Einzelpersonen sein, um zur Basis der organisationsinternen Qualitätsentwicklung zu werden.

In einer bereits länger zurückliegenden Publikation (Schaeffer 2006b) wurden Fragen des Wissenstransfers in der Pflege aufgegriffen und in Form von zusammenfassenden Thesen diskutiert. Die erste These lautete, dass es an **tragfähigen Konzepten und Strategien für den Wissenstransfer** fehlt, der vor dem Hintergrund der Forderung nach einer evidenzbasierten Praxis jedoch sehr dringlich ist. Die Auseinandersetzung mit und Orientierung an Modellen zur Implementierung von Innovationen (Kap. 4.3) kann dabei sehr hilfreich sein.

Die zweite These fordert, den **Wissenstransfer als eigene Aufgabenstellung** zu beschreiben, die nicht nebenbei durch die Wissenschaft geleistet werden kann, sondern eigener Instanzen (Personen oder Institutionen) bedarf, die sich dieses Themas annehmen und Lösungen für die vielfältigen Herausforderungen entwickeln. Die Aufgabe des Wissenstransfers ist somit voraussetzungsvoll. Es bedarf einer erheblichen Zahl von Personen, die in der Lage sind, wissenschaftliches Wissen zu identifizieren, zu verstehen und im Hinblick auf seine Anwendungsmöglichkeiten in der Praxis zu bewerten. Die Notwendigkeit zur Qualifizierung einer ausreichenden Anzahl von entsprechenden Personen war und ist nach wie vor einer der zentralen Gründe für die Etablierung pflegewissenschaftlich ausgerichteter Studiengänge an Universitäten und Hochschulen für angewandte Wissenschaften.

Allein die Qualifizierung von Personen dürfte jedoch nicht ausreichen, wie Schaeffer (2006b) in ihrer dritten These ausführt. Vielmehr bedarf es der **Entwicklung von Konzepten und Ansätzen zur Transformation von wissenschaftlichem Wissen** in alltagspraktisch relevantes Wissen. Auch dieser Aspekt findet in Implementierungsmodellen (Kap. 4.3) seinen Niederschlag.

In der vierten These wird ein Strategien- und Methodenpluralismus vorgeschlagen, der die **Qualifizierung, Organisationsentwicklung und ein systematisches Implementierungsmanagement** umfasst. Zur Qualifizierung gehört neben der Integration des Inhalts „Wissenstransfer" in die Curricula von Studiengängen auch die Entwicklung von Begleitstrukturen und -prozessen für den Wissenstransfer. Für die Organisationsentwicklung ist es wichtig, die kontinuierliche Auseinandersetzung mit sich wandelndem wissenschaftlichem Wissen zum Bestandteil der Organisationskultur zu machen und dafür zu sorgen, dass Mitarbeiter*innen die Gelegenheit zur begleiteten Erweiterung ihres Wissens und ihrer Kompetenzen erhalten.

4.2 Einbettung der Qualitätsentwicklung in die Organisationsstruktur

Neben diesen grundsätzlichen Voraussetzungen für die Qualitätsentwicklung in Organisationen ist die praktische **Einbettung in die Organisationsstrukturen** von Bedeutung. Dazu gehören die Verortung des Qualitätsmanagements im Organigramm der Organisation und die für die Qualitätsentwicklung verantwortlichen Personen.

Qualitätsmanagement in Einrichtungen der gesundheitlichen und pflegerischen Versorgung: Die Verantwortung für alle Fragen im Zusammenhang mit der Qualität in Einrichtungen der gesundheitlichen und pflegerischen Versorgung liegt bei der jeweiligen **Leitungs- und Führungsebene.** Da der Aufbau eines Qualitätsmanagements nicht im Belieben der Leitung steht, sondern verbindlich ist und zudem im Interesse der meisten Leitungs- und Führungskräfte steht, stellt sich die Frage, in welcher Form die Zuständigkeit für Qualitätsfragen in einer Einrichtung organisiert und geregelt wird. Eine besondere Eigenschaft von Gesundheitseinrichtungen ist, dass die Mitarbeiter*innen aufgrund ihrer Professionszugehörigkeit über ein sehr hohes Wissen hinsichtlich der unmittelbaren Versorgungsprozesse verfügen und ein dementsprechendes **Autonomiebedürfnis** bei der Gestaltung der Verfahren und Prozesse mit den Nutzerinnen und Nutzern haben. Dieses gilt es bei der Festlegung von Verantwortlichkeiten für die Qualität zu berücksichtigen und nach Möglichkeit zu nutzen. Zu den **Aufgaben der Führungsebene** gehören Überlegungen und Festlegungen zu verschiedenen Aspekten (Hensen 2019):

- Festzulegen ist, wer welche Rollen im Qualitätsmanagement erhält, welche Aufgaben mit der jeweiligen Rolle verbunden sind und welche Erwartungen an die Rolle bestehen.
- Im Rahmen der Führungsstruktur erfolgt eine formale Machtverteilung, durch die geregelt ist, wer Rollenvorschriften kontrollieren und Regelverstöße sanktionieren kann oder muss.
- Eng damit verbunden ist die Festlegung, wer in welchen Situationen und zu welchen Fragen Entscheidungen treffen darf.
- Als letzter Aspekt ist die Festlegung einer Kommunikationsstruktur erforderlich, aus der die Kommunikationswege und -formen innerhalb der Einrichtungen ersichtlich werden.

Zum Aufbau des Qualitätsmanagements gehören Aspekte der **Aufbauorganisation** und der **Ablauforganisation**. Je nach Größe und Ausdifferenzierung einer Einrichtung sind diese mehr oder weniger komplex. Aus der pflegerischen Perspektive ist vor allem interessant, wer für Fragen der pflegerischen Qualitätsentwicklung und -sicherung zuständig ist und in welcher Art und Weise diese erfolgen soll. Hensen (2019) zeigt auf, dass die **Qualitätsorganisation** sowohl in Form einer eigenen Organisationseinheit erfolgen kann, aber ebenso als grundsätzlicher Ansatz der Unternehmensführung und ganzheitlichen Organisationsgestaltung. Im ersten Fall ist die Verantwortung für die unterschiedlichen Aufgaben des Qualitätsmanagements (Formulierung von Qualitätszielen, Entwicklung und Einführung von Verfahren der Qualitätssicherung, Durchführung von Audits und anderen Formen der Evaluation u.a.) eindeutig dieser Organisationseinheit zugesprochen, in der Personen mit einer entsprechenden Expertise in Qualitätsfragen arbeiten. Die Anzahl dieser Personen ist wiederum abhängig von der Größe der Organisation, ebenso die Frage, welche Ausgangsqualifikation die

Personen mitbringen sollten, die im Qualitätsmanagement arbeiten. Nicht zuletzt ist in diesem Fall festzulegen, in welcher Art und Weise das Qualitätsmanagement mit der Leitungsebene zusammenarbeitet. Oftmals erfolgt diese Zusammenarbeit dadurch, dass das **Qualitätsmanagement als Stabsabteilung der Leitung** aufgebaut ist, zu der eine oder mehrere Personen gehören können, die unmittelbar der Leitung unterstellt sind, in ihrem Namen aber verschiedene Aufgaben übernehmen können.

Wird das **Qualitätsmanagement als grundsätzliches Unternehmensziel** verstanden, dann wird die Zuständigkeit nicht an eine spezielle Abteilung mit besonders qualifizierten Personen delegiert, sondern als Gesamtaufgabe aller Beschäftigten verstanden. Allerdings bedarf auch in diesem Fall die Qualität eines organisatorischen Rahmens, der vor allem die Ablauforganisation zur Qualitätsentwicklung und -verbesserung beschreibt.

Prüfen Sie in einer Einrichtung, in der Sie Ihre praktische Ausbildung absolvieren, wie das Qualitätsmanagement dort aufgebaut ist. Finden Sie heraus, wer die verantwortlichen Personen sind und mit welchen Aufgaben sie befasst sind. Verschaffen Sie sich ein Bild, mit welchen Themen der Pflege das Qualitätsmanagement befasst ist.

Personen in der Qualitätsentwicklung und im Qualitätsmanagement: Angesichts der geschilderten vielfältigen Möglichkeiten beim Aufbau des Qualitätsmanagements können auch die Rollen der in dem Rahmen tätigen Personen sehr unterschiedlich angelegt und ausgestaltet sein. Jede Qualitätsentwicklung ist jedoch auch von den Personen abhängig, die formal dafür zuständig sind (oftmals als Qualitätsmanagementbeauftragte bezeichnet) oder sich dafür verantwortlich fühlen. Aus diesem Grund ist es sinnvoll, sich mit dem möglichen Aufgabenspektrum, insbesondere im Hinblick auf die pflegerische Qualitätsentwicklung, etwas genauer zu beschäftigen. Eine Arbeitsgruppe Pflegequalität im Deutschen Berufsverband für Pflegeberufe (DBfK) hat sich mit den Aufgaben und Verantwortlichkeiten von Qualitätsbeauftragten für Pflegeeinrichtungen beschäftigt, die nachfolgend zusammengefasst werden (DBfK Nordost 2015).

Für Pflegeeinrichtungen wird davon ausgegangen, dass der/die

Qualitätsbeauftragte meistens in Form einer **Stabsstelle** beschäftigt ist. In dieser Rolle besteht eine beratende Funktion gegenüber der Leitung, aber auch gegenüber allen Pflegenden in der Einrichtung. Gegenüber der Leitung geht es um Empfehlungen zur Durchsetzung von Zielen und Maßnahmen im Qualitätsmanagement, gegenüber den Pflegenden um deren Umsetzung vor Ort. Zur Wahrnehmung ihrer Aufgaben sollten die Qualitätsbeauftragten eine begrenzte **Weisungsbefugnis** gegenüber Mitarbeitenden in Bezug auf ihre Aufgaben haben.

Als formale **Voraussetzung** für die Aufgabe wird eine abgeschlossene Ausbildung in einem Pflegeberuf sowie ein abgeschlossenes Hochschulstudium bzw. eine staatlich anerkannte Weiterbildung für Leitungsfunktionen für erforderlich erachtet. Zusätzlich sollten Kenntnisse im Qualitätsmanagement durch eine entsprechende Zusatzqualifikation oder entsprechende berufliche Erfahrungen vorhanden sein. Neben den formalen Voraussetzungen werden auch persönliche Fähigkeiten benannt, die für die Aufgabe als Qualitätsbeauftragte*r bedeutsam sein können. Dazu zählen unter anderem das Setzen von Prioritäten, Selbstmanagement, Kommunikationsfähigkeit, Konflikt- und Kritikfähigkeit sowie die Bereitschaft zur fortlaufenden Weiterentwicklung fachlicher, persönlicher und sozialer Kompetenzen.

Das **Aufgabenspektrum** wird unterteilt in betriebsbezogene und mitarbeiterbezogene Aufgaben. Zu den betriebsbezogenen Aufgaben werden u.a. gezählt:

- die Einführung und Weiterentwicklung des Qualitätsmanagementsystems in der Einrichtung,
- die Koordination der Erstellung des Qualitätsmanagement-Handbuchs,
- die Planung, Initiierung, Koordination und Evaluation von internen Qualitätsmanagementprojekten einschließlich Arbeitsgruppen und Qualitätszirkel,
- Sammeln und Auswerten von Informationen und Daten,
- Planung und Durchführung von internen Audits,
- regelmäßige Berichterstattung an die Leitung über den Entwicklungsstand und die Wirksamkeit des Qualitätsmanagementsystems sowie
- die Vor- und Nachbereitung und Begleitung bei externen Prüfungen.

Als mitarbeiterbezogene Aufgaben werden zusätzlich noch die Planung und Durchführung von Schulungsmaßnahmen bezüglich des Qualitätsmanagements und fachlich relevanter Fragen sowie die Motivation, Beratung und Anleitung der Mitarbeiter*innen in Qualitäts- und fachlichen Fragen benannt.

Insgesamt ist damit ein sehr umfangreiches Aufgabenspektrum benannt. Wie bereits im vorhergehenden Unterkapitel ausgeführt, ist die Organisation des Qualitätsmanagements in spezifischen Organisationseinheiten mit speziell dafür qualifizierten Personen eine mögliche Organisationsform. Sie hat den Vorteil einer eindeutigen Verantwortung und Herausbildung einer spezifischen Qualitätsexpertise. Zum Nachteil kann es werden, wenn durch die Zuschreibung der Verantwortung an eine besondere Organisationseinheit oder spezielle Person andere Mitarbeiter*innen ihre eigene Verantwortung für die Entwicklung und Sicherung der Qualität nicht mehr erkennen oder wahrnehmen. Für die kontinuierliche Weiterentwicklung der Qualität und die nachhaltige Implementierung von Innovationen zur Qualitätsverbesserung kann dies ein Nachteil sein. Die Beschäftigung mit Modellen zur Implementierung von Innovationen im nächsten Kapitel wird zeigen, wie sehr es auf den Beitrag jedes und jeder Einzelnen bei der Entwicklung von Qualität ankommt.

4.3 Modelle zur Implementierung von Innovationen

Die Herausforderung bei der **Implementierung von Innovationen** in der Gesundheitsversorgung hat dazu geführt, dass sehr intensive Auseinandersetzungen dazu geführt wurden und sich unterschiedliche Modelle zur Implementierung von Innovationen entwickelt haben. Berichte und Erfahrungen aus Implementierungsprojekten werden in unterschiedlichen Zeitschriften publiziert. International bildet sich eine eigene Implementierungswissenschaft mit einem eigenen Journal „Implementation Science“ heraus. Nicht alle Implementierungsansätze stehen in einem unmittelbaren Bezug zur Qualitätsentwicklung. Es hat sich jedoch gezeigt, dass einige dieser Modelle gut für Prozesse der Qualitätsentwicklung genutzt werden können. Vor allem auf der Organisationsebene können sie wichtige Hinweise geben, worauf zu achten ist und welche Ansätze sich als erfolgversprechend erwiesen haben. Im Folgenden werden daher drei internationale Ansätze skizziert und Erfahrungen mit dem Phasenmodell des Deutschen Netzwerks für Qualitätsentwicklung in der Pflege (DNQP) zur modellhaften Implementierung von Expertenstandards mit einbezogen (Kap. 3.2)

Zehn Herausforderungen bei der Qualitätsverbesserung im Gesundheitswesen: Der erste Ansatz, der vorgestellt werden soll, fasst pragmatisch **zehn Herausforderungen** zusammen, die sich aus Berichten über Qualitätsverbesserungsprogramme im Gesundheitswesen im Vereinigten Königreich herauskristallisiert haben (Dixon-Woods et al. 2012) und die Basis für die folgenden Ausführungen bilden. Die zehn Herausforderungen lassen sich drei übergeordneten Themen zuordnen: dem **Design und der Planung von Interventionen zur Qualitätsverbesserung**, der Beschreibung organisationaler und institutioneller Kontexte sowie der **Nachhaltigkeit und Verbreitung der Innovation** über den initialen Projektzeitraum hinaus. Die Herausforderungen bei der Planung von Interventionen zur Qualitätsverbesserung sind:

1. Menschen davon überzeugen, dass es ein Problem gibt.
Eine der zentralen Herausforderungen besteht darin, bei den beteiligten professionellen Akteuren ein Bewusstsein dafür zu erzeugen, dass ein Qualitätsproblem tatsächlich im eigenen Arbeitsbereich existiert. Nicht alle werden dem zustimmen. Einige werden das Problem zwar akzeptieren, aber nicht im eigenen Arbeitsbereich verorten. Wieder andere werden sagen, dass es viel dringendere Probleme gibt. Um **Überzeugungsarbeit** zu leisten empfiehlt es sich daher, das anzugehende Problem gut darlegen zu können, z.B. durch verlässliche Daten oder aber auch durch Beispiele individueller Patientinnen und Patienten oder Bewohner*innen. Die Einsicht in ein vorhandenes Problem fördert in der Regel das Bewusstsein und Engagement für Interventionen zur Qualitätsverbesserung.

2. Menschen davon überzeugen, dass die vorgeschlagene Lösung die richtige ist.
Ebenso wichtig wie die Überzeugung, dass es ein Problem gibt, ist die **Überzeugung von der angestrebten Lösung.** So können sich Fragen bezüglich der Evidenz für die vorgeschlagene Lösung ebenso

ergeben wie Widerstände, eingespielte Verfahrensweisen zu verändern. Um Menschen von der Lösung zu überzeugen, ist es daher wichtig, entsprechende Fakten und Erklärungsansätze liefern zu können. Fakten helfen, wenn durch Studien gezeigt werden kann, dass eine Innovation zur erhofften Problemlösung beigetragen hat. Hilfreich ist es zudem, wenn erklärt werden kann, warum eine Neuerung zu einer Verbesserung beitragen kann.

3. Passende Datenerhebungen und Monitoringsysteme.
Zur Qualitätsverbesserung gehört die Überprüfung und Evaluation, ob die angestrebten Ziele durch die angewandten Methoden und Verfahren erreicht wurden. Die Überlegung, welche Daten, wann erhoben werden sollen, um Auswirkungen festzustellen, und welche Entwicklungen dauerhaft betrachtet werden sollen, sind daher von hoher Bedeutung. Vielfach jedoch fehlt es in der Praxis an regelmäßigen **Datenerhebungen zur Qualität**, sodass festgelegt werden muss, wer wann welche Daten erhebt. Die Datenerhebung sollte nicht zu viel Aufwand verursachen. Sie sollte nicht zu fehleranfällig sein oder Anreize dafür setzen, falsche Angaben im Sinne erwünschter Angaben zu machen. Zu einer Qualitätsverbesserungsinitiative gehört die **Planung zur Gewinnung der für die Evaluation erforderlichen Informationen.**

4. Überhöhte Ambitionen und zu starker Projektstatus.
Eine Gefahr für die Implementierung von Innovationen besteht darin, die **Ziele und Ambitionen überzustrapazieren.** Qualitätsziele müssen realistisch und vor dem Hintergrund der gegebenen Ausgangssituation formuliert werden. Eine zu starke Betonung von grundlegenden Veränderungen, die durch eine Innovation erreicht werden sollen, kann dazu führen, dass sich viele Mitarbeiter*innen bereits frühzeitig abwenden oder später desillusioniert sind, wenn die hoch gesteckten Ziele nicht erreicht werden.

Ebenso problematisch kann es sein, wenn die Implementierung zu sehr als Projekt begriffen wird und nicht passend in die Organisation eingebunden ist. Projekte sind ein wichtiges Instrument der Qualitätsentwicklung, allerdings nur, wenn sie die entsprechende Aufmerksamkeit und Unterstützung der Leitungsebene erhalten. Wenn sie zum Beiwerk werden und das Gefühl entsteht, dass Projekte im Wesentlichen zeitaufwändig sind und von wichtigen Aufgaben abhalten, dann sind die Erfolgsaussichten in der Regel gering.

Die nächsten vier Herausforderungen sind dem übergeordneten Thema organisationaler und institutioneller Kontexte, Professionen und Führung zuzuordnen.

5. Organisationskulturen, -kapazitäten und –kontexte.
In jeder Organisation herrscht eine gewachsene Organisationskultur. Dieser Begriff beschreibt das grundsätzliche Klima, die Art und Weise des Umgangs miteinander sowie die generelle Zielsetzung, die verfolgt wird. Der Satz „Culture eats strategy for breakfast" drückt aus, dass die Organisationskultur eine sehr wesentliche Größe in einer Organisation darstellt, an der unterschiedliche Strategien scheitern können. In den Qualitätsverbesserungsprojekten, die die Grundlage für die „zehn Herausforderungen" bilden, hat sich gezeigt, dass Organisationskulturen, in denen die persönliche und professionelle Weiterentwicklung von Mitarbeiter*innen gefördert und Qualitätsverbesserung als Priorität verstanden wird, für die Implementierung von Verbesserungsinitiativen förderlicher sind. In anderen Organisationskulturen führen aktive Ablehnungen von Innovationen durch Mitarbeiter*innen oder andere Prioritäten im Management dazu, dass Maßnahmen zur Qualitätsverbesserung die Alltagsroutine verunsichern oder gar bedrohen und entsprechende Ablehnung hervorrufen. Auch Teamprobleme wie latente Konflikte, hohe Fluktuation oder anderes können dazu führen, dass Verbesserungsprojekte nicht vorankommen oder es schwierig ist, das Interesse an einer Verbesserung wach zu halten. Um diesen Problemen im Rahmen von Implementierungsprozessen zu begegnen, gibt es kein Patentrezept. Eine stärkere Einbeziehung von Nutzer*innen kann ebenso helfen wie die Unterstützung durch Beratung von außen. Beide Maßnahmen können die Probleme jedoch durchaus auch verschärfen. Zusammenfassend bedeutet die Herausforderung durch Organisationskulturen, dass diese bei der Planung und Durchführung von Qualitätsverbesserungsmaßnahmen einen erheblichen Einfluss ausüben und nicht vernachlässigt werden dürfen.

6. Professionelle Grenzziehungen und fehlendes Engagement
Die Sicherstellung des Engagements der Mitarbeiter*innen und ihnen das Gefühl zu geben, dass sie selbst die Veränderung bewirken, ist eine der größten Herausforderungen bei der Implementierung von Innovationen. Ihr stehen viele Hindernisse entgegen, beginnend bei Personen auf der mittleren Führungsebene (Sta-

tions-, Wohnbereichsleitung o.ä.), die ohnehin vielfältige Herausforderungen fachlicher und organisatorischer Art zu bewältigen haben. Darüber hinaus können auch **professionelle Grenzziehungen oder Haltungen** Implementierungsprozesse positiv oder negativ beeinflussen. Wenn Überlegungen zur Qualitätsverbesserung seitens des Managements einer Organisation mit professionellen Wertvorstellungen und Überzeugungen übereinstimmen, dann ist dies in der Regel eher förderlich, als wenn das Gefühl entsteht, dass einzelnen Berufsgruppen etwas aufgebürdet werden soll oder sie zusätzliche Arbeit leisten sollen. Qualitätsverbesserungen, die die Mitarbeit verschiedener Berufsgruppen erfordern, sind eine besondere Herausforderung, wenn es um die Zuschreibung der Übernahme von Verantwortung geht. Bestehende Netzwerke zu nutzen, gegenseitige Bestärkungen und Verständigungen anzuregen oder **Teamwork und Teambildungsprozesse** anzuregen, können wichtige Maßnahmen in diesem Zusammenhang sein.

7. Leitung und Führung
Die Leitung und Führung einer Organisation und eines Implementierungsprozesses spielt eine entscheidende Rolle. Die Personen, die diese Rolle einnehmen, benötigen fachliche und menschliche Qualitäten und sollten dazu in der Lage sein, Implementierungsprozesse anzustoßen und zu begleiten. Die Motivation und Einbeziehung von Mitarbeiter*innen ist ein wesentlicher Aspekt. Oftmals haben sich „ruhigere“, **auf Partizipation setzende Führungsstile** als zielführender erwiesen als lautstarke Erklärungen und Anforderungen.

8. Anreize zur Partizipation schaffen
Für die Beteiligung und Herstellung von Engagement von viel beschäftigten Mitarbeiter*innen ist es erforderlich, dass **Anreize zur Beteiligung** an einer Qualitätsverbesserung bestehen. Vielfach wird sich dabei auf eine hohe intrinsische Motivation verlassen, die oftmals auch tatsächlich besteht. Ebenso hilfreich ist, wenn ein **gutes und glaubwürdiges Feedback** bei Qualitätsverbesserungen erfolgt. Neben diesen eher „soften“ Wegen der Überzeugung und Einladung zur Partizipation kann es aber auch sinnvoll sein, klarere Kriterien anzulegen und ein Audit oder andere Formen der Evaluation durchzuführen, um festzustellen, ob tatsächliche Qualitätsfortschritte erzielt wurden. Diese Art von Kriterien er-

innert daran, dass es auch um eine Verantwortung zur Qualitätsverbesserung einzelner Mitarbeiter*innen und Abteilungen geht. Insbesondere in der Pflege ist ein Feedback zu klaren Ergebniskriterien keinesfalls weit verbreitet. Eine Rückmeldung zu erzielten Erfolgen im Sinne einer Qualitätsverbesserung kann daher sehr motivierende Wirkung entfalten.

Die beiden letzten Herausforderungen sind unter der Bezeichnung „Über die Intervention hinaus: Nachhaltigkeit, Verbreitung und nicht beabsichtigte Konsequenzen" zusammengefasst.

9. Sicherstellung von Nachhaltigkeit

Qualitätsverbesserungsprojekte erhalten in der Regel eine hohe Aufmerksamkeit. Eine Herausforderung besteht darin, die eingeleiteten und implementierten Innovationen und Veränderungen **nachhaltig**, das heißt dauerhaft, **sicherzustellen** und dafür zu sorgen, dass sich die Ergebnisse auch in anderen Bereichen verbreiten. Die Herausforderung entsteht vielfach am Ende eines Projekts, wenn die Aufmerksamkeit und Ressourcen anderen Fragestellungen gewidmet werden und dadurch eine Konkurrenz um sie entsteht. Eine Voraussetzung für Kontinuität ist daher, dass die Implementierung von Innovationen nicht allzu viele zusätzliche Ressourcen beansprucht oder sogar ressourcenneutral ist. Die Gefahr besteht darin, sich nur auf Einzelpersonen zu verlassen, die sich besonders für ein Thema engagieren oder über eine besondere Expertise dazu verfügen. Gefragt ist demgegenüber, sich möglichst frühzeitig der Verbreitung der Ergebnisse zu widmen und sich Gedanken über möglicherweise notwendige Veränderungen in der Infrastruktur der Organisation oder institutionelle Prozesse zu machen.

10. Risiko nicht beabsichtigter Konsequenzen

Qualitätsverbesserungsprojekte können **nicht beabsichtigte und nicht erwünschte Konsequenzen** haben. Normalerweise wird davon ausgegangen, dass ein Projekt zur Verbesserung der Qualität nicht mit Problemen oder Nachteilen verbunden sein kann. Allerdings zeigt sich in Projekten, dass die hohe Aufmerksamkeit, die ihnen zum Teil geschenkt wird, dazu führen kann, dass die Aufmerksamkeit in anderen Bereichen fehlt. Je mehr Mitarbeiter*innen das Gefühl haben, dass ein Qualitätsverbesserungsprojekt zu Problemen in anderen Bereichen führt, umso größer wird der Widerstand gegen das Projekt. Im schlimmsten Fall kann es sogar dazu kommen, dass die **Skepsis** gegenüber weiteren **Qualitätsverbesserungsprojekten** ebenso wächst und auch zukünftige Implementierungsprojekte gefährdet sind. Hinweise auf nicht beabsichtigte Konsequenzen sollten daher ernstgenommen werden. Sofern es noch möglich ist, sollte versucht werden, die nicht beabsichtigten Konsequenzen zu verhindern oder mindestens abzumildern.

Die zehn Herausforderungen bei der Qualitätsverbesserung in der Gesundheitsversorgung sind nicht in Bezug auf die Pflege formuliert worden, sondern beziehen sich auf alle Versorgungsbereiche. Unabhängig davon lassen sich diese Herausforderungen aber gut für Qualitätsverbesserungsprojekte in der Pflege konkretisieren.

Die Förderung der Implementierung von Forschungsergebnissen im Gesundheitswesen – der PARiHS-Framework: Ein zweiter Ansatz, der ausführlicher vorgestellt werden soll, ist der PARiHS-Framework (Kitson et al. 1998; Kitson/Harvey 2016). PARiHS steht für „**Promoting Action on Research Implementation in Health Services**". Das Modell unterscheidet sich von den „zehn Herausforderungen" vor allem dadurch, dass es explizit als Implementierungsmodell entwickelt und über einen langen Zeitraum angewendet wurde. Zudem wurden im Laufe der Jahre verschiedene Veränderungen vorgenommen und das Modell weiterentwickelt. Im Kern geht es in dem Modell um die drei Begriffe: **Evidence, Context und Facilitation.**

Unter **Evidenz** werden unterschiedliche Wissensgrundlagen verstanden. Dazu zählen das Wissen aus empirischer Forschung, die klinische/fachliche Erfahrung, zu der auch praktische Fertigkeiten gehören, die Präferenzen der Nutzer*innen und auf die lokale Situation bezogene Informationen.

Als **Kontext** gilt in dem Modell der jeweilige Kontext, in dem die Evidenz implementiert werden soll. Er kann sich auf einzelne Abteilungen oder größere Organisationen beziehen. Am schwierigsten zu übersetzen ist der Begriff der „**Facilitation**". Im Zusammenhang mit der Implementierung von Neuerungen sind die Übersetzungen „**Förderung**" oder „**Ermöglichung**" am treffendsten. In der Praxis geht es um die Unterstützung und Vermittlung des Implementierungsprozesses.

Der Hintergrund für die Entwicklung des Modells in den 1990er Jahren bestand in der Beobachtung, dass sich Beispiele guter Praxis und die beste verfügbare Evidenz hinsichtlich bestimmter

Vorgehensweisen nur sehr sporadisch in der Praxis der Versorgung widerspiegelten. Somit bestand ein Widerspruch zwischen der grundsätzlichen Forderung danach, die Versorgung am aktuellen Stand der Erkenntnisse bzw. der besten verfügbaren Evidenz auszurichten, und der nur unzureichenden Umsetzung dieser Forderung in der Praxis. Nach Kitson et al. (2008) lag eine der Ursachen für dieses Missverhältnis in einem sehr linearen und technischen Verständnis davon, wie neues Wissen in die Praxis gelangt. Nach diesem Verständnis war es die Aufgabe der einzelnen handelnden Personen in der Praxis, die ihr Verhalten im Einklang mit evidenzbasierten Leitlinien verändern sollten, um zu einer evidenzbasierten Praxis zu gelangen. Die **Rolle und Bedeutung von Organisationsfaktoren und -bedingungen** spielten in diesem Verständnis keine Rolle. Mittlerweile gilt dieses Verständnis als überholt, und es wird sowohl die Rolle der Organisation wie auch der Individuen betont. Allein die Verfügbarkeit von wissenschaftlichem Wissen führt nicht dazu, dass dieses allein über individuelle Anstrengungen einen Weg in die Alltagspraxis findet.

Im **PARiHS-Framework** wird die erfolgreiche Implementierung als eine Funktion aus Natur und Typus der vorliegenden Evidenz, der Qualität des Kontextes und der Art und Weise, wie der Prozess gefördert („facilitated“) wird, angesehen. Evidenz, Kontext und Unterstützung stehen dabei in einer **Wechselbeziehung** zueinander und bedingen sich gegenseitig.

Durch kontinuierliche Anwendung des PARiHS-Frameworks und Untersuchungen der Auswirkungen konnte das Modell weiterentwickelt werden. Dabei wurde zunächst unterstrichen, dass das Ausmaß der Unterstützung („Facilitation“) und die Rolle der Begleiter*innen („Facilitator“) einen großen Effekt auf eine erfolgreiche Implementierung haben. Der geringste Erfolg zeigt sich bei inadäquaten Kontextbedingungen und fehlender Unterstützung oder Begleitung.

Die hohe Bedeutung der Begleitung und Unterstützung hat zu einer Weiterentwicklung des PARiHS-Frameworks geführt, durch die zum einen die einzelnen Komponenten weiter differenziert wurden und zum anderen die **Bedeutung der Facilitation** noch stärker betont wurde (Kitson et al. 2016). Danach basiert die Formel für eine erfolgreiche Implementierung auf der Unterstützung („Facilitation“) des Zusammenspiels von Innovation, Adressaten und Kontext. Die Unterstützung bezieht sich auf die Frage, wie die Innovation entwickelt und in die Praxis eingebunden werden soll. Weiterhin interessiert, wie Individuen, Teams und andere relevante Akteure einbezogen und motiviert werden und somit die Innovation zu ihrer eigenen machen. Darüber hinaus stellt sich die Frage, wie die Unterschiedlichkeit von Kontextbedingungen nach Möglichkeit minimiert werden kann.

Diese Weiterentwicklung bezieht neuere Erkenntnisse zur **Auswirkung von Organisationsbedingungen** (s. „zehn Herausforderungen“ und „CFIR“) und der Rolle von Einzelpersonen und Teams ausdrücklich ein und konkretisiert vor diesem Hintergrund die Rolle der Personen, die in Organisationen für die Unterstützung und Begleitung von Implementierungen verantwortlich sind. Das **Rollenprofil** wird konkretisiert im Hinblick auf das, was diese Personen fokussieren und was sie tatsächlich tun sollten. Die Aufgaben orientieren sich an:

- den Eigenschaften der Innovation im Hinblick auf ihre Herkunft, Verständlichkeit und Adaptierbarkeit,
- der Zielgruppe, die für die tatsächliche Implementierung sorgen soll, im Hinblick auf ihre Motivation, ihre Überzeugung und ihre vorhandenen Ressourcen,
- dem inneren Kontext der Organisation, z.B. die Organisationskultur oder die strukturellen Gegebenheiten sowie
- dem äußeren Kontext, bestehend aus ökonomischen und politischen Rahmenbedingungen sowie den Netzwerken, in die die Organisation eingebunden ist.

Insgesamt lassen sich die vielfältigen **Aufgaben** der für die Unterstützung und Begleitung von Implementierungsprozessen verantwortlichen Personen zusammenfassen als:

- Organisation, Planung und Steuerung,
- Vermittlung,
- Überprüfung und Kontrolle,
- Motivation von Mitarbeitenden,
- Information, Schulung und Beratung,
- Moderation sowie
- Koordination unterschiedlicher, interdisziplinärer Aktivitäten.

Aus diesem umfangreichen Aufgabenspektrum ergeben sich die

erforderlichen **Fähigkeiten und Voraussetzungen für die Rolle der Begleitung und Unterstützung** von Implementierungsprozessen. Die eigene Fachkompetenz und Erfahrung sind hilfreich, um praxisrelevante Fragen nachvollziehen und verstehen zu können. Eine hohe Kommunikationskompetenz ist erforderlich, um die vielfältigen Abstimmungs- und Verständigungsprozesse gut begleiten zu können. Da diese nicht immer einfach sind, sollte sie mit Ausdauer, Durchsetzungsvermögen und Frustrationstoleranz gepaart sein. Andere motivieren zu können und selbst glaubwürdig und akzeptiert zu sein, sind weitere Eigenschaften, die die Arbeit bei der Unterstützung von Implementierungsprozessen erleichtern. Eine pflegewissenschaftliche Qualifikation ist für die Übernahme dieser Aufgabe in Einrichtungen der pflegerischen Versorgung enorm hilfreich und sollte Voraussetzung sein. Kitson et al. (2016) haben die „Facilitator"-Rolle noch weiter differenziert und unterscheiden zwischen neuen und erfahrenen Unterstützenden sowie Experten und Expertinnen. Diese Differenzierung ist sehr schlüssig, weil die Erfahrung und persönliche Weiterentwicklung der Personen ein wichtiger Aspekt sind. Nicht alle Organisationen der pflegerischen Versorgung werden jedoch Personen auf unterschiedlichem Niveau in ihren Reihen haben. Die Differenzierung regt jedoch dazu an, mit dem Aufbau einer **organisationsinternen Expertise** bei der Begleitung und Unterstützung von Implementierungsprozessen zu beginnen und diese kontinuierlich weiterzuentwickeln.

Das Phasenmodell zur modellhaften Implementierung von Expertenstandards des Deutschen Netzwerks für Qualitätsentwicklung in der Pflege (DNQP): Das **Phasenmodell des DNQP zur modellhaften Implementierung von Expertenstandards** (DNQP 2019b) kann mittlerweile ebenfalls auf eine längere Anwendungsgeschichte verweisen. Einige Bezüge zum PARIHS-Framework sind offensichtlich, andere Aspekte sind unabhängig davon weiterentwickelt worden. Aufgrund einer mehr als 20-jährigen Erfahrung mit der Anwendung des Modells und des expliziten Bezugs zur Implementierung von Expertenstandards in der Pflege, eignet sich das Modell für unterschiedliche Implementierungsprozesse im Bereich der pflegerischen Versorgung (Moers et al. 2017). Es schlägt zudem eine Brücke zwischen der Rolle der Organisationen, in denen eine Implementierung stattfinden soll, den Personen, die Verantwortung für die Durchführung und Begleitung des Prozesses tragen, und den Pflegenden, die letztlich die Umsetzung realisieren. Die Grundzüge des Modells wurden bereits in Kap. 3.2 vorgestellt. Hier geht es um eine **Vertiefung wesentlicher Aspekte** des Ansatzes, die für die Qualitätsentwicklung in Organisationen der pflegerischen Versorgung sehr hilfreich sein können.

Für die Implementierung von Expertenstandards mit dem Phasenmodell sind sechs **Strukturkriterien** sehr bedeutsam (DNQP 2019b):

1. ein **hoher Entwicklungsstand der Pflege**, erkennbar z.B. an einer systematischen Anwendung der Pflegeprozessmethode,
2. **Erfahrungen mit systematischer Qualitätsentwicklung** in der Pflege, z.B. der Arbeit mit Expertenstandards oder durch die Anwendung dezentraler Methoden der Qualitätsentwicklung,
3. betriebsweite Umsetzung des gesetzlich geforderten Qualitätsmanagements,
4. **Bereitschaft zur Unterstützung der Implementierung durch das Management** der Organisation,
5. Benennung einer **eigenständigen Projektleitung** für den Implementierungszeitraum mit entsprechender Erfahrung und Kompetenz,
6. **Bereitstellung ausreichender personeller und zeitlicher Ressourcen** für die Arbeit von Arbeitsgruppen der für die Implementierung ausgewählten Bereiche der Organisation, zeitnahe Schulung und Anleitung der beteiligten Pflegefachkräfte und das abschließende Audit.

Die bisherigen Erfahrungen mit dem Ansatz zeigen, dass alle Kriterien für sich hohe Bedeutung haben. Ist eines der Kriterien nicht oder nur unzureichend erfüllt, wird das Auswirkungen auf die Implementierung von Expertenstandards und vermutlich auch auf andere pflegerische Innovationen haben. Der **Entwicklungsstand der Pflege** einer Organisation zeigt sich daran, ob für Pflegefachpersonen Möglichkeiten zur **Gestaltung von Pflegeprozessen** bestehen und diese sich in den Pflegeorganisationssystemen, z.B. durch Bezugspflegesysteme, widerspiegeln. Ohne die Zuschreibung der Verantwortung für die Gestaltung der Pflege an die dafür ausgebildeten Personen wird eine eigenständige pflegerische Qualitätsentwicklung nicht gelingen können. Daher hängt der Entwicklungsstand der Pflege eng mit den **Erfahrungen mit einer**

systematischen Qualitätsentwicklung in der Pflege zusammen. Damit ist nicht gesagt, dass Organisationen, die bislang über keine Erfahrungen verfügen, grundsätzlich keine Expertenstandards oder andere pflegerische Innovationen implementieren können. Sie werden jedoch vor der Herausforderung stehen, die Organisationsbedingungen genauer analysieren und die Infrastruktur für die Weiterentwicklung der Pflege erst schaffen zu müssen. Die betriebsweite Umsetzung des gesetzlich geforderten Qualitätsmanagements ist dafür eine wichtige Voraussetzung. Es sollte mittlerweile in allen Einrichtungen der pflegerischen Versorgung ein Qualitätsmanagement geben. Mit welchen Ressourcen dieses Qualitätsmanagement ausgestattet ist und mit welchen Themen es sich beschäftigt, ist jedoch sehr unterschiedlich. Die Bewältigung der Anforderungen durch die externe Qualitätssicherung wird immer von hoher Bedeutung sein. Sich allein darauf zu konzentrieren und die interne Qualitätsentwicklung und -verbesserung zu vernachlässigen, wird für die Qualität der Pflege in der Organisation nicht förderlich sein.

Die Bereitschaft zur **strategischen Unterstützung des Implementierungsprojekts** äußert sich vor allem in der Bereitstellung der dafür erforderlichen **zeitlichen und personellen Ressourcen**. Diese sind erforderlich für die Person der Projektbeauftragten und für die Treffen von Arbeitsgruppen in den Bereichen, in denen die Implementierung stattfinden soll. Wie umfangreich die Ressourcen sein müssen, ist von verschiedenen Faktoren abhängig. Aus den Implementierungsprojekten des DNQP zu den unterschiedlichen Expertenstandards ist bekannt, dass der durchschnittliche Zeitaufwand in der Fortbildungs- und Auditphase bei jeweils etwa acht Stunden wöchentlich, in der Anpassungs- und Konkretisierungsphase bei etwa 6 Stunden und in der eigentlichen Durchführungsphase bei etwa 2,5 Stunden gelegen hat (Moers et al. 2017).

Strategische Unterstützung bedeutet darüber hinaus, dass Veränderungen in einer Organisation aufeinander abgestimmt und realistisch geplant werden. Mehrere Expertenstandards gleichzeitig in mehreren Bereichen implementieren zu wollen, ist ebenso wenig eine gute Idee, wie die parallele Einführung von Expertenstandards und neuen Dokumentationssystemen oder Veränderungen in der Pflegeorganisation. Beides kann zu einer erheblichen Überforderung der Pflegenden in den betroffenen Abteilungen führen und die Implementierung scheitern lassen. Strategische

Unterstützung bedeutet in diesem Zusammenhang, Implementierungsprozesse als Teil der gesamten Organisationsentwicklung zu begreifen.

Die **Rolle der Projektbeauftragten** entspricht der Beschreibung der „Facilitator" im PARiHS-Framework und wird daher hier nicht weiter ausgeführt. Eine wichtige Rolle hat daneben im Phasenmodell die für die Implementierung gebildete **Arbeitsgruppe** in den ausgewählten Pflegebereichen. Sie sollte aus 8–12 Personen bestehen, zu denen die Projektbeauftragten, die Leitungen und andere Pflegefachpersonen der ausgewählten Pflegebereiche gehören. Ihre Aufgabe besteht in der Unterstützung des Implementierungsprozesses: von der Vorbereitung über die Durchführung bis hin zur Evaluation durch das Audit. Ob die Arbeitsgruppen interdisziplinär zusammengesetzt werden, hängt eng mit dem Thema des zu implementierenden Expertenstandards und auch der Einrichtungsart zusammen. In Krankenhäusern findet die interdisziplinäre Zusammenarbeit sehr viel alltäglicher statt als in der ambulanten Pflege, und das sollte sich in den Arbeitsgruppen widerspiegeln.

Die vier Phasen des Modells beziehen sich auf unterschiedliche Aspekte, die auch Teil der anderen Implementierungsmodelle sind, und die sich sowohl in ihrer Chronologie als auch in ihrem Zusammenwirken sehr bewährt haben. Die erste **Phase der Fortbildung** reflektiert die Tatsache, dass es einzelne Pflegende sind, deren individuelle Kompetenz eine wichtige Rolle dabei spielen wird, ob es als Team gelingt, eine Qualitätsverbesserung durch die Implementierung eines Expertenstandards zu erreichen. Für die Ermittlung des bestehenden Fortbildungsbedarfs ist die Organisation ebenso verantwortlich wie für das Angebot einer entsprechenden Fortbildung. Die individuelle Verantwortung der Pflegenden besteht in der Teilnahme an den angebotenen Fortbildungen und dem Erwerb der erforderlichen Kompetenzen.

In der **Phase der Anpassung und Konkretisierung** geht es darum, die mit der Implementierung eines Expertenstandards einhergehenden Anforderung zunächst mit den Strukturen und Prozessen der Pflegebereiche abzugleichen und zu entscheiden, ob und welche Anpassungen erforderlich sind. Die Organisationen erhalten somit die Möglichkeit einer Anpassung an ihre eigene Situation und etablierte Verfahrensweisen. Allerdings ist die Anpassung nicht als Freibrief für jedwede Veränderung am Expertenstandard zu verstehen. Das darin formulierte Qualitätsniveau darf bei der Anpassung nicht unterschritten werden. Spielräume bestehen aber beispielsweise bei der Frage, wie die Einschätzung zu einem bestimmten Sachverhalt, z.B. dem Vorliegen und der Intensität von Schmerzen, erfolgen soll. Die Anpassung und Konkretisierung erfordern somit eine intensive inhaltliche Auseinandersetzung der Projektbeauftragten und der Arbeitsgruppen, um die notwendigen und passenden Entscheidungen treffen zu können.

Die tatsächliche **Einführung** sollte als dritte Phase innerhalb der Organisation erkennbar sein und z.B. durch eine Auftaktveranstaltung eingeläutet werden. Für die Pflegenden in den Bereichen, in denen die Einführung stattfindet, ist es wichtig, die Gelegenheit zu haben, Rückfragen zu stellen und Rückmeldung zu geben, wenn etwas nicht in erwartetem Maße gelingt. Es geht um ein Ausprobieren, wobei nicht der Eindruck entstehen darf, dass die Nutzer*innen als Versuchskaninchen missbraucht werden. Das „Ausprobieren“ findet in einem sehr klar formulierten Rahmen statt. Es haben Fortbildungen stattgefunden, organisationsinterne Anforderungen konnten durch Anpassungen des Standards berücksichtigt werden und die Projektbeauftragten und Mitglieder der Arbeitsgruppen stehen beratend und unterstützend zur Seite. Der Begriff des „Ausprobierens“ bezieht sich vor allem darauf, dass auch Probleme bei der Umsetzung hinsichtlich der Praktikabilität oder anderer Aspekte entstehen können und diese erkannt und aufgegriffen werden sollten.

Den Abschluss der Implementierung bildet ein **Auditverfahren**, mit dem der Zielerreichungsgrad aller Kriterien des Expertenstandards überprüft wird (Kap. 3.2.4). Für das Audit ist die Einschätzung aus unterschiedlichen Perspektiven – beteiligter Pflegender, Nutzer*innen – vorgesehen, um ein Gesamtergebnis zu erhalten, auf dessen Basis im Sinne des PDCA-Zyklus (Kap. 1.4) weitere Entscheidungen getroffen werden können.

Ein Rahmen für die Implementierungsforschung – Consolidated Framework for Implementation Research: Als letztes Modell soll kurz der „Consolidated Framework for Implementation Research“ (CFIR) beschrieben werden, der von einer US-amerikanischen Gruppe erarbeitet wurde (Damschroder et al. 2009). Auch wenn sich dieser Ansatz explizit auf die **Implementierungsforschung** bezieht, so ist er doch gut geeignet, einen Überblick über die Anforderungen und Inhalte von Implementierungsprozessen zu geben. Die **Zielsetzung des CFIR** besteht darin, die Theorieentwicklung zur Implementierungsforschung weiterzuentwickeln und zur begrifflichen Klärung beizutragen. Er soll genutzt werden, um analysieren zu können, welche Interventionen in welchen Bereichen funktionieren und warum. Ein Ansatz, der genutzt werden kann, um nach Abschluss eines Implementierungsprozesses zu evaluieren, warum etwas funktioniert hat oder nicht, eignet sich auch als sinnvoller Rahmen für die Planung eines Implementierungsprozesses.

Es handelt sich beim CFIR nicht um ein singuläres Modell, sondern um die **Entwicklung eines Rahmenkonzepts** auf der Grundlage einer Analyse von insgesamt 19 einzelnen Modellen. Aus diesen wurden fünf Hauptbereiche mit einer Reihe von untergeordneten Kategorien identifiziert, die getrennt voneinander beschrieben werden, sich jedoch gegenseitig beeinflussen können:

1. Eigenschaften der Intervention,
2. äußere Einflüsse auf die Organisation,
3. innere Einflüsse in der Organisation,
4. die involvierten Personen und
5. der Implementierungsprozess.

Mit den **Eigenschaften der Intervention** sind alle Aspekte angesprochen, die auf die zu implementierende Intervention zutreffen können. Einige Interventionen sind adaptierbar an lokale Verhältnisse, andere nicht (für die Implementierung von Expertenstandards in der Pflege ist die Anpassung beispielsweise explizit erforderlich). Die Stärke und Qualität der Evidenz ist eine wichtige Eigenschaft, die bereits im „PARIHS-Modell“ angesprochen war. Weitere Eigenschaften sind die Komplexität einer Intervention, d.h. ihre Zielsetzung oder die Anzahl einzelner Schritte, die zu ihrer Durchführung erforderlich sind, oder einzelner Entscheidungen, die für die Durchführung getroffen werden müssen.

Eigenschaften darüber hinaus umfassen die Herkunft einer Intervention (wurde sie extern entwickelt oder innerhalb der eigenen Organisation), die Möglichkeiten ihrer Testung innerhalb der eigenen Organisation sowie die mit ihrer Einführung verbundenen Kosten. Letztlich können auch der wahrgenommene Vorteil der Intervention oder die Art und Weise, wie sie vorgestellt wird, eine Rolle spielen.

Es lassen sich keine eindeutigen Aussagen treffen, ob und welche Ausprägung einer Eigenschaft grundsätzlich zu einem guten Implementierungsergebnis führt. So führt die Tatsache, dass die Implementierung eines Expertenstandards einer einrichtungsinternen Anpassung bedarf, in vielen Einrichtungen zu einer erhöhten Akzeptanz, und befördert die Implementierung, weil die Möglichkeit besteht, eigene etablierte Verfahrensweisen mit der Neuerung abzustimmen und eigene Entscheidungen zu treffen. In anderen Einrichtungen führt diese Anpassung zu Fragen und Problemen und verzögert die Implementierung. Mehrheitlich wird die Möglichkeit der Anpassung positiv wahrgenommen, aber sie bietet keine Garantie. Mit dem Grad der Komplexität einer Intervention steigen die **Anforderungen an den Implementierungsprozess**. Dort, wo hohe Ambitionen bestehen, kann dies als positiv wahrgenommen werden. Wenn der Grad der Komplexität jedoch nur von wenigen der beteiligten Personen nachvollzogen werden kann, ist das einer Implementierung eher nicht förderlich.

Der zweite große Bereich sind die **äußeren Einflüsse auf die Organisation** (engl.: „Outer Setting“). Damit sind die ökonomischen, politischen und sozialen Kontextbedingungen gemeint, innerhalb derer eine Organisation agiert, und die einen Einfluss auf ihr Handeln nehmen. Allgemeine politische Rahmenbedingungen gehören ebenso dazu wie die Bedingungen der Finanzierung der Leistungen, die eine Organisation erbringt und die für ihre Existenz bedeutsam sind. Auch Anforderungen der externen Qualitätssicherung (Kap. 3.2) oder der Qualitätsberichterstattung (Kap. 5) gehören dazu. Dieser Teil der äußeren Einflüsse wird gemeinhin als **Rahmenbedingungen** bezeichnet.

Daneben spielen aber weitere externe Einflüsse eine Rolle für die Implementierung von Innovationen. Dazu gehören Netzwerke oder übergeordnete Organisationsstrukturen, in die eine Organisation eingebunden ist. Je stärker die Einbindung ist und je innovativer Personen und Organisationen im Netzwerk agieren, umso stärker kann der Impuls für eigene Implementierungsprozesse sein. Ein externer Einfluss kann ebenso aus Konkurrenzbeziehungen zu anderen Organisationen erwachsen. Wenn eine andere Organisation, mit der man sich selbst gerne vergleicht, Neuerungen einführt oder Qualitätsverbesserungen erzielt, dann kann dies sowohl Druck wie auch Motivation erzeugen, selbst aktiv zu werden und Implementierungsprozesse anzustoßen. Nicht zu unterschätzen ist zudem der Einfluss durch die Bedürfnisse und Ressourcen der Nutzer*innen der Einrichtung. Unterschiedliche Bedarfslagen wahrzunehmen und auf sie zu reagieren, ist eine wichtige Aufgabe in Organisationen der gesundheitlichen und pflegerischen Versorgung. Möglichkeiten zur Partizipation von Nutzenden können hilfreich dabei sein, diese zu erkennen und auf sie zu reagieren. Ebenso können Befragungen von Nutzenden einen wichtigen Impuls für die Notwendigkeit der Implementierung von Innovationen geben.

Wie bereits bei den Eigenschaften der Intervention ist auch hinsichtlich der äußeren Einflüsse auf die Organisation nicht immer eindeutig, ob die einzelnen Einflüsse einen positiven oder negativen Einfluss auf die Implementierungsprozesse der Organisation ausüben. Die Impulse aus einem Netzwerk oder der Konkurrenzdruck können sich sowohl positiv wie auch negativ auswirken, wie das Bemühen, den Bedürfnissen der Nutzer*innen gerecht zu werden oder ihre Zufriedenheit zu steigern.

Die **Grenzen zwischen den äußeren und inneren Einflüssen** sind nicht immer eindeutig. Gerade in der Langzeitpflege sind sich wandelnde Bedarfslagen und die Perspektive der Bewohner*innen oder Haushalte, die versorgt werden, eher Teil der internen Einflüsse. Diese stellen den dritten großen Bereich des CFIR dar, der Einfluss auf einen Implementierungsprozess ausüben kann. Sie umfassen Aspekte der **Infrastruktur und Organisationskultur**. Laut Damschroder et al. (2009) sind diese Einflüsse, insbesondere im Hinblick auf ihre Ausprägung in unterschiedlichen Organisationsbereichen oder ihre Wechselwirkungen, nur unzureichend systematisch erforscht. Die einzelnen Aspekte, die als innere Einflüsse anzusehen sind, weisen eine Vielzahl von Ausprägungen auf.

Als erster Aspekt sind die strukturellen Eigenschaften einer Organisation zu nennen. Dazu gehören ihre Größe, die Anzahl und Qualifikation ihrer Beschäftigten, die Anzahl an verschiedenen Abteilungen, Spezialisierungen sowie das Zusammenwirken der unterschiedlichen Personen und Abteilungen. Eng zusammenhängend mit den strukturellen Eigenschaften sind Fragen der in einer Organisation bestehenden Netzwerke und Kommunikationsformen und -wege zu sehen. Die Struktur allein sagt wenig über das Funktionieren und die tatsächliche Zusammenarbeit, die Formen der Informationsweitergabe und -vermittlung und die bestehenden Kommunikationsformen und -wege zwischen Personen und Abteilungen. Je mehr sich Mitarbeiter*innen als Teil einer Organisation und in wichtige Informationen einbezogen fühlen, umso höher ist die Chance, dass sie sich mit der Organisation identifizieren und Veränderungen durch die Implementierung von Innovationen positiv gegenüberstehen.

Ein dritter und wesentlicher innerer Einfluss ist die Kultur innerhalb einer Organisation, die auch bereits bei den anderen vorgestellten Modellen eine Rolle gespielt hat. Im CFIR wird der Begriff der Kultur in einem relativ stabilen, sozial konstruierten und unbewussten Sinne verstanden. Die Kultur einer Organisation ist entsprechend nur in geringem Maße Änderungen unterworfen und kann sich nur langsam wandeln. Als etwas konkreter wird der Aspekt des Implementierungsklimas einer Organisation verstanden. Darunter wird die Kapazität einer Organisation für Veränderung verstanden. Dazu gehören die Offenheit der beteiligten Personen ebenso wie bestehende Erwartungen innerhalb der Organisation.

Die Einschätzung der inneren Einflüsse bei der Planung eines Implementierungsprozesses ist eine Herausforderung. Sie ist aber für das Gelingen ein sehr wichtiger Aspekt, weil sie mögliche förderliche oder hinderliche Faktoren gezielt aufgreifen und bei der Planung berücksichtigen kann.

Als vierter großer Bereich gehören die **Eigenschaften von einzelnen Personen** zum CFIR. Jede Organisation besteht aus einzelnen handelnden Personen, die einen wichtigen Beitrag zum Erfolg oder Misserfolg einer Intervention leisten. Individuelles Wissen und individuelle Überzeugungen zu einer Intervention, die implementiert werden soll, haben eine hohe Bedeutung. Eine ebenso hohe Bedeutung hat das Zutrauen in die eigenen individuellen Fähigkeiten, die erforderlichen Handlungen zur Durchführung der Intervention leisten zu können und damit zur Erreichung der angestrebten Ziele beizutragen. Die Einschätzungen einzelner Personen addieren sich zu den Einschätzungen von Teams. Wenn diese mehrheitlich skeptisch gegenüber einer Neuerung sind und kein Zutrauen in die eigenen Fähigkeiten besitzen, dann ist das für den Implementierungsprozess nicht förderlich. Umgekehrt wirken sich ein hohes Zutrauen und große Überzeugung sehr positiv aus.

Als zwei weitere Aspekte der individuellen Eigenschaften werden die individuelle Veränderungsbereitschaft und die individuelle Identifikation mit der Organisation benannt, für die ebenfalls gilt, dass sich aus individuellen Eigenschaften auf der Team- oder Abteilungsebene **kollektive Eigenschaften** ergeben, die für einen Implementierungsprozess eine hohe Bedeutung haben.

Ähnlich wie bei den inneren Einflüssen muss auch hinsichtlich der Wechselwirkungen zwischen individuellen Verhaltensweisen und Einschätzungen einerseits und den Auswirkungen auf Prozesse in Organisationen andererseits festgehalten werden, dass vieles noch unzureichend erforscht wurde. Die Tatsache aber, dass Menschen Ziele haben, Entscheidungen treffen und sich damit gegenseitig innerhalb einer Organisation positiv oder negativ beeinflussen können, ist unstrittig und es ist naheliegend, diesen Aspekt bei der Konzeption und Analyse von Implementierungsprozessen nicht zu vernachlässigen.

Der letzte große Bereich des CFIR ist der eigentliche **Implementierungsprozess**. Dieser findet vor dem Hintergrund der bereits dargelegten vier anderen Aspekte statt und ist entsprechend stark von ihnen beeinflusst. Grundlage des Implementierungsprozesses ist die Planung. Diese ist nicht für jede zu implementierende Innovation gleich, sondern von deren Charakteristiken abhängig. Im CFIR wird jedoch darauf hingewiesen, dass die Planung von Implementierungsprozessen daraufhin analysiert werden kann, in welchem Grad:

- die Bedürfnisse und Perspektiven relevanter Akteure einbezogen wurden,
- die Strategien auf die passenden Zielgruppen abgestimmt sind,
- passende Wege der Präsentation und Vermittlung der Inhalte gewählt wurden,
- passende Kommunikationswege identifiziert und genutzt wurden und
- der Fortschritt in Bezug auf festgelegte Meilensteine durch verlässliche Monitoring- und Evaluationsmethoden nachvollzogen wird.

Ein wichtiger Teil der Planung eines Implementierungsprozesses ist die Überlegung, ob und falls ja, welche Personen eine besondere Rolle bei Implementierungsprozessen erhalten sollen. So gibt es in jeder Organisation **meinungsstarke Personen**, die sich gerne in Prozesse einbringen oder einmischen und diese beeinflussen, sei es aufgrund ihres Status oder ihrer Autorität oder aufgrund ihrer fachlichen Expertise. Sie für die Unterstützung von Implementierungsprozessen zu gewinnen, kann ein wichtiger unterstützender Faktor sein. Neben diesen Personen kann es hilfreich sein, so genannte **Champions** in den Prozess einzubeziehen. Damit sind Personen gemeint, die weder durch ihren Status noch durch ihre allgemeine fachliche Kompetenz eine besondere Rolle einnehmen. Vielmehr zeigen sie ein besonderes Engagement für die zu implementierende Intervention Sie sind von dieser sehr stark überzeugt und können mit dieser Überzeugungskraft auch andere mitziehen. Nicht zu jeder Intervention werden sich diese Champions finden lassen, aber falls es sie gibt, empfiehlt sich die aktive Einbeziehung.

Ein ebenso wichtiger Aspekt ist die Überlegung, wer mit **Leitung und Koordination einer Implementierung** beauftragt werden soll und somit praktisch zum „Facilitator" wird. Die Bedeutung dieser Rolle wurde bereits beim PARIHS-Framework unterstrichen. Für die Planung ist entscheidend, wer für eine solche Rolle angesprochen und ausgewählt wird und welche Qualifikationen vorhanden sein sollen. Nicht immer geht die Rolle mit zusätzlichen Zeitressourcen einher. Innerhalb der Organisation sollte kommuniziert werden, wer für die Leitung oder Koordination eines Implementierungsprozesses die Verantwortung übertragen bekommen hat.

Als letzte wichtige Entscheidung im Hinblick auf zu beteiligende Personen ist zu überlegen, ob es **externer Unterstützung und Expertise** für den Implementierungsprozess bedarf oder nicht. Ein möglicher Grund für eine solche Entscheidung könnte sein, Personen mit einzubeziehen, die für die Begleitung von Implementierungsprozessen besonders qualifiziert sind und über entsprechende Erfahrungen verfügen. Zudem kann der Blick von außen vielfach für die Planung auch hilfreich sein. Darüber hinaus gilt es abzuwägen, ob die Einbeziehung einer Person von außen Misstrauen erwecken und das Engagement beeinträchtigen würde.

Als weitere Aspekte des Implementierungsprozesses werden im CFIR die Umsetzung der Planung sowie die Reflexion und Evaluation des Prozesses genannt. Zu letzterem gehören auch die Berichterstattung, Ergebnissicherung und das Feedback zum Prozess.

Die hier dargestellten Modelle zur Implementierung von Innovationen sind nur einige von vielen weiteren möglichen Ansätzen. Sie weisen einige Überschneidungen auf, setzen aber unterschiedliche Schwerpunkte. Insgesamt verdeutlichen sie die Herausforderungen, die mit der Implementierung von Neuerungen generell, aber natürlich auch insbesondere im Hinblick auf Qualitätsverbesserungsmaßnahmen, einhergehen. Die Implementierung eines Expertenstandards, einer Leitlinie oder eines anderen Qualitätsinstruments sieht sich den unterschiedlichen in den Modellen enthaltenen Fragen und Herausforderungen ausgesetzt. Sie wird umso erfolgreicher verlaufen, je intensiver bei der Planung und Vorbereitung auf verschiedene Aspekte geachtet wurde.

4.4 Qualität im Kontext anderer Organisationsaufgaben

Krankenhäuser sowie Pflegeeinrichtungen und -dienste haben vielfältige Aufgaben zu bewältigen. Die Entwicklung, Verbesserung und Sicherung der Qualität der Versorgung ist eine dieser Aufgaben, für die auch ein eindeutiger gesetzlicher Auftrag vorliegt. Daneben sehen sich die Organisationen Anforderungen durch weitere Aufgaben ausgesetzt, die eine große Nähe und zum Teil auch offensichtliche Schnittstellen zu Fragen der Qualität aufweisen. Dazu gehören das **Risikomanagement**, die **Patientensicherheit** und Fragen der **Praxisentwicklung**. Sie werden im Folgenden kurz dargestellt und ihre **Verknüpfungen zur Qualitätsentwicklung** und zum Qualitätsmanagement aufgezeigt.

Risikomanagement und Patientensicherheit: Das Qualitätsmanagement einer Einrichtung vereint alle Maßnahmen und Tätigkeiten, die zur Verbesserung der Leistung beitragen. Es umfasst im Einzelnen die Qualitätspolitik, Qualitätsziele, Qualitätsplanung, Qualitätslenkung, Qualitätssicherung und Qualitätsverbesserung. In der DIN EN ISO 9000 (DGQ 2020) ist Qualitätsmanagement definiert als

„… aufeinander abgestimmte Tätigkeiten zum Leiten und Lenken einer Organisation bezüglich Qualität."

Insgesamt handelt es sich beim Qualitätsmanagement um eine sehr umfangreiche Aufgabe und es stellt sich die Frage, warum auch

Fragen der Patientensicherheit oder Einführung eines Risikomanagements diskutiert werden müssen. Ursächlich dafür dürften drei Entwicklungen sein. Zum einen wird Qualitätsmanagement leider zu oft verstanden als Erfüllung von **extern gestellten Anforderungen** ohne Rückbezug zum eigenen Leistungsgeschehen. Die Erfüllung von Anforderungen ist erforderlich, um gesetzlichen Bestimmungen zu entsprechen und keinen Nachfragen ausgesetzt zu sein. Ein zweiter Grund dürfte darin liegen, dass unter Rückbezug auf den **PDCA-Zyklus** der Fokus zu stark auf dem „D“, also den durchgeführten Maßnahmen lag, ohne zu berücksichtigen, dass die Planung, Evaluation und darauf aufbauende Anpassung oder Veränderung von Handlungen ebenso wichtig sind und für die Qualitätsverbesserung insgesamt sogar eine höhere Bedeutung haben. Als dritter und wesentlichster Grund ist sicher zu nennen, dass es trotz der Verpflichtung zum Aufbau eines Qualitätsmanagements sowohl in der Krankenhausversorgung wie auch der Versorgung in stationären Pflegeeinrichtungen und durch ambulante Pflegedienste immer wieder zu **unerwünschten Ergebnissen** gekommen ist, Fehler passiert sind und **Qualitätsprobleme** offensichtlich wurden.

Vor diesem Hintergrund ist es verständlich, dass der Fokus verstärkt auf Risiken in der Versorgung und die Gewährleistung von Sicherheit gelegt wurde. Im Einzelnen gehörte dazu:

- die systematische Verhinderung von Fehlern und Risiken,
- die Einführung von Fehlermeldesystemen und Entwicklung von Sicherheitskulturen sowie
- die Einführung von weiteren Maßnahmen zur Patientensicherheit.

Wie eng die Aspekte des Risikomanagements und Patientensicherheitsmanagements zusammenhängen, zeigen die Ausführungen in zwei Standardwerken zum Thema. Nach Euteneier (2015, 5) ist Klinisches Risikomanagement „... die unternehmerisch getragene, wissenschaftlich fundierte Verbesserung der Patientensicherheit mit dem Ziel, langfristig eine Stärkung der Resilienz gegen Fehler und Regelverstöße zu erreichen.“

Mittlerweile ist das Risikomanagement ein wesentlicher Teil des Qualitätsmanagements und seine Einführung für Krankenhäuser verbindlich vorgeschrieben. Insbesondere das 2013 verabschiedete „Gesetz zur Verbesserung der Rechte von Patientinnen und Patienten“ (Patientenrechtegesetz) trug zu einem verstärkten Fokus auf Maßnahmen zur Förderung einer **Fehlervermeidungskultur** bei. Neben dem in Kap. 1 erwähnten Anspruch, dass die Leistungen dem jeweiligen Stand der wissenschaftlichen Erkenntnisse entsprechen und in der fachlich gebotenen Qualität erbracht werden müssen, präzisierte der Gemeinsamen Bundesausschuss (G-BA) durch Richtlinien die **Ausgestaltung des klinischen Risikomanagements**. In seinen Richtlinien über die grundsätzlichen Anforderungen an ein einrichtungsinternes Qualitätsmanagement werden wesentliche Maßnahmen zur Verbesserung der Patientensicherheit und insbesondere Mindeststandards für Risikomanagement- und Fehlermeldesysteme festgelegt. Das **Fehlermanagement** und die Einführung von Fehlermeldesystemen bilden einen wichtigen Teil des klinischen Risikomanagements, dessen zentrales Ziel jedoch die Erhaltung und Verbesserung der Patientensicherheit bleibt. Wodurch sich das Patientensicherheitsmanagement vom Risiko- und Qualitätsmanagement unterscheidet, wird am deutlichsten durch die Ausführungen von Gausmann et al. (2021, XXI-XXII) in ihrem Buch zum Patientensicherheitsmanagement. Danach emanzipiert sich die Patientensicherheit von der bisherigen Subordination unter die Leitbegriffe des Qualitätsmanagements ökonomischer Art und des Risikomanagements, welches sich aus der Luftfahrt und anderen High Reliability Organizations in den medizinischen Sektor ausgeweitet hat. Demgegenüber zielt das **Patientensicherheitsmanagement** darauf ab, unerwünschte Ereignisse zu vermeiden oder zu vermindern sowie die Behandlungsqualität durch gute Kommunikation der Akteure und gute Organisation von Behandlungsprozessen zu verbessern.

Die Entwicklung eines eigenständigen Risiko- und/oder Patientensicherheitsmanagements wird aufgrund dieser kurzen Ausführungen verständlich. Nicht zu übersehen sind jedoch die vielfältigen **Schnittstellen** und zum Teil sogar Überschneidungen untereinander und **zum Qualitätsmanagement**, sodass es sich für Organisationen empfiehlt, die Umsetzung in enger Abstimmung oder gar Kooperation dieser Ansätze zu planen.

Ähnlich wie für das Qualitätsmanagement bedarf es auch für das Risikomanagement und Patientensicherheitsmanagement **verantwortlicher und qualifizierter Personen**. In ihrem Aufgabenbereich ergeben sich zahlreiche Schnittstellen zu anderen Bereichen und Stabsstellen wie z.B. der Hygiene, den Medizinprodukte-Beauftragten, der Apotheke und vielen weiteren Bereichen mit einem Einfluss auf die Patientensicherheit. In Hessen ist gemäß der Patientensicherheitsverordnung des Landes die Einrichtung der Position einer oder eines Patientensicherheitsbeauftragten vorgesehen. Die Aufgaben bestehen in der Mitwirkung bei der Weiterentwicklung der Sicherheitskultur im Krankenhaus, der Mitwirkung bei und Koordination der Entwicklung und Implementierung von Maßnahmen zur Erhöhung der Patientensicherheit, Beurteilung der klinischen Risiken für das Krankenhaus insgesamt und für die einzelnen Organisationseinheiten sowie in der Berichterstattung und Bearbeitung von Anfragen. Bei der **Risikobeurteilung** soll explizit auf Informationen aus Qualitätsmanagementinstrumenten, Fehlermeldesystemen und dem Beschwerdemanagement zurückgegriffen werden, was ein weiterer Beleg für den engen Zusammenhang der Aufgaben im Patientensicherheits-, Risiko- und Qualitätsmanagement ist.

Dass es sich allerdings nicht nur um begriffliche Varianten ein und desselben Themas handelt, verdeutlicht ein Blick in einen Bericht eines US-amerikanischen Komitees, das den bis heute viel beachteten Bericht „**To err is human**" zum Stand der Patientensicherheit in amerikanischen Krankenhäusern veröffentlicht hat (Institute of Medicine 2000). Darin wurde erstmals öffentlich berichtet, dass es in der gesundheitlichen Versorgung zu vielfältigen Fehlern durch die handelnden Personen kommt, die erhebliche Auswirkungen und unerwünschte Nebenwirkungen haben. In dem Bericht wurde von 44.000 bis 98.000 Todesfällen gesprochen, die vermeidbar gewesen wären. In dem Bericht wurde jedoch nicht nur auf unerwünschte Ereignisse und vermeidbare Todesfälle hingewiesen, sondern es wurde für ein neues Verständnis geworben, nach dem es nicht darum gehen soll, Fehler und die Personen, die die Fehler begangen haben, zu sanktionieren, sondern diese im Gegenteil zu ermutigen, Fehler einzugestehen und damit die Grundlage dafür zu schaffen, **aus Fehlern lernen** zu können. In der Folge wurde die Meldung von Fehlern durch den Aufbau von **Fehlermeldesystemen** (Critical Incidence Reporting Systems) unterstützt, durch die eine anonyme Meldung von Fehlern ermöglicht und eine Grundlage für die systematische Suche nach Fehlerursachen geschaffen wurden.

Der Bericht aus den USA hat auch in Deutschland eine Reaktion hervorgerufen. Zwar war die Studienlage nicht so gut wie in den USA, aber es konnte gezeigt werden, dass es im Bereich nosokomialer Infektionen, unerwünschter Arzneimittelwirkungen und in der Anästhesie eine **Vielzahl unerwünschter Ereignisse** gab, die deutlich machten, dass Fragen der Patientensicherheit auch hierzulande einer größeren Aufmerksamkeit bedürfen (Schrappe 2018).

In der Folge wurde 2005 in Deutschland das Aktionsbündnis Patientensicherheit e.V. (APS) als eingetragener Verein gegründet. Es wird seitdem sowohl ideell als auch projektbezogen finanziell durch das Bundesgesundheitsministerium (BMG) unterstützt. Die **Ziele des APS** liegen in der Erforschung, Entwicklung und Verbreitung von Methoden zur Verbesserung der Patientensicherheit und zum Aufbau eines Risikomanagements. Das APS versteht **Patientensicherheit** als „… die Abwesenheit von unerwünschten Ereignissen und Schäden in der Gesundheitsversorgung …" und fasst unter **Risikomanagement** alle Methoden zur Verminderung unerwünschter Ereignisse und Schädigungen in der Gesundheitsversorgung zusammen (APS 2018). Dem APS ist es in den mehr als 15 Jahren seit seiner Gründung gelungen, zahlreiche **Handlungsempfehlungen, Patienteninformationen und Positionspapiere** auf den Weg zu bringen, die von interdisziplinär besetzten Arbeits- und Expertengruppen entwickelt werden. Die mehr als 800 Mitglieder unterstützen das APS bei seiner Arbeit durch Mitgliederbeiträge und Spenden, sodass die Veröffentlichungen kostenlos zur Verfügung gestellt werden können.

Eine genauere Betrachtung der Ansätze zur Entwicklung und Verbesserung von Qualität, Verminderung von Risiken und Herstellung von Patientensicherheit zeigen eine Vielzahl von **Gemeinsamkeiten**. Diese bestehen in der:

- Überprüfung und Systematisierung von Prozessen, die innerhalb der Versorgung zu Problemen geführt haben,
- Identifikation und Verhinderung von Problemen, Risiken, unerwünschten Ereignissen,
- eindeutigen Beschreibung als Führungs- und Leitungsaufgabe,
- Bedeutung der Organisationsentwicklung im Hinblick auf Qualität, Risikovermeidung und Patientensicherheit,
- Fokussierung auf die tatsächlichen Prozesse der Leistungserbringung,

- aktiven Einbeziehung und kontinuierliche Beteiligung von Mitarbeitenden an Veränderungs- und Verbesserungsprozessen und
- systematischen Einbeziehung der Nutzerperspektive.

Für die **Pflege** besteht die Herausforderung darin, sich einerseits an den größtenteils interdisziplinären Aktivitäten zur Erkennung und Vermeidung von Risiken sowie zur Gewährleistung von Patientensicherheit zu beteiligen und andererseits aber den eigenen Einflussbereich zu erkennen und gezielte Beiträge zur Weiterentwicklung der Qualität der pflegerischen Versorgung zu leisten.

Praxisentwicklung: Aus einem ganz anderen Diskussionszusammenhang stammen Überlegungen zur Praxisentwicklung als Aufgabe von Organisationen der gesundheitlichen und pflegerischen Versorgung. Aufgrund ihrer sehr grundlegenden Ausrichtung und Zielsetzung sind **Bezüge zwischen Praxisentwicklung und Qualitätsentwicklung** offensichtlich und sollen an dieser Stelle kurz skizziert werden.

In der deutschsprachigen Übersetzung eines Buchs zur Praxisentwicklung wird folgende Definition vorgenommen (McCormack et al. 2009, 39):

„Praxisentwicklung ist ein kontinuierlicher Prozess, der auf Effektivitätssteigerung in der patientenzentrierten Versorgung abzielt. Das Ziel wird dadurch erreicht, dass die Gesundheitsteams befähigt werden, ihre Kenntnisse und Fähigkeiten zu entwickeln und die Kultur und den Kontext der Versorgung zu verändern. Der Prozess wird gefördert und unterstützt von Begleitern, die sich systematischen, exakten und kontinuierlichen Prozessen emanzipatorischer Veränderung, die die Perspektive der Dienstleistungsnutzer berücksichtigen, verpflichtet fühlen."

Auch wenn das Wort „Qualität" in dieser Definition nicht erwähnt wird, zeigt sich der Bezug zu vielen bislang angesprochen Punkten sehr deutlich. Der in Kap. 4.3 dargelegte **PARiHS-Framework** spielt im Zusammenhang mit der Praxisentwicklung eine wichtige Rolle. Der Definition entsprechend sind vor allem drei Aspekte maßgeblich: Zunächst geht es um eine eindeutige **Patientenzentrierung** in der Versorgung, die in einem weiteren Verständnis auch als Nutzerorientierung verstanden werden kann. Der zweite Aspekt ist die **Befähigung der in der Praxis aktiven Teams** zur Gestaltung der notwendigen Prozesse. Sie sind diejenigen, die Voraussetzungen mitbringen und diese weiterentwickeln können und die daran interessiert sind, ihre Arbeit gut zu machen. Der dritte Aspekt besteht darin, dass die Teams in ihren Bemühungen **gezielt begleitet und unterstützt** werden. Die Rolle der begleitenden Personen ist die der Facilitators, die ebenfalls im Zusammenhang mit dem PARiHS-Framework dargestellt wurde.

Der Ansatz der **Praxisentwicklung** ist sehr generalistisch und nicht auf spezifische Themen begrenzt. Er unterstützt die grundlegende Gestaltung und **Weiterentwicklung von Praxisfeldern** in der gesundheitlichen und pflegerischen Versorgung und ermöglicht es Teams, Lösungen für vorhandene Problemstellungen zu entwickeln.

Das Verständnis von Praxisentwicklung hat sich durch vielfältige Erfahrungen weiterentwickelt. Die weiterentwickelten **Prinzipien der Praxisentwicklung** lauten demnach (Manley et al. 2021, 259):

- Praxisentwicklung bezieht sich fundamental auf eine personenzentrierte Praxis, die sichere und effektive Arbeitsplatzkulturen fördert, in denen alle gedeihen können,
- Praxisentwicklung erfolgt unter Anwendung kooperativer, inklusiver und partizipatorischer Ansätze,
- Praxisentwicklung bringt Kreativität zusammen mit Lernerfahrungen und der Erweiterung von Leib, Seele und Geist der beteiligten Personen, um neue Wege des Denkens, Handelns und Seins zu erreichen,
- Praxisentwicklung nutzt aktives arbeitsbasiertes Lernen, um individuelle, Praxis-, kulturelle und Systemveränderungen zu ermöglichen,
- Praxisentwicklung ist ein unterstützter Prozess, der darauf abzielt, gut fundierte Handlungen zu fördern,

- Praxisentwicklung nutzt inklusive Evaluationen, um Evidenz aus den Prozessen und Ergebnissen von Transformationsprozessen zu integrieren,
- Praxisentwicklung fokussiert unterstützende Beziehungen zwischen Individuen, Teams und Systemen, um effektive Veränderungen zu stimulieren,
- Praxisentwicklung ist eine komplexe Methodologie, die verschiedenen Arten von Evidenz für die Fundierung der Transformation von Individuen, Teams und Systemen nutzt.

Dieses Verständnis ist sicherlich sehr weitgehend, zeigt aber eine mögliche Richtung der Weiterentwicklung in Pflege und Gesundheitsversorgung. Pflegerische Arbeit bedarf der gezielten Begleitung und Unterstützung, um zu guten Ergebnissen zu gelangen. Die Basis für positive Entwicklungen sind nicht externe Ideen, sondern die Entwicklung förderlicher Arbeitsplatzkulturen, in denen sich Pflegende wohlfühlen, ihre Kompetenzen einbringen und sich persönlich weiterentwickeln können. Dass es dabei nicht um einen Selbstzweck geht, verdeutlicht die ausdrückliche Personenzentrierung der Praxisentwicklung. Die Perspektive der Person, die der pflegerischen Unterstützung bedarf, bildet den Ausgangspunkt für alle mit der Praxisentwicklung zusammenhängenden Aspekte.

Testen Sie Ihr Wissen!

1. Stellen Sie sich vor, dass Sie mit der Implementierung eines Expertenstandards in Ihrer Einrichtung beauftragt werden. Wie können Ihnen Implementierungsmodelle dabei helfen?
2. Beschreiben Sie kurz die Bedeutung der Begriffe des Risikomanagements, des Patientensicherheitsmanagements und der Praxisentwicklung und erläutern Sie kurz, welcher Zusammenhang zur Qualitätsentwicklung und zum Qualitätsmanagement besteht.

5 Die Darstellung der Pflegequalität

Bis hierhin wurden in vier Kapiteln wesentliche Aspekte zur Qualität der Pflege dargestellt. Eine bislang nur in Ansätzen beleuchtete Frage war die nach der Darstellung der Qualität. Getreu dem Motto „Tue Gutes und rede darüber" liegt es nahe, das Bemühen um eine gute Pflege- und Versorgungsqualität und deren Verbesserung nicht nur im stillen Kämmerlein zu betreiben, sondern davon zu erzählen und darüber zu berichten. Wie aber gezeigt werden konnte, ist die Bestimmung und Messung der Qualität keinesfalls einfach und verlangt eine differenzierte Herangehensweise, die manchmal nur schwer zu vermitteln ist. Dieses Kapitel handelt von den Möglichkeiten der Darstellung von Pflegequalität. Es fragt zunächst nach den Adressatinnen und Adressaten einer Qualitätsdarstellung und stellt damit eine direkte Verknüpfung zu den unterschiedlichen Perspektiven auf die Qualität der Pflege dar, die im Kap. 2 ausführlich betrachtet wurden. In diesem Kapitel geht es vor allem um Mittel und Wege, die eigene Qualität systematisch zu erfassen und darzustellen. Zum Abschluss des Kapitels werden die gesetzlich vorgesehenen Verfahren zur Qualitätsberichterstattung von Krankenhäusern und Pflegeeinrichtungen behandelt, in denen geregelt ist, über welche Aspekte ihrer Qualität und in welcher Form die Organisationen der gesundheitlichen und pflegerischen Versorgung berichten müssen.

5.1 Wie lässt sich Pflegequalität darstellen

Zielgruppe und Intention der Qualitätsdarstellung: Die erste Frage, die es für die **Darstellung von Qualität** zu beantworten gilt, ist die nach Intention und Zielgruppe. Für wen soll die Qualität dargestellt werden und welchen Zweck verfolgt die Qualitätsdarstellung?

Auf diese Frage gibt es sehr unterschiedliche Antworten. Oft besteht ein Interesse daran, potenziell Interessierten – also zukünftigen Patient*innen, Bewohner*innen, Nutzer*innen – wichtige **Informationen über die eigene Einrichtung** zu vermitteln, die sie dazu bewegen, sich für eine Versorgung in dieser Einrichtung zu entscheiden. Eine mögliche Intention besteht also darin, die eigene Einrichtung für Interessierte attraktiv erscheinen zu lassen. Neben dem damit verbundenen Marketingeffekt kann aber auch die Intention dahinterstehen, Vertrauen zur Einrichtung und den dort arbeitenden professionellen Akteuren wie Pflegenden, Ärztinnen und Ärzte oder anderen Gesundheitsberufen herzustellen. Krankenhäuser, stationäre Pflegeeinrichtungen und andere Einrichtungen und Dienste in der gesundheitlichen und pflegerischen Versorgung werden nicht wie Hotels in Anspruch genommen, sondern vor dem Hintergrund bestehender gesundheitlicher Probleme oder einem bestehenden Pflege- oder Unterstützungsbedarf. Ob und welche professionelle Hilfe dafür in Anspruch genommen wird, ist eine schwierige Entscheidung. Informationen zur Qualität einer Einrichtung können dabei behilflich sein, diese Entscheidung zu treffen oder zumindest, die richtigen Fragen vor der Nutzung zu stellen.

Eine ganz andere Zielrichtung ist die **Information der Mitarbeiter*innen über die eigene Qualität**. Dahinter kann die Intention stehen, die Identifikation mit der eigenen Einrichtung bzw. dem eigenen Arbeitgeber zu fördern, indem verdeutlicht wird, dass die Leistungen der Mitarbeiter*innen gewürdigt und transparent dargestellt werden. Die Kommunikation guter Leistungen und Ergebnisse kann eine motivationsfördernde Wirkung haben. Zudem kann es für alle interessant sein, etwas über die Qualität der gesamten Organisation zu erfahren und nicht nur einen Eindruck zum eigenen Arbeitsbereich zu haben. In diesem Sinne dient ein **Qualitätsbericht** als Grundlage für die interne Analyse und Auseinandersetzung mit der eigenen Qualität. Diese kann bestehende Probleme verdeutlichen und Auslöser für Verbesserungsüberlegungen sein. Sie kann aber auch ein wichtiges Element sein, um ein Feedback nach innen zu geben, dass die geleistete Qualität der Arbeit sich sehen lassen kann.

Nicht zuletzt kann eine Qualitätsdarstellung aufgrund einer **gesetzlich festgeschriebenen Pflicht** erfolgen. In Deutschland gibt es sowohl für Krankenhäuser wie auch für Pflegeeinrichtungen und -dienste sehr umfangreiche Bestimmungen, über welche Qualitätsaspekte öffentlich berichtet werden muss und in welcher Form sie dargestellt werden. Hinter diesen Verpflichtungen steht zum einen das Interesse, mögliche **Vergleiche zwischen Einrichtungen** anstellen zu können, zum anderen das Interesse, **die Öffentlichkeit** über die Qualität und Unterstützung informierter Nutzerentscheidungen aufzuklären. Eine dritte Intention wird durch die Annahme begründet, dass die Verpflichtung zur Darstellung der Qualität dazu führen wird, dass größere Anstrengungen unternommen werden, für eine gute Qualität zu sorgen, da niemand gerne öffentlich schlecht dastehen möchte. International wird diese breite Diskussion unter dem Begriff des „**Public Reporting**" geführt. Die grundsätzliche Annahme, dass eine öffentliche Qualitätsdarstellung sinnvoll ist, wird darin weitgehend geteilt. Zweifel bestehen jedoch darin, ob und warum **öffentlich zugängliche Qualitätsinformationen** nur zögerlich genutzt werden. Zudem erfordert jede Pflicht zur öffentlichen Berichterstattung über die Qualität eine intensive Auseinandersetzung mit der Frage, welche Qualitätsaspekte dargestellt werden sollen, woher die Informationen dazu stammen und wie verlässlich die Aussagen sind (James 2012). Welche Vorgaben in Deutschland maßgeblich sind, wird in Kap. 5.2 näher beleuchtet.

Zusammenfassend lässt sich sagen, dass es vielfältige Gründe für eine Qualitätsdarstellung geben kann. Sofern eine Verpflichtung dazu besteht, haben Gesundheits- und Pflegeeinrichtungen keine wirkliche Wahl. Wie dargelegt gibt es aber durchaus Gründe, ohne externe Verpflichtung die Qualität der eigenen Arbeit darzustellen. Sofern entsprechende Verpflichtungen bestehen, ist es empfehlenswert, neben der Erfüllung der Verpflichtungen zu überlegen, ob und welche anderen Aspekte der Qualität der Pflege in der eigenen Institution dargestellt werden sollen und in welcher Form dies sinnvollerweise geschieht.

Zur Darstellung von Qualitätsinformationen werden oftmals **Indikatoren** genutzt (Kap. 3.2.2). Um die durch einen Indikator ausgedrückte Qualitätsinformation verstehen zu können, ist es erforderlich, sie in Beziehung setzen zu können, beispielsweise zu Ergebnissen von anderen, vergleichbaren Organisationen oder zu Ergebnissen aus der eigenen Organisation vom Vorjahr. Ohne eine solche Beziehung bleibt die durch einen Indikator ausgedrückte Information im luftleeren Raum, und es ist sehr schwer, ihre Bedeutung zu erfassen. Wenn sich Ergebnisse im Vergleich zu anderen Einrichtungen als schlechter, ähnlich oder besser darstellen, ist das ein wichtiger Anhaltspunkt zur **Bewertung der Qualität**. Gleiches gilt für den Vergleich zu Vorjahresergebnissen.

Zwei weitere Bezugsgrößen sind **Referenzwerte und Qualitäts-**

ziele. Referenzwerte geben an, in welchem Rahmen Ergebnisse als „normal" oder „unauffällig" angesehen werden können. Dadurch können auch Personen, denen die Wissensgrundlagen zum dargestellten Qualitätsthema fehlen, Qualitätsergebnisse interpretieren und einordnen. Voraussetzung ist, dass sie wissen, in welchem Rahmen Ergebnisse als „normal" gelten und als unbedenklich eingestuft werden können. Eine Problematik der Festlegung von Referenzwerten ist jedoch, dass diese sich in der Regel immer auf Ergebnisse aus vorherigen Qualitätsbestimmungen und -messungen beziehen. Sie sind somit einerseits sehr realitätsnah, gehen jedoch auch immer damit einher, eine gewisse Anzahl von problematischen Ergebnissen als unvermeidbar anzusehen.

Sehr verständlich werden Informationen, wenn sie direkt in **Bezug zu Qualitätszielen** gesetzt werden. An verschiedenen Stellen in diesem Buch wurde bereits auf die Bedeutung von Qualitätszielen hingewiesen, ohne die eine Qualitätsentwicklung oder Qualitätsverbesserung nicht möglich ist. Für die Qualitätsdarstellung entsteht eine sehr große Transparenz, wenn die angestrebten Ziele explizit gemacht werden und dann berichtet wird, ob und in welchem Ausmaß die Ziele erreicht oder verfehlt wurden.

Sehr transparent ist beispielsweise der Quality Report des Royal Marsden NHS Foundation Trust (2021) in England. Im Rahmen des verpflichtenden Berichts werden Prioritäten und Zielsetzungen des Krankenhauses transparent dargelegt. Qualitätsprioritäten und -ziele werden unter den drei Überbegriffen „sichere Versorgung", „effektive Versorgung" und „Patientenerfahrungen" formuliert.

Für die „sichere Versorgung" wurde als eines von drei Zielen die Reduktion der Fälle von im Krankenhaus erworbenen Infektionen mit Clostridium difficile und Escherichia Coli formuliert. Konkretisiert wurden die Ziele dahingehend, dass es weniger als 67 Fälle von Infektionen ausgelöst durch die C. difficile und weniger als 65 Fälle durch E. Coli geben soll. Laut Bericht wurden beide Ziele erreicht.

Als eines von zwei Zielen einer „effektiven Versorgung" wurde die Reduzierung der Schädigungen aufgrund einer Sepsis festgelegt. Die Konkretisierung lautete, dass bei mehr als 90 % derjenigen mit einem Verdacht auf eine Sepsis ein entsprechendes Screening stattfindet und bei mehr als 90 % derjenigen, bei denen eine Sepsis diagnostiziert wird, innerhalb von einer Stunde nach der Diagnose Antibiotika gegeben werden. Auch diese beiden Ziele wurden erreicht. Als eins von drei Zielen zu „Patientenerfahrungen" wurde festgelegt, dass Maßnahmen zum Verbleib von

Pflegekräften und zur Reduktion von Kündigungen im Bereich der Pflege durchgeführt werden sollen, weil die Patientenerfahrungen untrennbar von den Erfahrungen der Mitarbeitenden sind. Konkretisiert wurde diese Zielsetzung durch die drei spezifischeren Zielsetzungen, dass Dienstpläne innerhalb des Trusts nach Best-Practice-Beispielen untersucht, Karrierewege für Pflegende entwickelt und das Engagement des Personals durch Fokusgruppen gestärkt werden sollen. Erreicht wurde von diesen drei Zielen die Entwicklung von Karrierewegen. Die Analyse von Dienstplänen wurde nicht durchgeführt und die Stärkung des Engagements wurde zum Teil erreicht.

Das Beispiel verdeutlicht, dass die Transparenz hinsichtlich der Zielsetzungen und darauf bezogenen Ergebnisse das **Verständnis von Qualitätsinformationen** deutlich erleichtert.

Inhalte der Darstellung: Welche Inhalte bezüglich der Qualität dargestellt werden, hängt ebenfalls von der Intention der Darstellung ab. Gesetzliche Bestimmungen (Kap. 5.2) machen sehr eindeutige Vorgaben, die für die Darstellung einzuhalten sind. Die gesetzlich vorgesehene Qualitätsdarstellung und -berichterstattung bestimmt auch faktisch, welche Qualitätsaspekte von Krankenhäusern, stationären Pflegeeinrichtungen und ambulanten Pflegediensten dargestellt werden müssen. Neben den Inhalten ist in der Regel auch das Format der Darstellung vorgeschrieben.

Neben der verpflichtenden Darstellung besteht für alle Einrichtungen jedoch auch die Möglichkeit, andere Wege, **Formen und Inhalte für die Qualitätsdarstellung** zu nutzen. In welcher Art und Weise dies geschieht, hängt stark davon ab, wie sich eine Einrichtung präsentieren möchte und welche Qualitätsinformationen sie tatsächlich präsentieren kann. Eine intensive **Auseinandersetzung mit unterschiedlichen Perspektiven** zur Qualität (Kap. 2) ist ein möglicher erster Schritt, um weiterführende Überlegungen zur Qualitätsdarstellung anzustellen. Darüber hinaus mag es lokal relevante Aspekte geben, die für die Darstellung von Bedeutung sein können. Hinweise zur Qualität besonderer Versorgungsbereiche oder zum Einsatz besonderer Versorgungskonzepte sind für entsprechende Zielgruppen von hohem Interesse. Für größere Organisationen wie Krankenhäuser, in denen viele verschiedene Berufsgruppen tätig sind, lässt sich ein besonderes Augenmerk auf die Qualität der durch unterschiedliche Berufsgruppen erbrachten

Qualität legen. Insbesondere für die Pflege als in der Regel größte Berufsgruppe im Krankenhaus lassen sich Ansatzpunkte zur Darstellung des pflegerischen Beitrags zur Versorgungsqualität finden. Diese können sich auf spezielle Expertisen einzelner Pflegender ebenso beziehen wie auf die Implementierung von Innovationen wie Expertenstandards, durch die ein besonderes Interesse an einer hohen Qualität zum jeweiligen Thema ausgedrückt wird.

Letztlich eignen sich Erkenntnisse aus allen in Kap. 3 dargestellten Verfahren zur Bestimmung und Messung von Qualität für eine Darstellung, wenn es im Interesse der Einrichtung ist, dass die Mitarbeiter*innen intern und die weitere Öffentlichkeit extern davon erfahren.

Als Form und Medium der Qualitätsdarstellung kommen sämtliche Wege der **Öffentlichkeitsarbeit** in Betracht, die die Einrichtung zur Information über sich selbst nutzt. Selbstporträts im Internet oder in gedruckter Form, spezifische Informationsblätter oder -flyer in Papier- oder elektronischer Form oder die Darstellung über die neueren Medien sind grundsätzlich geeignet für die Darstellung und Vermittlung von Informationen zur Qualität.

Qualitätsvergleiche: Eine wichtige Frage zur Qualitätsdarstellung ist, ob und in welcher Form sie einen **Qualitätsvergleich** zwischen unterschiedlichen Einrichtungen erlaubt. Ein solcher Vergleich kann aus unterschiedlichen Gründen sinnvoll und hilfreich sein. Erfolgt die Qualitätsdarstellung nach innen für die Mitarbeiter*innen der eigenen Einrichtung, dann kann ein Vergleich mit der Qualität von Einrichtungen in der Nähe sinnvoll sein, um die eigene Qualität einordnen zu können. Für potenzielle Nutzer*innen kann der Vergleich zwischen zwei Einrichtungen ausschlaggebend für die Auswahl einer der beiden Einrichtungen sein.

Um jedoch Vergleiche anzustellen, müssen die Kriterien, auf denen der Vergleich basiert, sehr genau ausgewählt und geprüft werden. Wie bereits an anderer Stelle ausgeführt (Kap. 3.2), sind Vergleiche nur sinnvoll, wenn sowohl hinsichtlich der zugrunde liegenden Qualitätsproblematik, der für die Behebung des Problems zur Verfügung stehenden Personen und Mittel, und der Einwirkungsmöglichkeiten der Einrichtung auf das Problem eine **Vergleichbarkeit** besteht.

In der Regel erfolgen Qualitätsvergleiche auf der Basis von **Qualitätsindikatoren** (Kap. 3.2). Um die unterschiedlichen Einflüsse auf die Ergebnisqualität berücksichtigen zu können, ist es vielfach erforderlich, diese Einflussfaktoren einzuberechnen. Diese durchaus komplexen Berechnungen werden unter dem Begriff der Risikoadjustierung zusammengefasst.

Nur selten erfolgen zusammenfassende Bewertungen, die durch nur eine Information etwas zur Gesamtqualität einer Einrichtung sagen. Für die Auswahl einer Pflegeeinrichtung oder eines Krankenhauses ist eine solche **Gesamtbewertung** vielfach auch nicht entscheidend. Wer sich einer Krankenhausbehandlung unterzieht, tut dies in der Regel mit einem spezifischen gesundheitlichen Problem und dürfte vor allem an der Qualität des Krankenhauses in der Versorgung dieses Problems interessiert sein.

Gleiches gilt für die Auswahl einer Pflegeeinrichtung. Zwar betrifft Pflegebedürftigkeit in der Regel immer mehrere Aktivitäten und Lebensbereiche, aber dennoch steht vielfach ein spezifischer Unterstützungsbedarf im Vordergrund, aufgrund dessen eine professionelle Unterstützung in Anspruch genommen wird. Die für die Auswahl wichtigen Qualitätsinformationen sollten sich daher auf die in diesem Zusammenhang relevanten Qualitätsaspekte beziehen.

5.2 Darstellung von Qualitätsprüfungen und -messungen im SGB V und SGB XI

Wie bereits erwähnt, gibt es in Deutschland sehr umfangreiche **Vorgaben für die Qualitätsberichterstattung** der Krankenhäuser und im Langzeitpflegebereich. Zunächst werden die Regelungen für den Krankenhausbereich dargestellt.

Qualitätsberichte der Krankenhäuser: Seit 2005 sind die Krankenhäuser in Deutschland verpflichtet, einen **Qualitätsbericht** zu verfassen und über ihre Arbeit und Strukturen ebenso zu berichten, wie über die Ergebnisqualität. Die Vorgaben für die Qualitätsberichte werden durch den Gemeinsamen Bundesausschuss entwickelt, der auch im Rahmen einer Referenzdatenbank für die Veröffentlichung der Berichte Sorge trägt. Die Qualitätsberichte der Krankenhäuser umfassen drei Teile:

- Teil A: Allgemeine Informationen über das Krankenhaus (z.B. Leistungsspektrum, Anzahl an Ärztinnen und Ärzten, Pflegenden und anderen Beschäftigten, Bettenzahl, weltanschauliche Orientierung u.a.),
- Teil B: Fachabteilungen und Zusatzqualifikationen (z.B. Anzahl des Personals mit besonderen Zusatzqualifikationen, Angaben zur Häufigkeit von Behandlungsverfahren sowie Diagnosen, die behandelt und Prozeduren, die durchgeführt wurden,
- Teil C: Qualitätssicherung — Dabei handelt es sich um den eigentlichen Kern der Qualitätsberichte, in dem die Qualität aus unterschiedlichen Leistungsbereichen detailliert auf der Basis von Qualitätsindikatoren (im Jahr 2019 waren es mehr als 220 Indikatoren) dargestellt werden.

Die Vorgaben zum Abfassen der Qualitätsberichte sind sehr umfangreich und detailliert. Die Krankenhäuser erhalten daher entsprechende Vorlagen zum Eintragen der vielen Daten und weiteren Informationen.

Suchen Sie im Internet unter der Adresse: https://www.g-ba-qualitaetsberichte.de/#/search nach dem Qualitätsbericht des Krankenhauses, in dem Sie tätig sind oder das Ihrem Wohnort am nächsten liegt. Verschaffen Sie sich einen Eindruck vom Aufbau und Inhalt dieses Qualitätsberichts und versuchen Sie, relevante Informationen zur Pflegequalität zu identifizieren.

Die genauen **Vorgaben für die Qualitätsberichte** der Krankenhäuser haben den großen Vorteil, dass alle Krankenhäuser ihre Berichte in gleicher Art und Weise verfassen müssen und die Informationen daher vergleichbar sind. Angesichts der Fülle an Informationen ist das Lesen eines Qualitätsberichts und das Auffinden konkreter und vor allem verständlicher Informationen jedoch eine besondere Herausforderung. Im Sinne der Nutzerinformation ist der Einblick in den Gesamtbericht daher nur sehr eingeschränkt hilfreich. Da jedoch potenzielle Nutzer*innen sich vermutlich nicht mit allen Informationen zu Krankenhäusern auseinandersetzen wollen, sondern nur mit den für Ihre Krankheitssituation relevanten Informationen, dürfte die Auseinandersetzung mit dem gesamten Bericht eher eine Ausnahme darstellen.

Gezielte Informationen zu Ergebnissen in Bezug auf einzelne Operationen, Behandlungsverfahren oder anderes lassen sich einfacher über eine der verschiedenen Suchmaschinen finden, die von den Krankenkassen, aber auch anderen Organisationen entwickelt und zur Verfügung gestellt wurden.

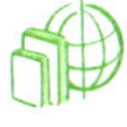

Eine Übersicht findet sich auf der Homepage des Gemeinsamen Bundesausschusses unter: https://www.g-ba.de/themen/qualitaetssicherung/datenerhebung-zur-qualitaetssicherung/datenerhebung-qualitaetsbericht/

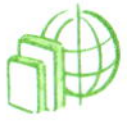

Eine mittlerweile gut etablierte Informationsquelle ist sicherlich die „Weiße Liste", die von der Bertelsmann Stiftung in Kooperation mit Patientenorganisationen entwickelt wurde. https://www.weisse-liste.de

Die Weiße Liste ermöglicht die Suche nach Krankenhäusern ebenso wie nach Pflegeheimen und Ärztinnen und Ärzten. Sie ermöglicht die Suche auf der Basis von Suchbegriffen wie u.a. Krankheit, Behandlung, Untersuchung. Die Informationen zu den angezeigten Krankenhäusern umfassen die Inhalte aus den verpflichtenden Qualitätsberichten der Krankenhäuser, haben aber auch weitere verfügbare Informationen integriert wie beispielsweise aus der **Patientenbefragung** (Kap. 3.3). So ist es möglich, Hinweise zur Erfahrung, Weiterempfehlung durch Patienten, Behandlungsqualität sowie Patientensicherheit und Hygiene eines jeden Krankenhauses zu erhalten. Durch Eingabe von Postleitzahl und Radius lässt sich lokal eingrenzen, welche Krankenhäuser angezeigt werden sollen. Diese Form ist sicherlich deutlich nutzerfreundlicher als die Aufbereitung der Qualitätsberichte insgesamt. Sie erfordert aber immer noch eine aufwendige Suche, bis die notwendigen Informationen in verständlicher Form vorliegen.

Stellen Sie sich vor, dass Sie selbst oder ein Ihnen nahestehender Mensch sich einem operativen Eingriff in einem Krankenhaus unterziehen muss. Suchen Sie in der Weißen Liste nach Informationen zu diesem Eingriff für die Krankenhäuser im Umkreis von 50km von Ihrem Wohnort. Sie können jeden beliebigen Eingriff in die Suchmaske eingeben. Sollte Ihnen aktuell keiner einfallen, dann suchen Sie nach der „operativen Entfernung der Gallenblase".

Qualitätsberichterstattung in der Pflegeversicherung: Auch in der **Pflegeversicherung** wird die Darstellung der Qualität stationärer und teilstationärer Pflegeeinrichtungen sowie ambulanter Pflegedienste intensiv diskutiert. Die Fragen sind grundsätzlich ähnlich wie im Krankenhaus: Welche Informationen sind für unterschiedliche Zielgruppen von Bedeutung, wie sollen sie erfasst und dargestellt werden, über welche Wege sind sie verfügbar, und können auf ihrer Basis Vergleiche angestellt werden? Ein wichtiger Unterschied zum Krankenhausbereich besteht jedoch darin, dass die Pflegeeinrichtungen mit einem Versorgungsvertrag in der Pflegeversicherung regelmäßig durch die Medizinischen Dienste geprüft werden. Es liegt somit ein quasi **offizielles Prüfergebnis** zur Qualität vor, über das berichtet werden kann. Genau dies war die Grundidee der im Jahr 2008 entwickelten Pflege-Transparenzvereinbarung, durch die Informationen zur Pflegequalität für die Bevölkerung insgesamt, insbesondere aber für potenzielle Nutzer*innen sichtbar und verständlich gemacht werden sollten.

Wie in Kap 3.2 dargelegt, erfolgt die Prüfung auf der Basis der jeweils geltenden Qualitätsprüfrichtlinie. Die Prüfung ist sehr umfangreich. Es war bei der Entwicklung der **Pflege-Transparenzvereinbarung** unstrittig, dass nicht alle Prüfaspekte in verständlicher Form dargestellt werden können. Stattdessen erfolgte eine Verständigung auf verschiedene Bereiche und Kriterien, zu denen eine Berichterstattung erfolgen sollte. Für die stationäre Pflege wurden 82 Kriterien in fünf Bereichen festgelegt:

- Pflege und medizinische Versorgung (35 Kriterien),
- Umgang mit demenzkranken Bewohnern (10 Kriterien),
- soziale Betreuung und Alltagsgestaltung (10 Kriterien),
- Wohnen, Verpflegung, Hauswirtschaft und Hygiene (9 Kriterien) und
- Befragung der Kunden (18 Kriterien).

Für die ambulante Pflege wurden 49 Kriterien in vier Bereichen entwickelt:

- pflegerische Leistungen (17 Kriterien),
- ärztlich verordnete pflegerische Leistungen (10 Kriterien),
- Dienstleistung und Organisation (10 Kriterien) sowie
- Befragung der Kunden (12 Kriterien).

Jedes einzelne Kriterium wurde genauer definiert, und es wurden Bewertungsregeln festgelegt, wann ein Kriterium als erfüllt oder nicht erfüllt galt. Aus den Bewertungen der einzelnen Kriterien wurde eine Gesamtnote für jeden Bereich errechnet, die öffentlich dargestellt wurde. Die Verwendung von **Schulnoten** für die Bewertung der Qualität der Pflege ist auf den ersten Blick ein guter Gedanke, weil in breiten Teilen der Bevölkerung eine Vorstellung von Schulnoten existiert und sie etwas aussagen. Allerdings hat sich das System der Schulnoten nicht bewährt, weil so gut wie alle Pflegedienste und -einrichtungen sehr gute Noten erhalten haben. Der Informationsgehalt der Noten war damit nur sehr gering. Wenn über die Noten keine Differenzierung der Qualität möglich ist, dann helfen die Noten auch nicht bei der Auswahl eines ambulanten Pflegedienstes oder einer stationären Pflegeeinrichtung. Zu dieser Einschätzung gelangte auch der Gesetzgeber und es wurde im Rahmen der **Pflegestärkungsgesetze** 2016 der Auftrag an den Qualitätsausschuss Pflege vergeben, neue Verfahren der Qualitätsprüfung und -darstellung für die ambulante, teilstationäre und stationäre Pflege zu entwickeln. Für die stationäre Pflege wurde die Pflege-Transparenzvereinbarung durch die „**Qualitätsdarstellungsvereinbarung für die stationäre Pflege (QDVS)**" bereits abgelöst. Für die ambulante Pflege steht diese Ablösung noch aus.

Für die neue Form der Qualitätsdarstellung wurde darauf geachtet, die Fehler der Pflege-Transparenzvereinbarung (PTV) nicht zu wiederholen (Wingenfeld/Büscher 2020). So basiert die Qualitätsdarstellung für stationäre Pflegeeinrichtungen nun nicht mehr allein auf den Ergebnissen der Qualitätsprüfungen, sondern auch auf **Angaben der Pflegeeinrichtung**. Neben den Ergebnissen der Qualitätsprüfungen werden umfangreiche Informationen über die Einrichtung, die aus Nutzersicht für die Auswahl oder Bewertung einer Einrichtung wichtig sein können, dargestellt. Zudem erfolgt, ähnlich wie im Krankenhausbereich, eine Erfassung der Ergebnisqualität durch die Einrichtung selbst, indem Informationen zu zehn Qualitätsindikatoren erhoben werden (Kap. 3.2), durch die Ergebnisqualität erfasst und dargestellt werden soll. Der dahinterstehende Gedanke ist der einer besseren Verzahnung des internen Qualitätsmanagements und der externen Qualitätssicherung.

Weitere Unterschiede zur PTV bestehen darin, dass auf eine **Gesamtbewertung** der Pflegeeinrichtung in Form einer Note oder anderen Form verzichtet wird. Auch wenn die Schulnoten sehr eingängig waren, so haben sie verschleiert, dass es fachlich keine wirkliche Begründung dafür gibt, die Qualität sehr unterschiedlicher pflegerischer Anforderungen wie z.B. bei der Unterstützung der Nahrungsaufnahme und der Begleitung von Menschen mit Demenz in einer Gesamtnote zusammenzufassen. Statt mit Schulnoten wird im neuen System mit einem Punkteschema gearbeitet, anhand dessen sowohl die Ergebnisse der Qualitätsprüfung in **sechs Qualitätsbereichen** wie auch die der Ergebnisqualität auf Basis der Qualitätsindikatoren dargestellt werden.

Die Ergebnisse zu den Qualitätsindikatoren werden an eine Datenauswertungsstelle geschickt, die sie in Beziehung zu den Ergebnissen aller Pflegeeinrichtungen setzt und daraufhin bewertet, wie sie zum Durchschnitt der Ergebnisse aller Einrichtungen anzusehen sind. Ausgedrückt wird die indikatorengestützte Ergebnisqualität dann im Verhältnis zum Durchschnitt aller Einrichtungen in **fünf Abstufungen**, die durch Punkte illustriert werden:

- Fünf Punkte bedeuten, dass die Ergebnisqualität auf Basis des Indikators weit über dem Durchschnitt aller einbezogenen Einrichtungen liegt (wenn z.B. für den Indikator „Erhaltene Mobilität bei Bewohnerinnen/Bewohnern, die nicht oder nur wenig geistig beeinträchtigt sind" in der eigenen Einrichtung bei 90 % liegt und der Durchschnitt aller Einrichtungen bei 70 % liegt, dann liegt das Ergebnis der Einrichtung weit über dem Durchschnitt).
- Vier Punkte sagen aus, dass die Ergebnisqualität leicht über dem Durchschnitt liegt.
- Bei drei Punkten liegt die Ergebnisqualität nahe beim Durchschnitt.
- Zwei Punkte sagen aus, dass die Ergebnisqualität leicht unter dem Durchschnitt liegt und
- bei einem Punkt liegt sie weit unter dem Durchschnitt.

Die **Darstellung der Ergebnisse** der externen Qualitätsprüfung durch den Medizinischen Dienst oder Prüfdienst der PKV erfolgt auf Basis eines Vier-Punkte-Systems. Bei den geprüften Qualitätsbereichen handelt es sich um:

- Unterstützung bei der Mobilität und Selbstversorgung,
- Unterstützung bei der Bewältigung von krankheits- und therapiebedingten Anforderungen und Belastungen,

- Unterstützung bei der Gestaltung des Alltagslebens und der sozialen Kontakte,
- Unterstützung in besonderen Bedarfs- und Versorgungssituationen (z.B. Eingewöhnungsphase nach dem Einzug in die Pflegeeinrichtung oder bei der Unterstützung von Personen mit herausfordernd erlebtem Verhalten und psychischen Problemlagen),
- bedarfsübergreifende fachliche Anforderungen (z.B. biografieorientierte Unterstützung, Hygieneanforderungen und Hilfsmittelversorgung) sowie
- einrichtungsinterne Organisation und Qualitätsmanagement.

Vier Punkte drücken aus, dass keine oder nur geringe Qualitätsdefizite zum geprüften Qualitätsaspekt vorliegen. Drei Punkte weise auf moderate, zwei Punkte auf erhebliche Qualitätsdefizite hin. Bei einem Punkt liegen schwerwiegende Qualitätsdefizite vor.

Aus **Nutzersicht** sind es oftmals noch andere Informationen, die für die Auswahl und Bewertung einer Einrichtung von Bedeutung sind. Aus diesem Grund gehören zur zukünftigen Qualitätsberichterstattung der stationären Pflegeeinrichtungen zusätzlich die folgenden Informationen:

- allgemeine Informationen wie Kontaktdaten, Anzahl an Einzel- und Doppelzimmern u.a.,
- Ausstattung der Einrichtung, z.B. Telefon, TV-Anschluss oder Internetzugang,
- Spezialisierung/Versorgungsschwerpunkt wie z.B. junge Pflege oder Menschen mit Demenz,
- Möglichkeiten zum Kennenlernen der Einrichtung,
- Gruppenangebote,
- religiöse Angebote,
- Einbeziehung von Angehörigen,
- Kontakt der Einrichtung zum sozialen Umfeld/Quartier,
- personelle Ausstattung im Bereich Pflege und Betreuung,
- Kooperationsvereinbarungen (z.B. mit Ärztinnen/Ärzten, Krankenhäusern oder anderen Einrichtungen),
- Versorgungsplanung für die letzte Lebensphase und
- zusätzliche kostenpflichtige Dienstleistungsangebote.

Anders als bei den Informationen zur Ergebnisqualität oder der Qualitätsprüfung sind die **Informationen zur Einrichtung** nicht mit einer Bewertung versehen, weil es für diese Aspekte an objektiven Bewertungsmaßstäben fehlt. So ist beispielsweise ein Versorgungsschwerpunkt „junge Pflege" für potenzielle Nutzer*innen nur dann interessant, wenn der eigene Bedarf in diese Richtung geht. Als allgemeiner Qualitätsmaßstab für alle stationären Pflegeeinrichtungen eignet sich das Vorhandensein eines solchen Versorgungsschwerpunktes jedoch nicht. Gleiches gilt für die anderen einrichtungsbezogenen Informationen. Veröffentlicht werden die Informationen zur Ergebnisqualität, zur Qualitätsprüfung und zu den unbewerteten Informationen über die **Informationsportale der Pflegekassen** wie den Pflegelotsen des Verbandes der Ersatzkassen (vdek) oder den Pflegeheimnavigator der AOK.

Notieren Sie sich drei Aspekte, die Ihnen zur Qualität einer stationären Pflegeeinrichtung wichtig sind und prüfen Sie über eines der Informationsportale der Pflegekassen für die Pflegeeinrichtungen im Umkreis von 50km zu Ihrem Wohnort, ob und welche Informationen Sie dazu erhalten.

6 Die Zukunft der Pflegequalität

Pflegequalität wurde in den Kapiteln dieses Buches im Hinblick auf individuelle, organisationsbezogene und gesellschaftliche Aspekte diskutiert. In diesem abschließenden Kapitel sollen einige Aspekte angesprochen werden, die eine Auswirkung auf die weitere Entwicklung der Diskussion um die Pflegequalität haben können und bislang nicht oder nur unzureichend angesprochen wurden. Dazu gehören das **Spannungsfeld zwischen Qualitätsansprüchen und angespannter Personalsituation**, mögliche Auswirkungen der **Digitalisierung** und die **Auseinandersetzung innerhalb der Berufsgruppe** der Pflegenden um die Qualität.

Qualität und Personalsituation: Eine potenzielle Konfliktlinie besteht im Verhältnis von Qualität zu den Rahmenbedingungen in der Pflege, insbesondere der angespannten Personalsituation. Diese äußert sich in zwei Richtungen: zum einen werden die Stimmen lauter, die sagen, dass Qualität einen Preis hat und wenn dieser Preis nicht gezahlt wird, auch keine Qualität zu erwarten ist. In diesem Zusammenhang wird auch gefragt, wie angesichts einer zunehmend problematischer werdenden Personalsituation in allen Bereichen der Pflege an hohen Qualitätsansprüchen festgehalten werden kann, wo doch die Pflegenden den alltäglich sich stellenden Anforderungen kaum gerecht werden können.

Die andere Richtung geht dahin, dass viele Pflegende einen gewissen **Qualitätsanspruch** an ihre Arbeit mitbringen und erfahren müssen, dass sie aufgrund der **angespannten Personalsituation** vielfach nicht in der Lage sind, ihm gerecht zu werden. Dies führt zu Frustration und Enttäuschung und kann der Beginn einer Abwendung vom Beruf sein.

Eine einfache Lösung für diese Problematik ist nicht vorhanden, aber Ansatzpunkte für die weitere Diskussion könnten folgendermaßen aussehen:

Bezogen auf die verfügbaren Ressourcen für die Pflegequalität ist es vollkommen richtig, dass diese ihren Preis hat und nicht zum

Nulltarif zu haben ist. Daher wird eine gute Pflegequalität nicht zu einem Preis zu haben sein, der eine tarifliche Bezahlung von Pflegenden nicht garantiert. Zudem sollte sich diese Erkenntnis darin ausdrücken, dass es für die Qualität der Pflege einer ausreichenden Zahl gut qualifizierter Pflegender bedarf. Notwendig sind daher ausreichende Ressourcen für die adäquate Ausbildung. Für die Gewährleistung der Pflegequalität sind jedoch nicht nur die zukünftigen Pflegenden erforderlich, sondern auch diejenigen, die derzeit in der Pflege tätig sind. Ihnen gebührt eine Wertschätzung und Unterstützung in dem Bemühen um eine gute Qualität. Dazu gehört zum einen die Entwicklung sinnvoller Konzepte für einen **Personalmix** zwischen unterschiedlich qualifizierten Personen in der Pflege. Zu oft wurden Personalprobleme mit Maßnahmen der De- und Minderqualifizierung angegangen. Natürlich muss nicht jede Aufgabe in der Pflege von einer Person mit einem Studium oder einer dreijährigen Ausbildung durchgeführt werden. Allerdings kann die gesetzlich vorgesehene Vorbehaltsaufgabe der Steuerung des Pflegeprozesses und der damit zusammenhängenden Analyse, Evaluation, Sicherung und Entwicklung der Qualität nur von Pflegefachpersonen mit einer entsprechenden Ausbildung durchgeführt werden. An überzeugenden Konzepten eines guten Zusammenwirkens unterschiedlicher Qualifizierungsstufen fehlt es bislang in allen Bereichen.

Zur Wertschätzung und Unterstützung gehört es zudem, dass sich gute Qualität auch in den **Vergütungen von Pflegeleistungen** widerspiegeln muss. Vielfach ist eine Diskussion auf einem sehr schmalen Grat zu beobachten, bei der einerseits gesagt wird, dass es bei einer fachlich guten Pflege nicht notwendig ist, jede Qualitätsanforderung noch extra zu vergüten, weil diese ohnehin zum beruflichen Selbstverständnis gehört. Diese Sichtweise ist nicht vollkommen falsch, aber es wird dabei vergessen, dass durch steigende Qualitätsanforderungen auch das Anforderungsspektrum an die Pflege steigt und das Leistungsvermögen irgendwann schlicht aufgebraucht ist. Entsprechend sollte verhindert werden, dass bei jeder neuen Qualitätsanforderung versucht wird, diese in die ohnehin bestehenden Bedingungen ohne weitere Vergütung einzupreisen. Andererseits ist es jedoch ebenso erforderlich, aus pflegerischer Perspektive die Pflegequalität als originäres Ziel des pflegerischen Handelns anzusehen. Qualität ist keine Zusatzoption, sondern sollte selbstverständlicher Anspruch sein.

Gegenüber der Einschätzung, dass angesichts der angespannten Personalsituation **Abstriche beim Thema Qualität** gemacht werden müssen, lässt sich einwenden, dass diese Haltung auch immer eine Entscheidung bedeutet, bei welchem Qualitätsaspekt Abstriche vorgenommen werden sollen und was das im Einzelfall bedeutet. Auf einer allgemeinen Ebene sagt es sich sehr einfach, dass Abstriche gemacht werden können. Es entsteht dabei allerdings der Eindruck, dass es sich bei der Qualität um ein Orchideenthema handelt – schön anzusehen, aber nicht wirklich zentral. Was würde es bedeuten, wenn dieser Gedanke zu Ende gedacht wird?

Abstriche bei der Qualität könnten bedeuten, dass Dekubitus oder Schmerzen bei pflegebedürftigen Menschen in stärkerem Ausmaß toleriert werden. Die Einschränkung von Bemühungen zur Vermeidung von Dekubitus und zur Vermeidung oder Reduzierung von Schmerzen wären ein möglicher Abstrich an Qualitätszielen. Vermutlich wird niemand das aktiv fordern oder als realistische Option in Betracht ziehen. Wenn aber die allgemeine Forderung nach Abstrichen bei der Qualität in den Raum gestellt wird, bedarf es einer Konkretisierung, in welcher Art und Weise und zu welchem Qualitätsziel das erfolgen soll. Dabei wird sich zeigen, dass die Forderung nach pauschalen Abstrichen nicht nur nicht hilfreich, sondern tatsächlich bedenklich ist.

Digitalisierung und Pflegequalität: Wie in allen anderen gesellschaftlichen Bereichen stellt sich auch in der Pflege die Frage nach den **Auswirkungen der Digitalisierung**. Für die weitere Diskussion um die Pflegequalität sind durchaus einige Chancen damit verbunden.

Auf die Bedeutung verlässlicher Daten bei der Planung von Qualitätsverbesserungsprojekten wurde an verschiedener Stelle hingewiesen. Die Möglichkeiten der elektronischen Erfassung und Nutzung unterschiedlicher Daten sind dabei nicht zu unterschätzen. Bislang steht die Pflege bei Fragen der Digitalisierung im Gesundheitswesen nicht an erster Stelle, sondern ziemlich weit hinten. Dies kann sich aber ändern, wenn es gelingt, die Chancen der Digitalisierung sowohl für den **Wissenstransfer** als auch für die Arbeit mit **Qualitätsindikatoren** und anderen **Informationen zur pflegerischen Versorgung** nutzbar zu machen. Insbesondere die bessere und leichtere Erfassung des pflegerischen Handelns und der tatsächlich durchgeführten Arbeit ist eine Chance zur Abbildung und Sichtbarmachung der Pflegearbeit. Sie ermöglicht sowohl Transparenz zum Beitrag von Pflegenden an der Gesamtversorgungsqualität, zu ihrem eigenen Beitrag wie auch zu bestehenden Qualitätsproblemen.

Die Herausforderung besteht darin, Anwendungen zu entwickeln, die eine **praktikable Anwendung im Pflegealltag** ermöglichen, und sich an den Anforderungen der Pflegenden zur Unterstützung ihrer Arbeit orientieren. Die Zusammenführung relevanter Daten aus einzelnen Pflegesituationen für die interne Qualitätsentwicklung ist dann der zweite Schritt.

Die Digitalisierung kann natürlich auch zum Stolperstein der Weiterentwicklung der Pflege werden, wenn sie vor allem dazu genutzt wird, den Arbeitseinsatz von Pflegenden minutengenau zu steuern, Aspekte der Pflegequalität für vernachlässigbar hält und die Pflegenden nicht als handelnde Personen, sondern als steuerbare Masse versteht, die nicht in der Lage ist, eigene Entscheidungen zu treffen.

Auseinandersetzungen innerhalb der Berufsgruppe der Pflegenden bzgl. der Pflegequalität: Innerhalb der pflegerischen Berufsgruppe wird eine Diskussion um die Qualität der Pflege geführt, auch wenn diese nicht so intensiv wie zu anderen Themen ist. In diesem Buch erfolgte eine regelmäßige Hinwendung zu den **Expertenstandards des DNQP** als dem zentralen Qualitätsinstrument für die Pflege. Damit verbunden ist eine Orientierung der pflegerischen Qualitätsentwicklung am Pflegeprozess sowie an der Logik von Struktur-, Prozess- und Ergebnisqualität. Nach jahrzehntelanger Erfahrung ist diese Orientierung sinnvoll und nachvollziehbar.

Unabhängig davon finden jedoch auch Diskussionen um eine **Erweiterung des theoretischen Verständnisses** der Qualität in der Pflege statt. Hasseler (2019) hat eine Theorie mittlerer Reichweite zur Qualität in der Pflege konzipiert, in der der Versuch unternommen wird, die vielfältigen Perspektiven und Einflussfaktoren auf die Qualität der Pflege einzubeziehen. Welche Konsequenzen daraus für die Qualitätsentwicklung resultieren, wird weiter zu diskutieren sein.

Für verschiedene Settings wurden Ansätze zur weiteren Verbesserung der Qualität entwickelt. Wingenfeld et al. (2007) haben **Qualitätsmaßstäbe für die stationäre Pflege** entwickelt, die auf Unterstützungsleistungen bei psychischen Problemlagen und Bedürfnissen ausgerichtet sind und ressourcenfördernde und -erhaltende Maßnahmen in den Blick nehmen. Entwickelt wurden Qualitätsmaßstäbe zur:

- Unterstützung beim Einzug in eine Pflegeeinrichtung,
- Zusammenarbeit mit Angehörigen,
- nächtlichen Versorgung,
- Sterbebegleitung in Pflegeeinrichtungen,
- Kooperation mit niedergelassenen Ärzten und
- zu Überleitungsverfahren bei Krankenhausaufenthalten.

Die Maßstäbe greifen explizit die Kooperation und Zusammenarbeit mit anderen Personen (Angehörigen) und Berufsgruppen (Ärztinnen und Ärzte) auf und nehmen Fragen der sektorübergreifenden Qualitätssicherung in den Blick, die nicht allein von Pflegenden gestaltet und verantwortet wird, für die Qualität aus Nutzersicht aber sehr wichtig ist.

Für die **häusliche Pflege** wurde eine neue Ordnung der Qualitätsdiskussion anhand von fünf Bereichen vorgeschlagen, die ebenfalls über den alleinigen Fokus der professionellen Pflege hinausgehen (Büscher/Klie 2013):

1. Qualität professionellen Pflegehandelns, das sich am jeweils aktuellen Stand der Erkenntnisse orientiert und unterstützt wird durch transparente Leitlinien und Standards, die von der Berufsgruppe zu entwickeln sind.
2. Partizipative Aushandlung und Vereinbarung von Zielen und Maßnahmen, in dem die letztliche Entscheidung beim pflegebedürftigen Menschen liegt und es die Aufgabe der professionellen Akteure ist, aus fachlicher Sicht wichtige Aspekte der Situation aufzuzeigen.
3. Individuelle Pflegebedürftigkeit als Ausgangspunkt zur Einschätzung von Pflegequalität. Dies bedeutet, nicht die Qualität des Handelns von Leistungserbringern allein in den Blick zu nehmen, sondern die Situation des Menschen, der der Unterstützung bedarf.
4. Ausgangspunkt für Überlegungen zur Qualität bilden das individuelle Wohlbefinden und das Gefühl der Sicherheit des Menschen, die sich ausdrücken in der Kontinuität in der persönlichen Biografie, die Bildung und Aufrechterhaltung bedeutsamer Beziehungen sowie die Anerkennung und Wertschätzung als Person.

5. Letztlich kann die Qualität der häuslichen Pflege nicht unabhängig von der lokalen Infrastruktur betrachtet werden, über die bestimmt wird, ob ein Ineinandergreifen professioneller, familiärer, nachbarschaftlicher und bürgerschaftlicher Hilfen gelingt.

Die nur kurz skizzierten Überlegungen zeigen Ansatzpunkte der weiteren Qualitätsdiskussion auf. Zentral für alle Überlegungen wird es sein, wie sich die Berufsgruppe der Pflegenden weiterhin zum Thema Qualität verhält und welchen Weg sie geht, um eine **professionsgesteuerte Qualitätsentwicklung** sicherzustellen. Bezieht sie sich allein auf ihr Handeln oder gestaltet sie die Diskussion um die Versorgungsqualität im Gesundheitswesen und der pflegerischen Versorgung auch darüber hinaus mit? Letzteres wäre wünschenswert.

Eine zentrale Frage wird jedoch bleiben, wer mittel- und langfristig die Maßstäbe für die Qualität der Pflege entwickelt, wer also die Anforderungen bestimmt, die in der und durch die Pflege erfüllt werden sollen. Das Deutsche Netzwerk für Qualitätsentwicklung in der Pflege (DNQP) hat sich als unabhängige Stimme der professionsgesteuerten Qualitätsentwicklung für die Pflege etabliert und nimmt für sich in Anspruch, einen wesentlichen Beitrag in diesem Zusammenhang zu leisten. Die Aktivitäten der Deutschen Gesellschaft für Pflegewissenschaft zur Stärkung der pflegerischen Perspektive bei der Entwicklung von Leitlinien sind darüber hinaus ebenso zu nennen, wie die Arbeit des Deutschen Netzwerks für evidenzbasierte Medizin zur Förderung einer evidenzbasierten Praxis. Eine feste und nachhaltig gesicherte Verortung der professionsgesteuerten Qualitätsentwicklung der Pflege bleibt jedoch weiterhin offen. Der Deutsche Pflegerat, die Pflegekammern und die pflegewissenschaftlichen Organisationen sind daher gefordert, sich über den weiteren Weg zu verständigen und mit der Politik Möglichkeiten zu schaffen, eine eigenständige Qualitätsentwicklung der Pflege zu gewährleisten.

Literatur

APS – Aktionsbündnis Patientensicherheit (2018): Satzung. In: https://www.aps-ev.de/wp-content/uploads/2019/05/APS-Satzung-2018.pdf, 31.12.2021)

Aqua-Institut für angewandte Qualitätsförderung und Forschung im Gesundheitswesen GmbH (2017): Umsetzung und Wirkungen des patientenorientierten Beschwerdemanagements im Krankenhaus. Abschlussbericht zur Studie. Aqua-Institut GmbH, Göttingen.

AWMF – Arbeitsgemeinschaft Wissenschaftlicher Medizinischer Fachgesellschaften (2021): Leitlinien. In: www.awmf.org/leitlinien.html, 31.12.2021

AWMF (Ständige Kommission Leitlinien) (2020): AWMF-Regelwerk „Leitlinien". 2. Aufl. In: www.awmf.org/leitlinien/awmf-regelwerk.html, 31.12.2021

ÄZQ – Ärztliches Zentrum für Qualität in der Medizin (2009): Qualitätsindikatoren – Manual für Autoren. ÄZQ Schriftenreihe, Berlin

Bertelsmann Stiftung (2018): Krankenhausqualität aus Patientensicht. Spotlight Gesundheit. Weisse Liste/Bertelsmann Stiftung. Gütersloh

BMG/BMFSFJ – Bundesministerium für Gesundheit/Bundesministerium für Familie, Senioren, Frauen und Jugend (Hrsg.) (2011): Entwicklung und Erprobung von Instrumenten zur Beurteilung der Ergebnisqualität in der stationären Altenhilfe. Abschlussbericht. BMG/BMFSFJ, Berlin

Büscher, A., Englert, N., Stomberg, D. (2018): Abschlussbericht zum Projekt Partizipative Qualitätsentwicklung in der Pflegeberatung. Osnabrück. In: https://www.hs-osnabrueck.de/fileadmin/HSOS/Homepages/DNQP/Dateien/Weitere/Projektpericht_PartiziQ_20180420.pdf, 31.12.2021

Büscher, A., Klie, T. (2013): Perspektivenwerkstatt: Qualitätsentwicklung und Lebensweltorientierung in der häuslichen Pflege. Abschlussbericht für das ZQP. ZQP, Berlin.

Büscher, A., Wingenfeld, K. (2020): Qualitätsprüfungen in der ambulanten Pflege. In: Gaertner, T., Knoblich, S., Much, T., Rieger, M. (Hrsg.): Die Pflegeversicherung. Handbuch zur Begutachtung, Qualitätsprüfung, Beratung und Fortbildung. De Gruyter, Berlin, 442–451

BQS – Bundesgeschäftsstelle Qualitätssicherung GmbH (2008): QUALIFY: Ein Instrument zur Bewertung von Qualitätsindikatoren. BQS, Düsseldorf

Dahlgaard, K., Schiemann, D. (1996): Voraussetzungen und Darstellung der Methode der Stationsgebundenen Qualitätssicherung. In: Bundesministerium für Gesundheit (Hrsg.): Qualitätsentwicklung in der Pflege. Abschlussbericht. Schriftenreihe des Bundesministeriums für Gesundheit, Bd. 79. Nomos Verlagsgesellschaft, Baden-Baden

Damschroder, L.J., Aron, D.C., Keith, R.E., Kirsh, S.R., Alexander, J.A.,

Lowery, J.C. (2009): Fostering Implementation of Health Services Research Findings into Practice: a Consolidated Framework for Advancing Implementation Science. In: Implementation Science 4: 50, doi:10.1186/1748-5908-4-50

DBfK – Deutscher Berufsverband für Pflegeberufe Regionalverband Nordost (2015): Qualitätsbeauftragte – Aufgaben und Verantwortlichkeit von Qualitätsbeauftragten in Pflegeeinrichtungen. DBfK Nordost, Potsdam

DBfK (Hrsg.)(2021): Der ICN-Ethikkodex für Pflegefachpersonen. DBfK, Berlin. In: www.dbfk.de/media/docs/download/Internationales/ICN_Code-of-Ethics_DE_WEB_clean.pdf, 30.12.2021

Deckert, S., Arnold, K., Becker, M., Geraedts, M., Brombach, M., Breuing, J., Bolster, M., Assion, C., Birkner, N., Buchholz, E., Carl, E.-G., Diel, F., Döbler, K., Follmann, M., Harfst, T., Klinkhammer-Schalke, M., Kopp, I., Lebert, B., Lühmann, D., Meiling, C., Niehues, T., Petzold, T., Schorr, S., Tholen, R., Wesselmann, S., Voigt, K., Wilms, G., Neugebauer, E., Pieper, D., Nothacker, M., Schmitt, J. (2021): Methodischer Standard für die Entwicklung von Qualitätsindikatoren im Rahmen von S3-Leitlinien – Ergebnisse einer strukturierten Konsensfindung. Zeitschrift für Evidenz, Fortbildung und Qualität im Gesundheitswesen 160, 21–33.

DGQ – Deutsche Gesellschaft für Qualität (2020): Begriffe. In: www.dgq.de/group/begriffe, 31.12.2021

Dixon-Woods, M., McNicol, S., Martin, G. (2012): Ten Challenges in Improving Quality in Healthcare: Lessons from the Health Foundation's Programme Evaluations and Relevant Literature. BMJ Quality & Safety 21, 876–884

DNQP – Deutsches Netzwerk für Qualitätsentwicklung in der Pflege (Hrsg.) (2020): Expertenstandard Schmerzmanagement in der Pflege. Aktualisierung 2020 einschließlich Kommentierung und Literaturstudie. DNQP, Osnabrück

DNQP (Hrsg.)(2019a): Expertenstandard Beziehungsgestaltung in der Pflege von Menschen mit Demenz einschließlich Kommentierung und Literaturstudie. DNQP, Osnabrück

DNQP (Hrsg.)(2019b): Methodisches Vorgehen zur Entwicklung, Einführung und Aktualisierung von Expertenstandards in der Pflege und zur Entwicklung von Indikatoren zur Pflegequalität auf Basis von Expertenstandards. Version Juni 2019. DNQP, Osnabrück

DNQP (Hrsg.)(2019c): Praxisprojekt zum Expertenstandard „Dekubitusprophylaxe in der Pflege“, 2. akt. Aufl. 2017. Projektbericht und Ergebnisse. DNQP, Osnabrück

DNQP (Hrsg.)(2017): Expertenstandard Dekubitusprophylaxe in der Pflege. 2. akt. Aufl. einschließlich Kommentierung und Literaturstudie. DNQP, Osnabrück

Donabedian, A. (2005): Evaluating the Quality of Medical Care. The Milbank Quarterly 83 (4), 691–729. Reprinted from The Milbank Memorial Fund Quarterly 44 (3), 166–203, 1966.

Edvardsson, D., Watt, E., Pearce, F. (2017): Patient experiences of caring and person-centredness are associated with perceived nursing care quality. Journal of Advanced Nursing 73(1), 217–227.

Elsbernd, A. (2017): Entwicklung von Qualitätsindikatoren in der Pflege auf Basis von Praxisstandards. In: Schiemann, D., Moers, M., Büscher, A. (Hrsg.): 204–217.

Elsbernd, A., Allgeier, C., Lauffer-Spindler, B. (2010): Praxisstandards und Qualitätsindikatoren in der Pflege. Qualitätsinstrumente am Beispiel der stationären Altenpflege. Jacobs, Lage

Euteneier, A. (Hrsg.) (2015): Handbuch Klinisches Risikomanagement. Grundlagen, Konzepte, Lösungen – medizinisch, ökonomisch, juristisch. Springer, Berlin/Heidelberg

Gausmann, P., Henninger, M., Koppenberg, J. (Hrsg.) (2021): Patientensicherheitsmanagement. De Gruyter, Berlin

Gehrlach, C., Altenhöner, T., Schwappach, D. (2010): Der Patients' Experience Questionnaire. Patientenerfahrungen vergleichbar machen. Bertelsmann, Gütersloh

Geraedts, M., Cruppé, W. de (2011): Wahrnehmung und Nutzung von Qualitätsinformationen durch Patienten. In: Klauber, J., Geraedts, M., Friedrich, J., Wasem, J. (Hrsg.): Krankenhaus-Report 2011 „Qualität durch Wettbewerb". Schattauer, Stuttgart, 93–104

Geschäftsstelle Qualitätsausschuss Pflege (2021): Maßstäbe und Grundsätze für die Qualität, Qualitätssicherung und Qualitätsdarstellung in der vollstationären Pflege sowie für die Entwicklung eines einrichtungsinternen Qualitätsmanagements nach §113 SGB XI. In: https://www.gs-qsa-pflege.de/dokumente-zum-download/, 31.12.2021

Habermann, M., Biedermann, H. (2007): Die Pflegevisite als Instrument der Qualitätssicherung in der ambulanten Pflege. Mabuse, Frankfurt/M.

Hahne, B. (2011): Qualitätsmanagement im Krankenhaus. Konzepte. Methoden, Implementierungshilfen. Symposion, Düsseldorf

Hasseler, M. (2019): Qualitätsmessung in der Pflege. Springer, Berlin

Heering, C. (Hrsg.) (2004): Das Pflegevisiten-Buch. Huber, Bern

Hensen, P. (2019): Qualitätsmanagement im Gesundheitswesen. Grundlagen für Studium und Praxis. Springer Gabler, Wiesbaden

Igl, G. (2007): Qualitätsanforderungen in der Langzeitpflege: Wie hat eine rechtliche Rahmenordnung auszusehen? Eine historische, rechtliche und rechtspolitische Analyse. Die Sozialgerichtsbarkeit 7, 381–394

Institute of Medicine (2000): To Err is Human. Building a Safer Health System. National Academy Press, Washington D.C.

Institute of Medicine (1990): A Strategy for Quality Assurance. Volume I. hrsgg. von K.N. Lohr. National Academy Press, Washington D.C.

James, J. (2012): Health Policy Brief: Public Reporting on Quality and Costs. Health Affairs 3 (8)

Kamiske, G., F., Brauer, J.-P. (2011): Qualitätsmanagement von A bis Z. Wichtige Begriffe des Qualitätsmanagements und ihre Bedeutung. Hanser, München/Wien

Kitson, A.L., Harvey, G. (2016): Methods to Succeed in Effective Knowledge Translation in Clinical Practice. Journal of Nursing Scholarship 48 (3), 294–302

Kitson, A.L., Harvey, G., McCormack, B. (1998): Enabling the Implementation of Evidence Based Practice: a Conceptual Framework. Quality in Health Care 7, 149–158

Kitson, A.L., Rycroft-Malone, J., Harvey, G., McCormack, B., Seers, K., Titchen, A. (2008): Evaluating the Successful Implementation of Evidence into Practice Using the PARIHS Framework: Theoretical and Practical Challenges. Implementation science 3, 1, doi:10.1186/1748-5908-3-1

Kocks, A., Segmüller, T., Zegelin, A. (2012): Kollegiale Beratung in der Pflege. Ein praktischer Leitfaden zur Einführung und Implementierung. Sektion Beraten, Informieren, Schulen der Deutschen Gesellschaft für Pflegewissenschaft, Duisburg

Landespflegekammer Rheinland-Pfalz (2019): Berufsordnung. Landespflegekammer Rheinland-Pfalz, Mainz

Lichterfeld-Kottner, A., El Genedy, M., Lahmann, N., Blume-Peytavi, U., Büscher, A., Kottner, J. (2020): Maintaining Skin Integrity in the Aged: a Systematic Review. International Journal of Nursing Studies 103, In: https://doi.org/10.1016/j.ijnurstu.2019.103509

Manley, K., Wilson, V., Oye, C. (2021): International Practice Development in Health and Social Care. Wiley Blackwell, Hoboken, NJ

Maxwell, R.J. (1984): Quality Assessment in Health. British Medical Journal 288 (6428), 1470–1472

McCormack, B., Manley, K., Garbett, R. (Hrsg.) (2009): Praxisentwicklung in der Pflege. Huber, Bern

MDS (Medizinischer Dienst des Spitzenverbandes Bund)/GKV-Spitzenverband (Hrsg.)(2019): Richtlinien des GKV-Spitzenverbandes für die Qualitätsprüfung in Pflegeeinrichtungen nach §114 SGB XI – vollstationäre Pflege. MDS/GKV-SV, Essen/Berlin

MDS/GKV-Spitzenverband (Hrsg.) (2020): Qualitätsprüfungs-Richtlinien, Transparenzvereinbarung. Grundlagen der Qualitätsprüfungen nach §§114 ff. SGB XI – Teil 1a – Ambulante Pflegedienste. MDS/GKV-SV, Essen/Berlin

MDS/GKV-Spitzenverband (Hrsg.) (2021): Richtlinien des GKV-Spitzenverbandes für die Qualitätsprüfung in Pflegeeinrichtungen nach §114 SGB XI – Tagespflege. MDS/GKV-SV, Essen/Berlin

Moers, M., Schiemann, D., Stehling, H. (2017): Expertenstandards implementieren – Spezifika gelingender Einführungsprozesse. In: Schiemann, D., Moers, M., Büscher, A. (Hrsg.): 71–101

Nolan, M., Davies, S., Grant G. (Hrsg.) (2001): Working With Older People and Their Families. Key Issues in Policy and Practice. Buckingham, Philadelphia, Open University Press

OECD/European Commission (2013): A Good Life in Old Age? Monitoring and Improving Quality in Long-term Care. OECD Health Policy Studies. OECD Publishing, Paris

Poser, M., Pross-Löhner, C. (2004): Beschwerdemanagement in Altenhilfeeinrichtungen. In: Büse, F., Kämmer, K., Knäpple, A., Poser, M., Schlüter, W., Schnieder, B., Sowinski, C., Eschemann, R. (Hrsg.): Heim aktuell. Leitungshandbuch für Altenhilfeeinrichtungen. Vincentz, Hannover, 139–157

Prölß, J., Lux, V., Bechtel, P. (2019): Pflegemanagement. Strategien, Konzepte, Methoden. Medizinisch Wissenschaftliche Verlagsgesellschaft, Berlin

Royal Marsden NHS Foundation Trust (2021): Quality Report 2020/21. In: https://www.royalmarsden.nhs.uk/quality, 31.12.2021

Sackett, D.L., Rosenberg, W.M. C., Gray, J.A. M., Haynes, R.B., Richardson, W.S. (1996): Evidence-based Medicine: What It Is and What It Isn't. British Medical Journal 312, 71–72

Schaeffer, D. (2006a): Bedarf an Patienteninformation über das Krankenhaus – eine Literaturanalyse. Bertelsmann-Stiftung, Gütersloh.

Schaeffer, D. (Hrsg.) (2006b): Wissenstransfer in der Pflege. Ergebnisse eines Expertenworkshops. Veröffentlichungsreihe des Instituts für Pflegewissenschaft an der Universität Bielefeld, Bielefeld, P06–133

Schiemann, D., Moers, M. (2017): Qualitätsmethodik zur Entwicklung, Einführung und Aktualisierung evidenzbasierter Expertenstandards in der Pflege. In: Schiemann, D., Moers, M., Büscher, A. (Hrsg.): 29–9

Schiemann, D., Moers, M., Büscher, A. (Hrsg.) (2017): Qualitätsentwicklung in der Pflege. Konzepte, Methoden und Instrumente. Kohlhammer, Stuttgart

Schiemann, D., Moers, M. (2004): Werkstattbericht über ein Forschungsprojekt zur Weiterentwicklung der Methode der stationsgebundenen Qualitätsentwicklung in der Pflege. DNQP, Osnabrück

Schrappe, M. (2018): APS-Weißbuch Patientensicherheit. Medizinisch Wissenschaftliche Verlagsgesellschaft, Berlin

Schrappe, M. (2004): Indikatoren. Definition, Entwicklung und Validierung. In: Lauterbach, K., Schrappe, M. (Hrsg.) Gesundheitsökonomie, Qualitätsmanagement und Evidence-based Medicine. Schattauer, Stuttgart, 408–430

Simon, M., Dunton, N. (2017): Entwicklung, Erprobung und Anwendung von Qualitätsindikatoren der Pflege im Krankenhaus: das Beispiel NDNQI aus den USA. In: Schiemann, D., Moers, M., Büscher, A. (Hrsg.): 218–224

Simon, M., Hasselhorn, H.-M., Tackenberg, P. Kümmerling, A. Büscher, A., Müller, B.-H. (2005): Auswertung der ersten Befragung der NEXT-Studie in Deutschland. Universität Wuppertal, Wuppertal

Sonntag, P.T., Baer, N.R., Schenk, L. (2017): Weiterentwicklung der Qualitätsberichterstattung in der Langzeitpflege – eine quantitative Versichertenbefragung. Abschlussbericht für das Zentrum für Qualität in der Pflege (ZQP) und den AOK-Bundesverband. In: https://www.zqp.de/portfolio/studie-qualitaetskriterien-verbraucher/, 31.12.21

Tietze, k.-O. (2003): Kollegiale Beratung – Problemlösungen gemeinsam entwickeln. Rowohlt, Reinbek

Wingenfeld, K. (2020): Qualitätsprüfungen in der stationären Pflege. In: Gaertner, T., Knoblich, S., Much, T., Rieger, M. (Hrsg.): Die Pflegeversicherung. Handbuch zur Begutachtung, Qualitätsprüfung, Beratung und Fortbildung. De Gruyter, Berlin, 428–442

Wingenfeld, K. (2003): Studien zur Nutzerperspektive in der Pflege. Veröffentlichungsreihe des Instituts für Pflegewissenschaft an der Universität Bielefeld, IPW, Bielefeld, P03–124

Wingenfeld, K., Büscher, A. (2020): Aktuelle Formen der öffentlichen Qualitätsberichterstattung. In: Gaertner, T., Knoblich, S., Much, T., Rieger, M. (Hrsg.): Die Pflegeversicherung. Handbuch zur Begutachtung, Qualitätsprüfung, Beratung und Fortbildung. De Gruyter, Berlin, 461–470

Wingenfeld, K., Heitmann, D., Korte-Pötters (2007): Teilbericht 2: Konzeptentwicklung und Implementationsbegleitung – Zusammenfassung. In: Ministerium für Arbeit, Gesundheit und Soziales des Landes Nordrhein-Westfalen (Hrsg.): Vom Referenzmodell zum Referenzkonzept. Abschlussberichte der beteiligten Institute 2004–2006. MAGS NRW, Düsseldorf, 65–130

Wingenfeld, K., Stegbauer, C., Willms, G., Voigt, C., Woitzik, R. (2018): Entwicklung der Instrumente und Verfahren für Qualitätsprüfungen nach §§114 ff. SGB XI und die Qualitätsdarstellung nach §115 Abs. 1a SGB XI in der stationären Pflege. Abschlussbericht: Darstellung der Konzeptionen für das neue Prüfverfahren und die Qualitätsdarstellung. In: https://www.gs-qsa-pflege.de/dokumente-zum-download/, 31.12.2021

Wright, M.T. (2010): Partizipative Qualitätsentwicklung in der Gesundheitsförderung und Prävention. Huber, Bern

Wright, M.T., Block, M., Kilian, H., Lemmen, K. (2013): Förderung von Qualitätsentwicklung durch Partizipative Gesundheitsforschung. Prävention und Gesundheitsförderung 8 (3), 147–154

ZQP – Zentrum für Qualität in der Pflege (2015): Information und Beratung bei Pflegebedürftigkeit. ZQP-Analyse. ZQP, Berlin

ZQP (2011): Entwicklung Übersicht Indikatoren ambulant. In: https://www.zqp.de/entwicklung-uebersicht-indikatoren-ambulant/, 31.12.2021

Sachregister